CHANTAL-FLEUR SANDJON

INITIATION CRAQUANTE & CROQUANTE AUX VERTUS DU CRU

MARABOUT

ON RANGE LES CASSEROLES !
DE SAINES RAISONS DE LAISSER PLUS DE PLACE À L'ALIMENTATION CRUE

★ UNE CUISINE VITALE POUR UN CORPS PLEIN DE VITALITÉ

Les aliments sont censés nous apporter de l'énergie et nourrir le corps et l'esprit. Le crudivorisme est **la cuisine vitale par excellence**, car c'est seulement d'une graine crue que peut naître la vie. Au cours de la cuisson, notre nourriture perd de précieuses substances vitales, bien plus encore que des vitamines. Pour compenser ce manque, notre corps est contraint de travailler davantage, ce qui est aussi une source de stress. Or, un corps stressé est vite fatigué, lessivé et sujet aux maladies. Avec le crudivorisme, nous nous sentons de nouveau aussi frais que la nourriture que nous absorbons.

★ LA DÉCOUVERTE DE NOUVEAUX HORIZONS (GUSTATIFS)

Beaucoup de gens attestent qu'après une légère période d'adaptation, ils perçoivent les arômes des fruits et légumes frais avec beaucoup plus d'intensité. Et au lieu de restriction, c'est l'abondance qui trône au menu : **de nouvelles recettes et possibilités de combinaisons** apparaissent pour ainsi dire naturellement, et les marchés aux fruits et légumes deviennent le terrain de jeu des plaisirs de la bouche.

★ LE FAST-FOOD ULTIME : LES FRUITS ET LÉGUMES FRAIS

La cuisine crue peut aussi bien être simple que complexe, c'est comme vous le souhaitez. Les recettes de la cruvolution (à partir de la page 151) vous montrent que tout est possible, du plat vite préparé au repas gastronomique. Mais quand, justement, on manque de temps, manger cru peut être d'une grande aide : les fruits et les noix sont des en-cas « prêts à l'emploi » qui offrent **un concentré énergétique en fructose ou en protéines.** Les salades, les soupes crues et les smoothies sont servis en quelques minutes, et pour les plats de pâtes crues, vous économisez même le temps de cuisson. Et après le repas : plus de casseroles qui ont attaché, plus d'éclaboussures de graisse sur les murs. **Un effort minimal pour une densité nutritive maximale :** cela veut dire plus de temps et d'énergie pour les choses vraiment importantes de la vie qui nous attendent en dehors de la cuisine.

★ *ALL YOU CAN EAT !*

À l'état cru, une demi-livre d'épinards frais est un bol d'énergie pure ; une fois cuite, ce n'est plus qu'un accompagnement. **Le crudivorisme rassasie sans alourdir,** car la cuisson ôte à la nourriture le plus important des élixirs vitaux : l'eau. Il est plus difficile de trop manger en se régalant d'aliments crus, et on a le temps de se rendre compte à quel moment on est vraiment rassasié.

★ RETOUR À L'ÉQUILIBRE

Notre santé est influencée non seulement par ce que nous mangeons, mais aussi par ce que nous ne mangeons pas. En suivant le programme de la cruvolution, vous réduisez automatiquement tous les produits acidifiants dont regorge la nourriture cuite : la viande, le sucre, les œufs, les produits laitiers… Grâce aux effets alcalins du crudivorisme, le corps retrouve **son équilibre acido-basique**, une condition préalable essentielle pour se sentir bien et en bonne santé.

★ UN SOMMEIL PLUS RÉPARATEUR

Le crudivorisme stimule votre flore intestinale et votre digestion. De cette façon, les intestins sont soulagés, le corps est moins obligé de lutter avec l'élimination des substances nocives et des additifs artificiels, les aliments le traversent plus vite, si bien que les dépôts organiques, les mauvaises digestions et même les troubles du sommeil sont bientôt de l'histoire ancienne. **Il faut moins de temps au corps pour se régénérer.** Les crudivores racontent à quel point ils sont bien plus reposés et en forme quand ils commencent leur journée – même en dormant peu et en buvant un smoothie vert plutôt que de la caféine.

★ DES HANCHES MINCES ET UN BUDGET RÉDUIT

Un grand nombre de régimes minceur et détox se fondent à bon escient sur les fruits et légumes crus. Le programme de cruvolution vous montre, en outre, différentes possibilités d'intégrer l'alimentation crue dans votre quotidien afin d'éviter l'effet yo-yo et de **garder votre poids idéal sur le long terme**. Et ce qui est bon pour vos hanches se ressent aussi dans votre porte-monnaie : les bombes caloriques sans vrais nutriments essentiels passent à la trappe avec ce genre d'alimentation. Et même si vous avez une préférence pour la qualité bio, le crudivorisme ménage votre budget en vous maintenant en bonne santé. Car les maladies ont un coût, et **une alimentation saine est la plus économique des préventions.**

★ PERMETTEZ-MOI DE VOUS PRÉSENTER VOTRE NOUVEAU CORPS

Grâce au crudivorisme, vous découvrez la véritable forme de votre corps, et vous pouvez constater avec plaisir que **tout n'est pas soumis à la génétique**. Les kilos en trop, les impuretés de la peau et les petits boutons causés par l'excès de graisse et de sucre, les cernes sous les yeux et le manque d'entrain : la cuisine vitale lutte contre tout cela.

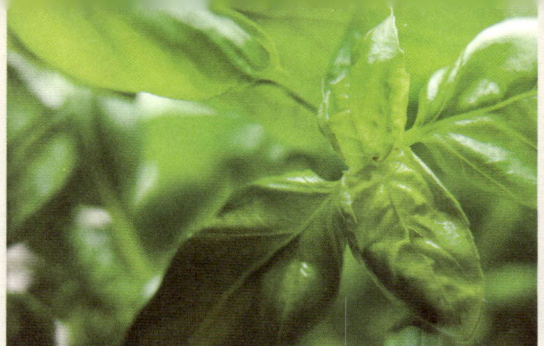
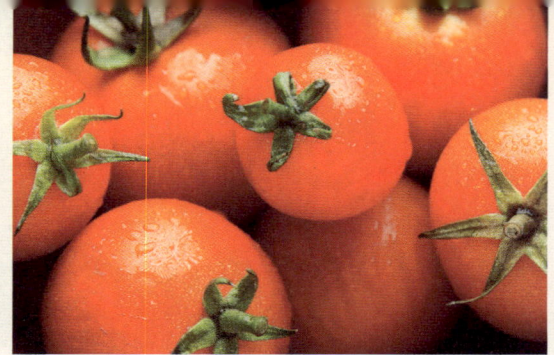

SE CHANGER EN LAPIN DU JOUR AU LENDEMAIN ?
DONNÉES ET VÉRITÉS CRUES 7

**Le nouveau crudivorisme.
Si croquant et rafraîchissant** 8
   Le crudivorisme dans l'histoire 9
   Entre santé et plaisir............................10

**Encore des carottes, et rien que des carottes ?
Questions-réponses sur l'alimentation crue
et arguments frappants** 14
   Les nombreuses saveurs du crudivorisme 15
   Le crudivorisme est-il adapté à tous ?................16
   Une flexibilité totale 19
   Manger cru au quotidien 20

**Il ne manque pas quelque chose, là ?
Les erreurs de nutriments et la vérité crue** 22
   La question de la protéine..................23
   « Le calcium ne s'obtient que par la vache ! » 25
   « Les végétariens souffrent tous
   d'une carence en fer ! » 26
   Le vrai pouvoir des plantes..................26

**Made in China ? Mieux vaut chercher bio,
local et sans emballage** 30
   Le bilan carbone individuel 31
   L'éco-activisme dans l'assiette 31
   Le bio ? C'est logique !........................33

**Les notes écrites en petits caractères. Ce qui
vous attend dans votre aventure crudivore** 34
   Une sensation de satiété complètement
   différente 35
   Un nouveau rythme 35
   Un nouveau monde d'ingrédients et d'ustensiles....36
   Les petites crises du début..................37
   Toutes sortes d'effets positifs 38

UN MAXIMUM D'AVANTAGES
LA NOURRITURE DES SUPERHÉROS 41

**Les fruits sur ordonnance ? Comment
se soigner soi-même**..............................42
   En bonne santé ? Ou juste en méso-santé ?..........43
   L'alimentation végétale pour combattre
   les maladies..44
   La carotte pour combattre la dégénérescence......45

**En équilibre. La stabilité acido-basique vraiment
déterminante**..46
   Les appels à l'aide de notre corps........47
   L'alimentation basique : la meilleure prévention..48

**Antiâge. Le pouvoir des plantes :
la véritable fontaine de jouvence** 52
   Retour sur les causes de la dégradation 53
   Purification à l'intérieur, beauté à l'extérieur........53
   Forever young avec le crudivorisme....54
   Vaincre le vieillissement grâce
   aux antioxydants !..............................56

**Canon de beauté. En forme, svelte et élancé
grâce à l'alimentation crue** 58
   Perdre du poids avec le crudivorisme..59
   Réguler naturellement la faim............60

**Happy Gorilla. Équilibré, heureux
et dans une forme olympique**................66
   Du grignotage de bonne humeur........70

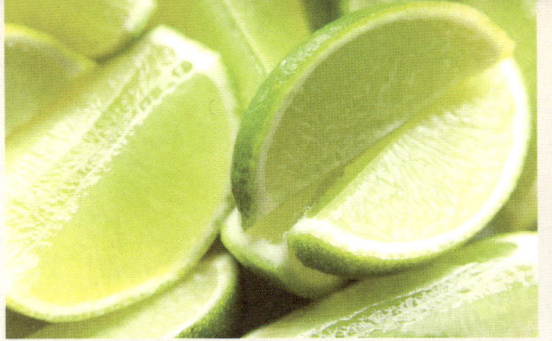
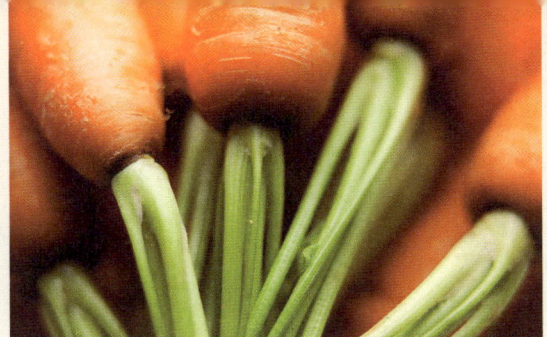

LANCEZ-VOUS DANS LA CRUVOLUTION !
CONSEILS PRATIQUES AVANT DE COMMENCER 73

L'art de la table. Comment, quoi et quand manger ? 74
- Comment vaut-il mieux que je mange ? 75
- Que vaut-il mieux que je mange ? 77
- Quand vaut-il mieux que je mange ? 80

Riche en couleurs, en vitalité, en santé. Les éléments de l'alimentation crudivore 82
- La base : les légumes-feuilles verts 83
- Fruits et légumes en grande quantité 84
- Un accompagnement riche en nutriments : les graines germées 87
- Noix et graines : des concentrés d'énergie 94
- Huiles, vinaigres, condiments et édulcorants naturels 95
- L'élite : les « superaliments » 97

Il est temps de faire les courses. Lieux où s'approvisionner en nourriture crudivore 102
- Les meilleures adresses pour manger cru 103
- Faire ses propres cultures 106
- La nourriture gratuite : les herbes folles et les fruits des vergers tombés de leurs arbres . 107

Couteaux, mixeurs & Co. L'équipement et les ustensiles de la cuisine crudivore 108
- Les stars du monde crudivore 109
- Les accessoires utiles 111

LA MISE EN PRATIQUE
PROGRAMMES D'INITIATION 115

- Un début optimal. Passer tout de suite au cru, de 0 à 100 % ? 116
  - La transition en douceur 117
  - Le jeûne : la meilleure façon de commencer 120
  - Une brève description du jeûne 121

- Le temps de la cruvolution. Un aperçu des deux programmes d'initiation 124
  - 7 ou 21 jours ? 125
  - Le corps, l'âme et l'esprit 130
  - Programme détox 132
  - Programme Lifestyle 136

- Et après ? Garder ce mode alimentaire une fois passée la cruvolution 144
  - Le passage à la vie quotidienne 145
  - Vous préférez retrouver la cuisine cuite ? 145
  - Conservez le plaisir de manger cru 145
  - Conseils spécifiques pour l'hiver 147

RECETTES À SAVOURER
LA DIVERSITÉ CRUDIVORE 151

60 recettes variées

Des jus, des smoothies et des cocktails, des sauces, des en-cas, des salades et des soupes, des plats principaux et des desserts rassasiants.

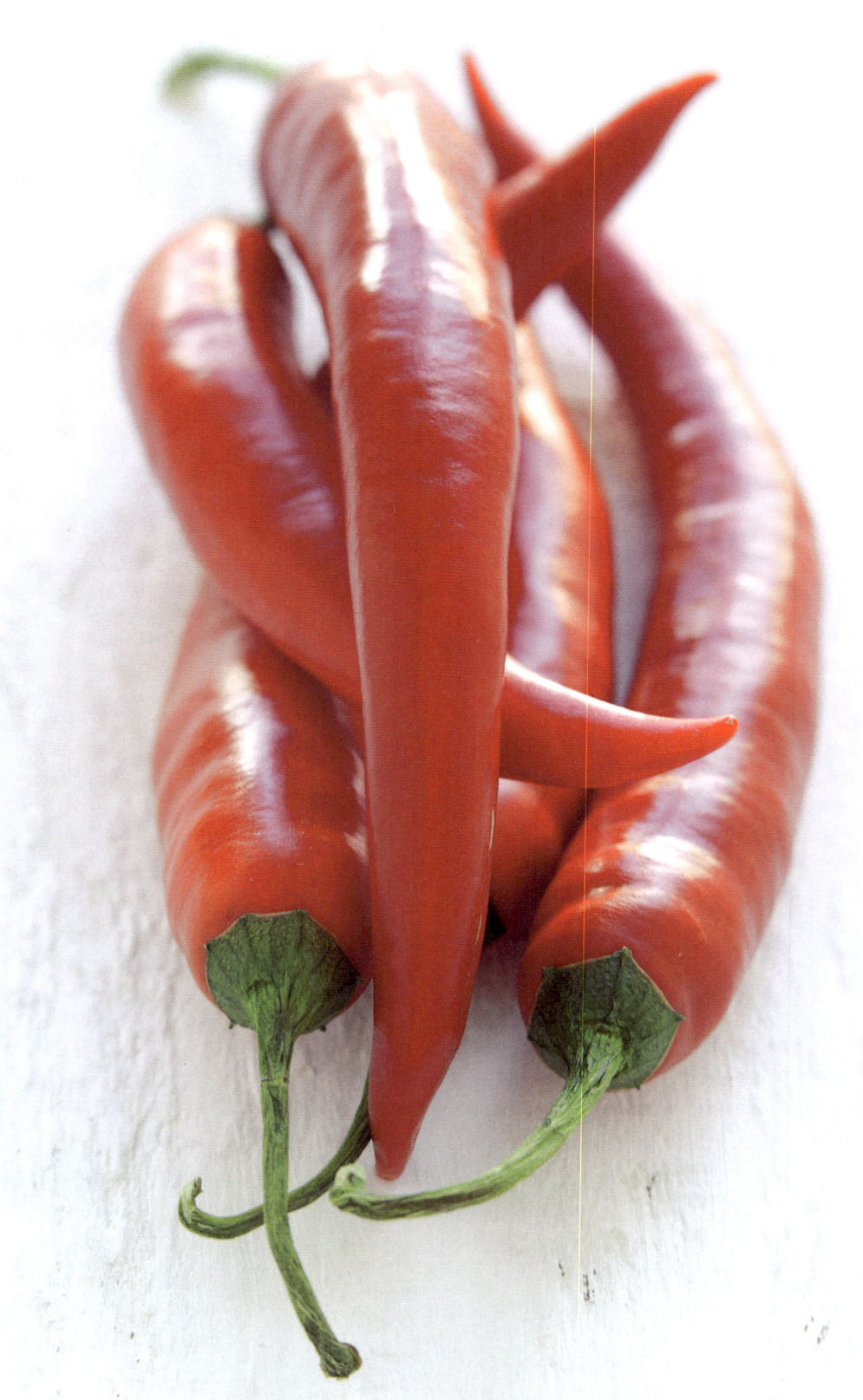

SE CHANGER EN LAPIN DU JOUR AU LENDEMAIN ?

DONNÉES ET VÉRITÉS CRUES

L'alimentation à base de plantes et de fruits crus est aussi vieille que l'humanité. Ce qui aujourd'hui paraît à beaucoup insolite, voire même irréaliste, a été une pratique tout à fait normale pendant des millénaires. Les temps changent – et ainsi le crudivorisme actuel présente de nettes différences avec les anciennes formes de nutrition, souvent beaucoup plus pauvres. Le fait est que cette alimentation est toujours possible aujourd'hui, et qu'elle est même très saine. Vous trouverez dans ce chapitre des informations d'ordre historique, culinaire, écologique et, bien sûr, qui concernent notre vie quotidienne.

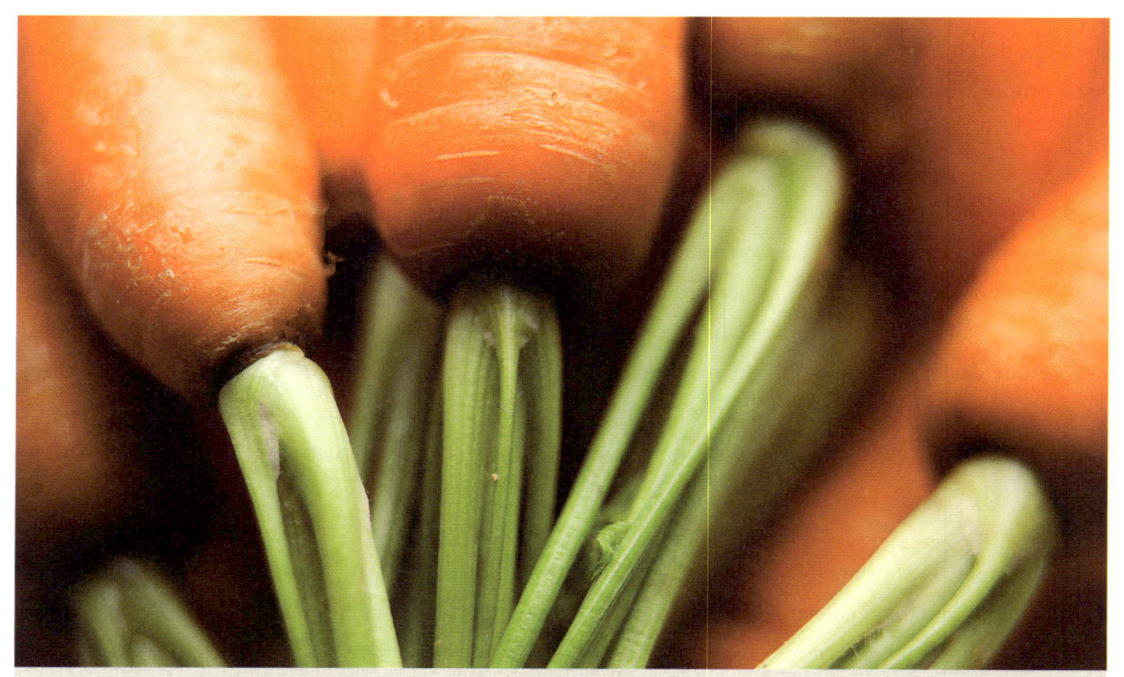

LE NOUVEAU CRUDIVORISME
SI CROQUANT ET RAFRAÎCHISSANT

La cruvolution désigne un mode d'alimentation sain, frais et tendance. Mais pas seulement : c'est tout un art de vivre qui se cache derrière ce concept. Pour ses adeptes, il ne s'agit pas seulement de leur propre santé, mais aussi d'un mode de vie écologique et éthiquement défendable.

Par ailleurs, il va de soi qu'on y trouve de la joie et du plaisir. Il est loin, le temps où les mangeurs de crudités se tenaient à l'écart, solitaires et toujours plus ou moins ternes et tristes – lors de fêtes, au buffet, en groupe. Aujourd'hui, ils font partie intégrante de la société et participent activement à notre époque en pleine mutation : avec fougue, joie et créativité, ils sont loin d'être enfermés dans leur monde. Car manger cru n'aide pas seulement à garder la forme, c'est aussi naturellement un mode de vie favorable, et non pas contraire, à la vie et au monde. Ça vaut la peine d'essayer – et c'est précisément ce à quoi vous invite ce livre. Avec des infos, des données, des chiffres, des suggestions et, bien sûr, de délicieuses recettes, il saura sûrement vous amener à faire votre propre cruvolution.

LE CRUDIVORISME DANS L'HISTOIRE

C'est seulement depuis un quart ou un cinquième de l'histoire de l'humanité que le feu est utilisé pour chauffer les aliments. Au début, cuire sa nourriture représentait assurément quelques avantages : cela élargissait la gamme des denrées comestibles et permettait à l'homme d'assimiler un grand nombre de calories en peu de temps. La cuisson des aliments satisfaisait ainsi, du point de vue de l'évolution, un besoin essentiel – mais qui est presque devenu superflu entre-temps. Notre style de vie actuel, bien loin de la chasse et de la cueillette d'autrefois, si épuisantes physiquement, implique un déploiement d'énergie bien moindre en comparaison, de sorte que l'avantage que représentait la cuisson des aliments à l'époque s'est transformé depuis en inconvénient.

RETOUR À LA NATURE

Dès l'Antiquité, on constata tous les avantages qu'un retour à une alimentation crue apportait chez l'homme. Le philosophe et mathématicien Pythagore fut lui-même témoin des étonnants bienfaits du crudivorisme sur la santé : il rapporta, aux alentours de 500 avant J.-C., les vertus particulièrement curatives d'une diète à base de fruits crus, de lait de chèvre frais et de miel, et en conçut une diététique stricte. Conséquence : jusqu'au XIXe siècle, les végétariens furent souvent également nommés « pythagoriciens ».

Le succès des traitements du docteur suisse Max Bircher-Benner, connu aujourd'hui pour son muesli, repose sur ses études du mode de vie pythagoricien. À la fin du XIXe siècle, alors jeune médecin progressiste, il guérit une patiente souffrant de maux d'estomac chroniques en lui prescrivant un régime à base de crudités, faciles à digérer. En l'espace de quelques semaines seulement, la patiente se retrouva en pleine santé, ce qui en étonna plus d'un.

LA *RAW FOOD* AUX USA

Rien que dans La Mecque de la vie saine qu'est la Californie, il existe plus de 60 restaurants et cafés spécialisés dans la nourriture crue : du simple bar à smoothies au restaurant gastronomique sélect, tout y est représenté. La clientèle qui fréquente ces établissements est tout aussi variée : beaucoup de femmes d'affaires occupées s'y donnent rendez-vous pour des déjeuners professionnels, tandis que de jeunes étudiants se partagent quelques desserts crus à la table voisine. En observant la scène américaine de la *raw food*, on comprend vite que tout le monde peut manger cru !

MANGER CRU, C'EST TENDANCE

La mise en place tardive d'un crudivorisme moderne comme mode d'alimentation, au-delà de son utilisation en périodes de maladie, a donné naissance à de nombreux courants opposés. On voit se quereller ceux qui se font appeler les « instinctos », qui intègrent la viande crue à leur régime, et les crudivores originels végétariens, tandis que les adeptes de l'inédit prétendent qu'il est possible de renoncer complètement à s'alimenter. Par chance, sa perception évolue aussi en Europe : la cruvolution est également arrivée jusqu'ici et dépasse le simple cadre de la santé pour apporter plaisir et vitalité.

Depuis quelques années souffle un vent nouveau, venu d'Atlantique, apportant sur la scène du crudivorisme un plaisir et une légèreté originaux. *The American Way of Raw* a amené la joie de vivre américaine dans le secteur de l'alimentation crue, encore assez poussiéreux à l'époque, et lui a insufflé une vie nouvelle, moderne. Cela fait longtemps que le nouveau crudivorisme a tourné la page des graines et des bâtonnets de carottes fades. Des pizzas aux wraps en passant par les tartes et les glaces, la cruvolution propose des alternatives saines aux classiques de la cuisine au lieu de prôner le renoncement.

ENTRE SANTÉ ET PLAISIR

Ce qui unit les adeptes du nouveau crudivorisme, c'est qu'ils décident, par leur préférences alimentaires, d'accéder à plus de vitalité et de joie de vivre. L'important pour eux est de trouver un équilibre entre le plaisir gustatif et l'alimentation saine. Ceux qui s'intéressent à la nourriture crue s'en rendent vite compte : le plaisir et la santé ne s'opposent pas dans ce domaine, mais au contraire, ils se complètent.

En conséquence, la cruvolution représente un moyen de trouver cet équilibre et empêche de tomber dans les extrêmes. En cultivant un mode de vie sain et en évitant le stress – notamment celui qui naît de règles alimentaires trop rigides –, on assoit notre propre bien-être. Et, bien entendu, notre entourage en profite aussi, car lorsque nous sommes heureux, en bonne santé et équilibrés, cela rejaillit sur tous ceux qui nous entourent.

VEGAN

Depuis plusieurs années, le végétarisme est sur toutes les lèvres, et de plus en plus de gens suivent même une alimentation végétalienne, en particulier les jeunes : ils ne renoncent pas seulement à la viande et au poisson, mais aussi, pour des raisons d'éthique ou de santé, à tout produit d'origine animale comme les œufs, les produits laitiers et le miel. Ils se nourrissent donc exclusivement de plantes, mais ne mangent pas obligatoirement cru.

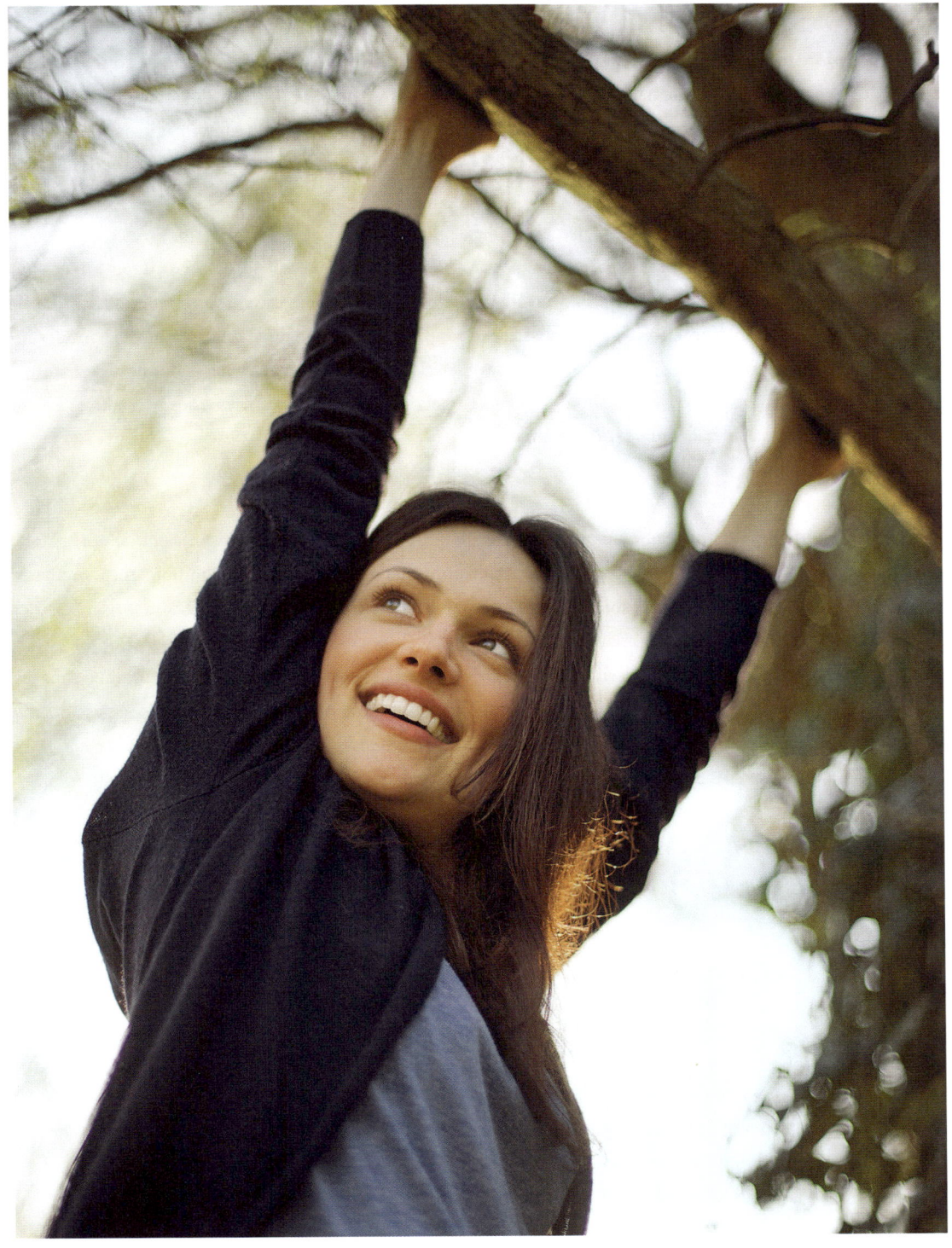

LE NOUVEAU CRUDIVORISME…

… se libère des dogmes et des règles
Ce qu'on mange n'est pas ce qui est censé faire du bien en vertu de l'une ou l'autre tendance, mais ce qui est vraiment bon pour le corps et, en outre, plaît au goût de chacun.

… est bourré de nutriments
Tout ce qui, dans l'alimentation moderne, est souvent en trop faible quantité, comme les enzymes, les vitamines et les antioxydants, est une partie significative du crudivorisme. En même temps, on absorbe moins de ce qui nuit à la santé: cholestérol, sucres, mauvaises graisses. Et en plus de tout ça, on peut manger sans remords et en se régalant – on est gagnant sur toute la ligne!

… est la manière la plus naturelle de perdre du poids
Beaucoup de personnes sont surprises de voir à quel point elles perdent du poids facilement en mangeant cru – sans avoir à compter les calories et à renoncer à tout dessert ou grignotage. C'est comme si le corps était reconnaissant de se mettre à recevoir autant de nutriments. Il se débarrasse alors brusquement, et avec plaisir, des kilos superflus. En mangeant cru, vous rayonnez et votre corps est au mieux de sa forme, sans vous forcer ni être contraint de changer complètement votre manière de vivre.

… est un juste milieu
Il nous aide à retrouver une harmonie entre le corps, l'esprit et la nature. En mangeant cru, nous prenons davantage conscience de ce qui est bon pour notre santé, mais aussi de ce qui nous fait du bien et de ce qui a bon goût. Et à chaque repas, il nous donne l'occasion de concilier ces deux aspects de l'alimentation.

… est une alimentation végétalienne par pur enthousiasme
Il se fonde sur la conscience que l'alimentation par les plantes n'est pas seulement bonne pour nous, mais aussi pour notre planète et pour toute l'humanité. Il considère le véganisme non pas comme une idéologie, mais comme une chance de vivre pleinement en harmonie avec la nature, et de retrouver par là même son propre équilibre.

… répond à un style de vie « vert » de luxe
Avec le crudivorisme, on élève le style de vie « vert » à un niveau supérieur. On réduit ses déchets d'emballages, mais on fait aussi des économies d'énergie puisqu'on ne fait rien cuire, mijoter ou frire, et ce type d'alimentation obéit dans l'ensemble à des principes écologiques.

… peut s'appliquer à 100 % tous les jours

Il représente un choix assumé de faire davantage attention à sa santé, à sa beauté et à sa vitalité. Le nouveau crudivorisme réussit le test pratique dans la mesure où il peut être légèrement modifié et s'adapter aux besoins de chacun.

… est un vieux moyen de se découvrir un Moi complètement nouveau

Il allie des connaissances vieilles de plusieurs siècles sur les superpouvoirs de l'alimentation par les plantes avec les exigences de la vie moderne. Tout ça pour nous faire découvrir quelque chose : un beau Moi, heureux, équilibré. Il semble apparaître de lui-même, naturellement, grâce au crudivorisme.

… apporte une joie de vie extrême sous sa forme brute

Il y a quelque chose dont on ne manque jamais avec le nouveau crudivorisme : le plaisir et la joie de manger. En plus de cela, il accroît la qualité de vie, aide le corps à retrouver son équilibre et réduit de façon drastique sa sensibilité aux maladies.

Alors lancez-vous à la découverte du royaume merveilleux de l'alimentation crue !

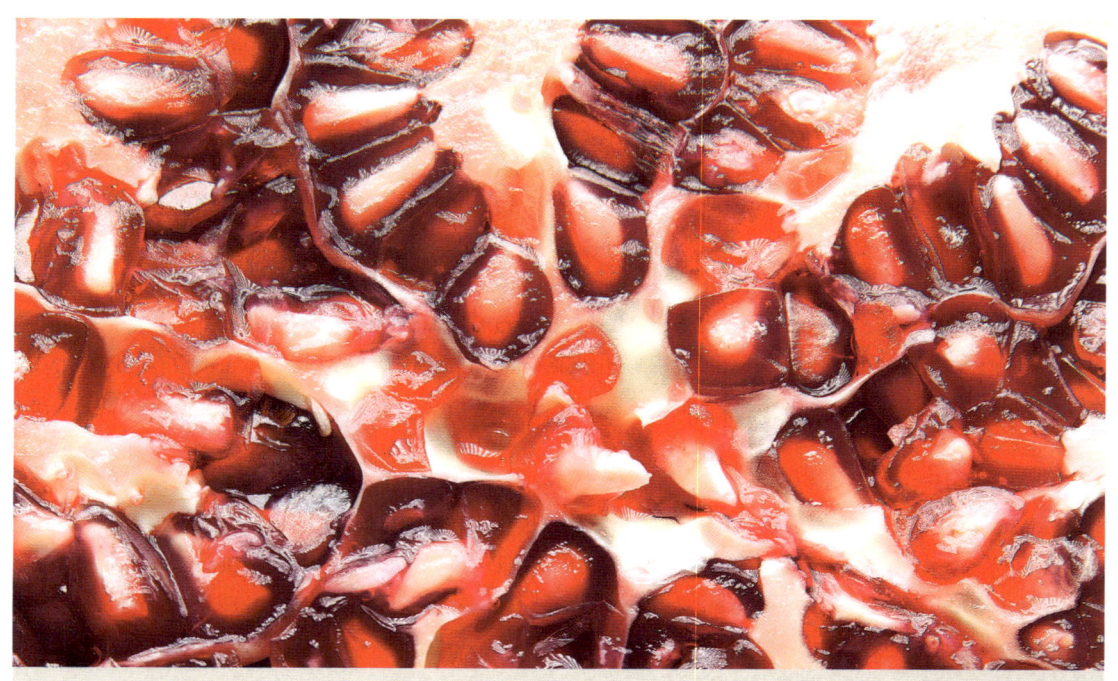

ENCORE DES CAROTTES, ET RIEN QUE DES CAROTTES ?

QUESTIONS-RÉPONSES SUR L'ALIMENTATION CRUE ET ARGUMENTS FRAPPANTS

À la question de base de savoir ce qu'est exactement le crudivorisme, il est facile de répondre : le crudivorisme est une pratique qui consiste à tout manger cru. Néanmoins, tout ce qui peut être mangé cru n'est pas forcément comestible. Il n'est pas recommandé de manger cru certains de nos aliments les plus courants, non seulement pour une question de goût, mais aussi parce qu'ils sont indigestes : les pommes de terre et la rhubarbe, par exemple, ou les légumineuses et les céréales non germées. Le nouveau crudivorisme est aussi souvent appelé « alimentation vivante » : cela signifie qu'on se concentre sur des nourritures qui débordent d'énergie vitale. C'est également une des raisons pour lesquelles on parle d'alimentation par les plantes pour cette forme de crudivorisme, car la viande, qu'elle soit crue ou cuite, est et sera toujours morte, alors que l'alimentation par les plantes représente réellement une nourriture karmique : non seulement c'est la meilleure alimentation pour notre corps, mais en outre elle participe à un style de vie en harmonie avec la nature et non en opposition à elle.

LES NOMBREUSES SAVEURS DU CRUDIVORISME

Tous les adeptes de l'alimentation crue mangent-ils la même chose ? Non, c'est même l'inverse : quiconque s'intéresse de près à ce mouvement alimentaire peut facilement s'égarer dans la jungle des différents courants et idéologies et perdre ainsi de vue ce qui compte vraiment : la santé et la joie de vivre. Faisons un peu le tri et présentons les deux principaux groupes.

TENDANCE N° 1 : 80-10-10 OU 8-1-1

Les adeptes de cette théorie alimentaire aspirent à un rapport nutritionnel de 80 % de glucides, 10 % de lipides et 10 % de protéines. En comparaison, la *Deutsche Gesellschaft für Ernährung* (Association allemande pour l'alimentation) recommande une répartition des valeurs nutritives de 55 % de glucides, 30 % de lipides et 15 % de protéines. Cette forme crudivore de régime riche en glucides se compose essentiellement de fruits. En règle générale, les fans du 8-1-1 font la promotion des monorepas, c'est-à-dire dans lesquels on ne mange qu'une

UNE AFFAIRE PERSONNELLE

C'est vous seul qui décidez à quel type d'alimentation crue vous aspirez. Le crudivorisme n'est pas seulement une question de santé, c'est aussi une affaire de goût : à mesure que vous lirez ce livre, laissez venir l'inspiration qui vous aidera à concevoir votre propre manière d'accéder à plus de vitalité et de joie de vivre. Ce qui pourrait aussi amener à augmenter la part de repas crus, simplement et de manière significative, et de garder ainsi pour une longue période une alimentation presque exclusivement crue.

seule sorte de fruits. Un repas typique se compose par exemple d'une douzaine de bananes, de deux kilos d'oranges ou de deux livres de pommes.

TENDANCE N° 2 : LE CRUDIVORISME GOURMET

À l'inverse des partisans du 8-1-1 et d'autres adeptes plutôt traditionnels de l'alimentation crue, les crudivores gourmets n'ont rien contre un traitement des produits naturels tant que les règles du crudivorisme sont respectées. Les aliments peuvent ainsi être séchés à 42 °C maximum, par exemple, et on peut faire fermenter des noix de cajou pour produire un substitut de fromage végétal cru.

La diversité des repas crus, qui volent régulièrement la vedette à leurs collègues cuits, peut effectivement surprendre à mesure qu'on progresse dans le crudivorisme. Cela fait plusieurs années que le mouvement de l'alimentation crue s'est éloigné, en matière de goût, des tiges de céleri auxquelles on l'associe souvent. Rien que l'utilisation d'un déshydrateur ouvre des possibilités de création illimitées pour les crudivores, de la pizza aux makis en passant par les gâteaux et les crèmes de fruits… Vous pourrez en avoir un aperçu dans la partie consacrée aux recettes à partir de la page 151.

LE JUSTE MILIEU : UNE ALIMENTATION CRUE ÉQUILIBRÉE

L'alimentation crudivore – le genre d'alimentation crue proposée dans ce livre – est un savant accord entre diverses théories qui met en avant la recherche de l'équilibre et de la joie de manger sainement. Elle comprend des éléments du mouvement 8-1-1, plus précisément la conviction qu'une alimentation crue ne doit pas forcément être compliquée pour être saine, légère et goûteuse. Mais elle n'a pas peur non plus du côté glamour du monde du cru et utilise des plats gastronomiques pour contrer une envie féroce de repas cuit.

LE CRUDIVORISME EST-IL ADAPTÉ À TOUS ?

En règle générale, manger cru peut être bénéfique à tout le monde ! C'est pourquoi on peut répondre globalement à cette question par un « oui » franc et massif. On doit cependant bien considérer que la part idéale de nourriture crue dans sa propre alimentation est tout à fait individuelle et dépend avant tout des conditions de santé au préalable et des intolérances alimentaires.

LA QUESTION DE LA DIGESTION

Les personnes ayant un côlon irritable ou une alimentation jusqu'alors faible en fibres et en nutriments de qualité peuvent rencontrer au début quelques problèmes pour digérer de grandes quantités d'aliments crus. Il faut dans un premier temps que la flore intestinale s'adapte à ce changement dans la composition de la nourriture. Cette période transitoire peut être mieux supportée grâce à des préparations probiotiques que l'on peut trouver en pharmacie ou dans des magasins de produits diététiques à prendre chaque jour lors des premières semaines du passage à l'alimentation crue.

D'autre part, la digestion de ce type de nourriture peut aussi être améliorée en veillant à associer correctement les produits (voir à partir de la page 74). Et quand, en plus de cela, on fait attention à ne consommer les céréales et les légumineuses que germées et à faire mariner ou réduire en purée les légumes aux structures cellulaires dures comme les choux, on achève d'éliminer les causes principales des problèmes digestifs. Par ailleurs, il faut également veiller à ne pas trop manger de crucifères (comme les brocolis et les choux communs) en cas d'hypothyroïdie, car ceux-ci peuvent avoir une influence néfaste sur l'assimilation de l'iode.

ALLERGIES ET INTOLÉRANCES ALIMENTAIRES

Certaines intolérances rendent particulièrement difficile une alimentation crudivore stricte. En premier lieu l'intolérance au fructose. Car celui qui ne supporte le sucre des fruits qu'en très faibles quantités doit renoncer quasi totalement à utiliser le fruit comme pilier fondamental de son alimentation crue. Il est pourtant possible de compenser ce manque en se focalisant davantage sur les légumes et les graines germées. Certains crudivores renoncent aussi en grande partie aux fruits afin de contrer le développement de candidoses et de mycoses intestinales proliférant notamment grâce au sucre. Ils prouvent ainsi qu'on peut également créer un crudivorisme très agréable avec tous les apports nécessaires sans pommes, bananes et compagnie.

Autrement, c'est la même chose que pour la cuisine cuite : évitez les aliments que vous ne supportez pas ! Si, par exemple, vous souffrez d'une intolérance au gluten ou que vous êtes allergique aux noix, conservez vos mesures de précaution habituelles quand vous mangez cru et retirez de vos recettes les noix et les graines germées. Ces dernières peuvent facilement laisser leur place à des variantes sans gluten comme le quinoa ou le sarrasin ; dans de nombreuses recettes, les noix peuvent être remplacées par des graines, celles de tournesol par exemple.

Il existe aussi des gens dont l'intolérance ou l'allergie peut être soulagée par l'alimentation crue, qui peut alors faire figure de solution idéale. Les personnes visées sont celles ayant des difficultés à digérer la protéine de lait

LE CRUDIVORISME EST-IL UN RÉGIME ?

Non, même si le crudivorisme peut être utilisé pour des programmes détox, il s'agit bien d'un style de vie et d'alimentation. Cela implique des changements sur le long terme, et non des restrictions temporaires.

Manger cru permet cependant de perdre beaucoup de poids – de manière tout à fait naturelle, car on évite automatiquement les calories vides comme le sucre blanc ou la farine, qui ne nous fournissent pas le moindre nutriment. En revanche, on ingère de la nourriture à haute teneur en eau et riche en fibres et en micronutriments. Le corps reçoit ainsi exactement ce dont il a besoin et nous signale au bon moment quand il est rassasié. Le crudivorisme s'apparente à un réglage précis du corps pour retrouver sa fréquence originale et son poids idéal naturel.

PREMIÈRES ASTUCES
POUR LA TRANSITION ALIMENTAIRE

Une modification complète de l'alimentation du jour au lendemain n'est que rarement indiquée. On préfère plutôt appliquer une autre stratégie : substituer et compléter. Choisissez chaque semaine un certain élément de votre alimentation et examinez-le en détail afin de trouver comment vous pouvez le réaliser cru. Commencez par le petit déjeuner et, de semaine en semaine, consacrez-vous progressivement au reste de la journée. Complétez par exemple votre petit déjeuner par un smoothie vert. Remplacez un en-cas lourd en sucre par un fruit frais et quelques noix. Ajoutez à votre déjeuner une grande salade. Mangez une soupe froide avant votre dîner ou un dessert cru après.

En vous consacrant chaque semaine à un élément en particulier, vous trouverez tranquillement quels aliments crus vous conviennent et vous plaisent. Par ailleurs, à force d'expériences, vous découvrirez aussi à quels péchés mignons vous pouvez renoncer sans souci et quelles sont pour vous leurs alternatives crues équivalentes. Outre cette entrée progressive dans l'alimentation crue, la cruvolution vous propose également un programme alimentaire, dès la page 116, dans sa version courte ou longue, qui vous permettra d'accélérer la phase d'expérimentation sans pour autant perturber votre corps. Car il y a toujours ici un espace libre pour des plats cuits et des petites gourmandises.

et/ou le lactose. Comme une alimentation crue se passe très bien de lait et de tous ses dérivés, les problèmes relatifs à ce produit n'apparaissent plus chez les personnes concernées.

SOUS-POIDS ET OBÉSITÉ

Le crudivorisme n'est pas indiqué quand on veut prendre du poids. C'est pourquoi sa pratique n'est pas recommandée à des personnes dont le poids est très bas. Certes, il est possible de consommer un nombre relativement élevé de calories dans l'alimentation crue en mangeant beaucoup de noix, cependant, ce serait non seulement très coûteux mais aussi, probablement, un peu monotone à la longue. Il vaut donc mieux conseiller aux personnes au poids insuffisant de ne consommer des aliments crus qu'en complément de nourritures cuites riches en calories.

Pour ceux qui, au contraire, sont touchés par l'obésité, le crudivorisme est un moyen sûr de perdre des kilos et de faire de cette perte de poids, sur le long terme, un atout pour leur santé. Pour cela, il n'est pas du tout utile de devenir crudivore à 100 %, il suffit, au début, d'intégrer à son alimentation davantage de nourritures crues, sous la forme de fruits et de légumes frais. Vous trouverez également plus de précisions sur le changement d'alimentation à la page suivante et à partir de la page 116.

UNE FLEXIBILITÉ TOTALE

Tout ce qui perturbe notre rythme et notre équilibre intérieur est source de stress pour nous, que ce soit une échéance trop courte au travail ou une douzaine de hot-dogs à un concours du plus gros mangeur. Le stress est le plus grand ennemi de la vitalité et de l'énergie. Une mauvaise alimentation peut également être un de ces facteurs qui nous font perdre notre équilibre et soumettent notre corps au stress.

UNE RECONVERSION ALIMENTAIRE EN DOUCEUR

Cependant, le stress mental que nous nous imposons à nous-mêmes en voulant changer notre alimentation de manière trop rigoureuse, ou en ne tolérant pas assez nos petits écarts, peut être tout aussi nocif. Pour une vie équilibrée, il est indispensable d'abandonner les extrêmes et les règles figées qui ne prennent pas en compte l'évolution des besoins et les aléas de la vie.

Pour le crudivorisme moderne, il n'y a qu'une seule règle à respecter : faites ce qui vous fait du bien ! La recommandation de base est de commencer par une répartition en deux tiers : le temps que vous trouviez votre combinaison idéale de nourriture crue et cuite, tâchez de consommer deux tiers de produits naturels sous leur forme crue. En partant de ce principe, vous ne passerez pas pour un marginal asocial aux fêtes de famille et au travail, et vous ferez en même temps l'expérience pleine et entière du crudivorisme. Et peu à

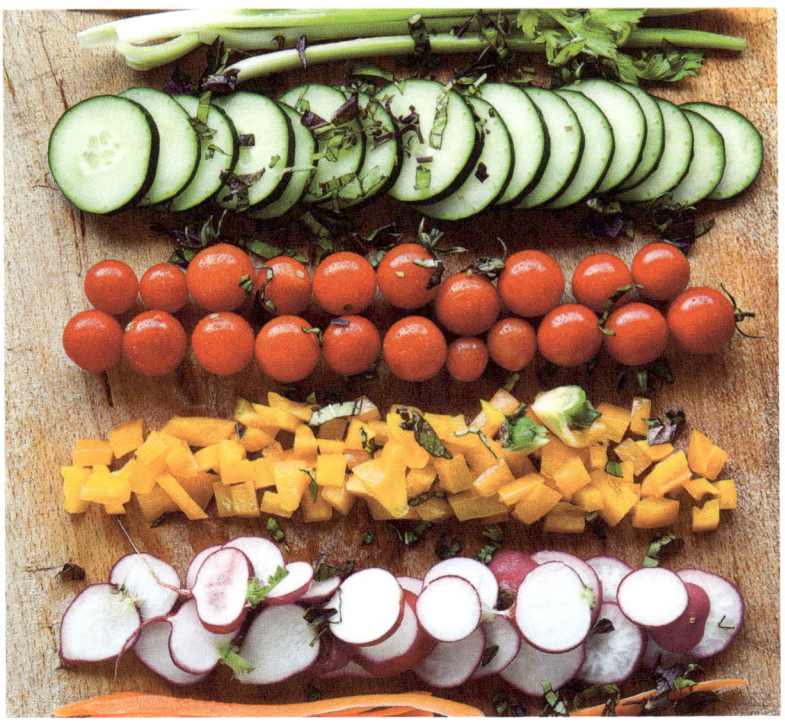

peu, vous trouverez en toute quiétude la part d'alimentation crue qui vous convient. Être un « vrai » crudivore ne signifie pas non plus avaler des produits crus à toute heure, en tout lieu et en toute circonstance.

TOUT DOIT-IL ABSOLUMENT ÊTRE MANGÉ CRU ?

La plupart du temps, les fanatiques du cru prennent en compte plusieurs facteurs pour décider de la part de cru qui compose leur alimentation. Ce n'est pas seulement la santé individuelle qui est invoquée, mais aussi les préférences culinaires, la disponibilité des produits sous leur forme crue dans diverses situations tout comme l'aspect social du repas et du partage de la nourriture. En voyage, par exemple, il est souvent difficile de se nourrir exclusivement d'aliments crus, c'est le cas également pour un déjeuner d'affaires ou un mariage, lors desquels on mange des plats cuits. Mais il existe aussi des crudivores qui clament haut et fort qu'une alimentation crue à cent pour cent est la seule manière juste de se nourrir. Ils ne représentent cependant qu'une minorité déclinante et ne doivent pas vous priver de la joie de manger des fruits et légumes frais. Si vous consommez cru au moins la moitié de votre nourriture, vous avez tous les droits de revendiquer votre label de crudivore ! Et même si ce n'est pas le cas, tant que vous prenez du plaisir à manger des repas bons pour la santé et que vous partagez avec d'autres cette joie de vivre, vous apportez davantage au mouvement crudivore qu'un pinailleur sinistre.

ET L'HIVER, ON FAIT COMMENT ?

Confrontés aux basses températures, nous recherchons automatiquement davantage de chaleur et de graisses. Ce qui est très difficile à réaliser avec le crudivorisme pur et dur. Une solution à cela est de manger pendant l'été essentiellement des fruits riches en eau, qui sont de saison et nous fournissent l'eau et l'énergie nécessaires lors de températures très élevées. Ainsi, quand le thermomètre redescend, on peut plus souvent se tourner vers des plats cuits chauds qui conservent au maximum les qualités du produit d'origine. Vous trouverez plus de renseignements à ce sujet à partir de la page 147.

MANGER CRU AU QUOTIDIEN

Il existe autant de journées de crudivorisme types que de crudivores types. Il y a des gens qui mangent cru depuis déjà plusieurs dizaines d'années et sont pleinement satisfaits avec des fruits frais uniquement. D'autres commencent leur journée avec un grand verre de citronnade et un peu de fruits, mangent une salade XXL à midi, grignotent quelques noix et fruits secs l'après-midi et dînent le soir de quelques « spaghettis » de courgettes accompagnés d'une sauce tomate fraîche et d'une poignée de jeunes pousses.

Mais même chez les crudivores, on trouve de fins gourmets. Peut-être se préparent-ils le matin un muesli cru avec du lait d'amande frais, mangent des lasagnes crudivores à midi, se régalent l'après-midi d'une part de tarte crudivore accompagnée d'un smoothie et dînent de makis végétariens, qui se mangent très bien sans riz.

Là encore, une seule et même règle vaut : chacun doit faire ce qui lui fait du bien ! Il suffit de vous lancer dans votre propre aventure de l'alimentation crue pour trouver exactement ce que vous cherchez.

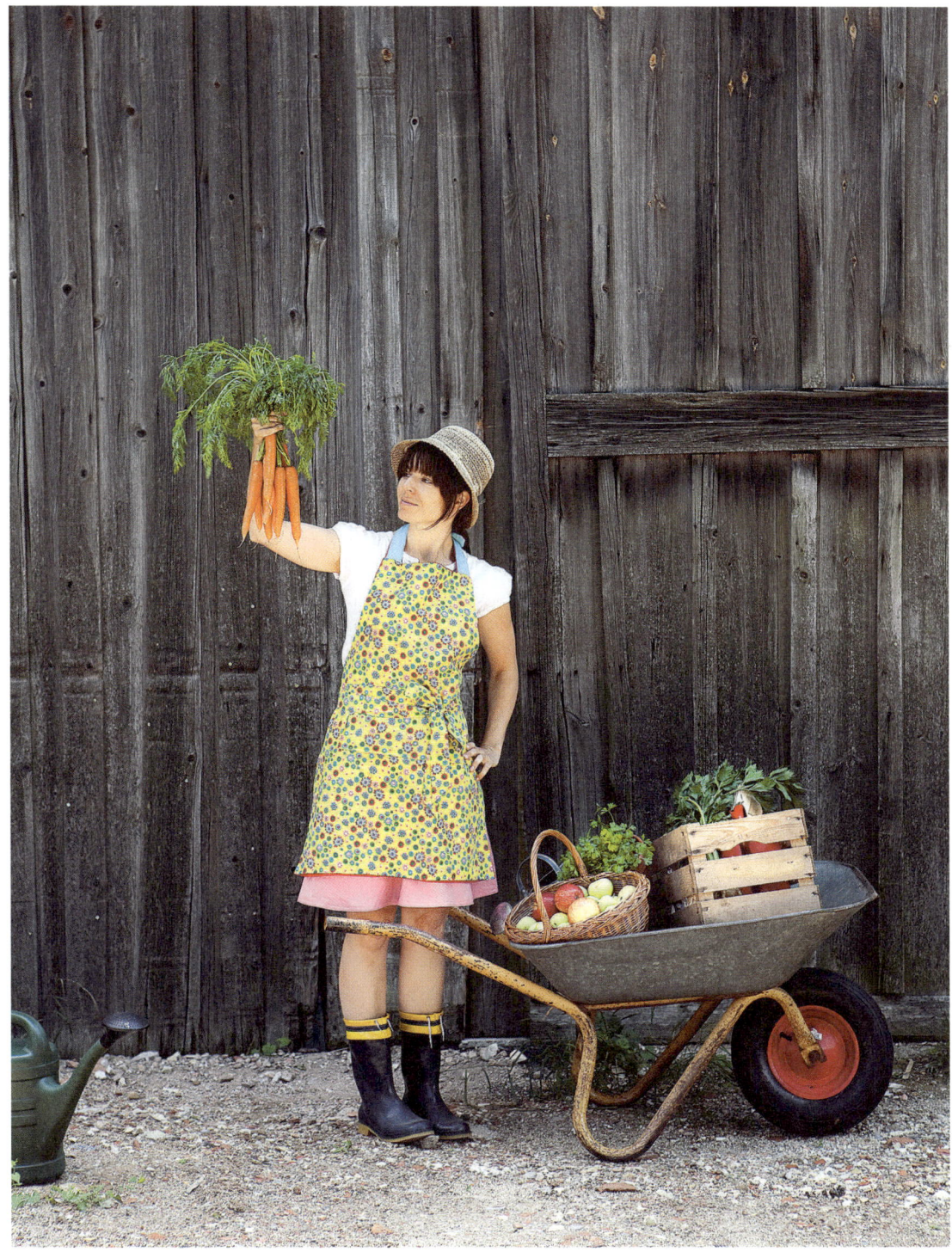

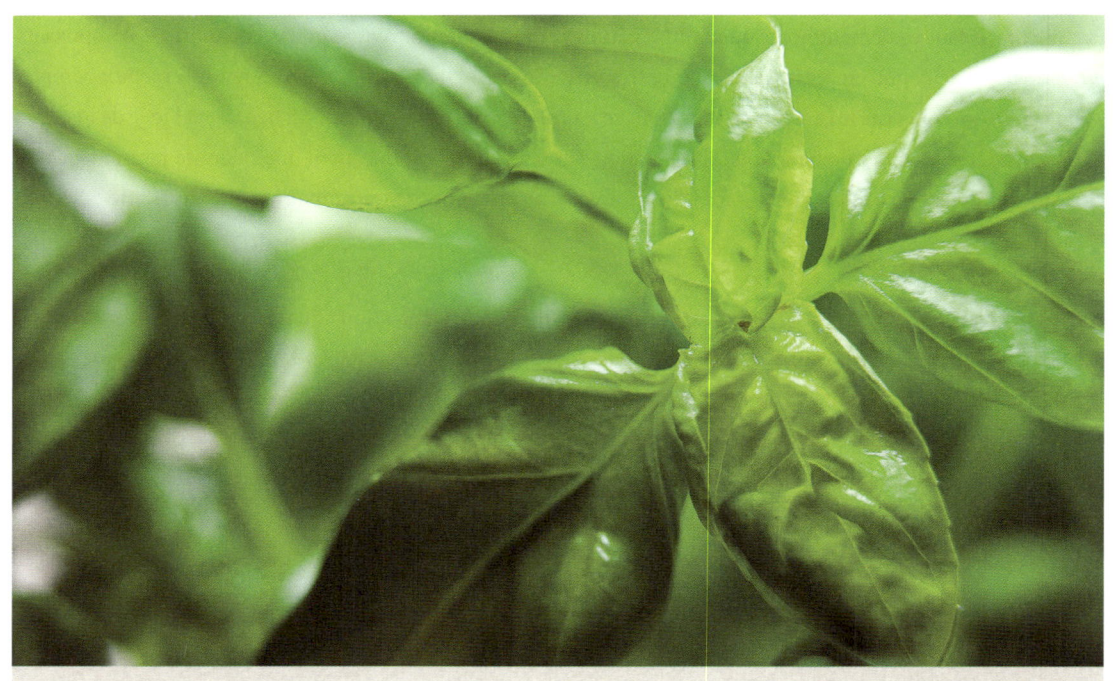

IL NE MANQUE PAS QUELQUE CHOSE, LÀ ?
LES ERREURS DE NUTRIMENTS ET LA VÉRITÉ CRUE

Dans une conversation, après avoir fait son « *coming out* » en tant que végétarien, végétalien ou crudivore, une des premières questions que l'on entend est assurément de savoir d'où on tire les protéines dans son alimentation. Elle reflète l'importance particulière que possèdent les protéines dans l'élaboration des cellules et des muscles ainsi que dans la régénération de notre corps. Pourtant, à cette question, on peut en opposer une autre : combien de personnes connaissons-nous ayant vraiment souffert, un jour, d'un déficit en protéines ? La plupart des gens seront incapables de vous citer un seul nom.

Par ailleurs, il faut également noter que l'alimentation par les plantes offre une grande quantité de composants protéiques précieux qui, en outre, peuvent être très bien utilisés – comme vous vous en rendrez bientôt compte. Même en ce qui concerne le calcium et le fer, nous recourons ici aux produits crus. En dépassant l'idée de manque pour considérer les superpouvoirs de l'alimentation par les plantes, on découvre une quantité faramineuse de vitamines et d'enzymes différentes qui font du crudivorisme un régime extraordinairement sain et intelligent.

LA QUESTION DE LA PROTÉINE

Un apport en protéines insuffisant, ce n'est pas la fin du monde. L'Association allemande pour l'alimentation a même établi que nous absorbons en moyenne deux fois plus de protéines par jour que ce qui nous est réellement nécessaire. Cependant, un apport élevé en protéines sur une longue période est déconseillé : la protéine excédentaire qui se dépose dans le corps peut entraîner le développement de l'ostéoporose, de problèmes rénaux et de divers types de cancers. En outre, il favorise l'acidose du corps et trouble ainsi l'équilibre acido-basique qui nous est vital.

Les gorilles et les éléphants nous démontrent qu'une formation musculaire importante est également possible en se nourrissant de plantes. Et des bodybuilders crudivores comme Giacomo Marchese suivent leur exemple. Ils sont la preuve que nous aussi, êtres humains, pouvons développer une force corporelle importante en suivant une telle alimentation.

DES PROTÉINES VÉGÉTALES À FOISON

Contrairement à l'idée fausse, largement répandue, que seule la viande contient suffisamment de protéines, il en existe une multitude de sources sous forme crue et végétale, parmi lesquelles certaines sortes de milkshakes protéinés commercialisés représentent une sérieuse concurrence. Petit tuyau du monde des plantes : la protéine de chanvre. Vous pouvez transformer une des recettes de smoothie à partir de la page 157 en une bombe protéinée en y ajoutant 4 cuillerées à soupe de poudre : vous rajouterez ainsi 30 grammes de protéines !

UN CONCENTRÉ D'ÉNERGIE

Le chènevis est composé de 25 à 31 % de protéines, surpassant même ainsi le steak tant apprécié. Dans la poudre de protéines extraite du chanvre, la teneur de cette molécule avoisine quant à elle les 50 %. Le chanvre fournit par ailleurs une protéine complète, autrement dit comprenant tous les 20 acides aminés qui se trouvent naturellement en nous, y compris les 8 acides aminés essentiels qui doivent être absorbés dans notre alimentation car notre corps ne peut pas les produire lui-même.

D'AUTRES SOURCES DE PROTÉINES DANS L'ALIMENTATION CRUE

Bien sûr, les fruits et légumes ne renferment pas autant de protéines que les produits laitiers ou la viande. Mais rien que l'apport élevé en produits frais dans le crudivorisme couvre rapidement une grande partie des besoins journaliers. Par ailleurs, avec ce type de nutrition, on mange beaucoup de noix et de graines, germées ou non, dont la teneur en protéines est comparable à celle des nourritures d'origine animale, comme les chiffres le prouvent.

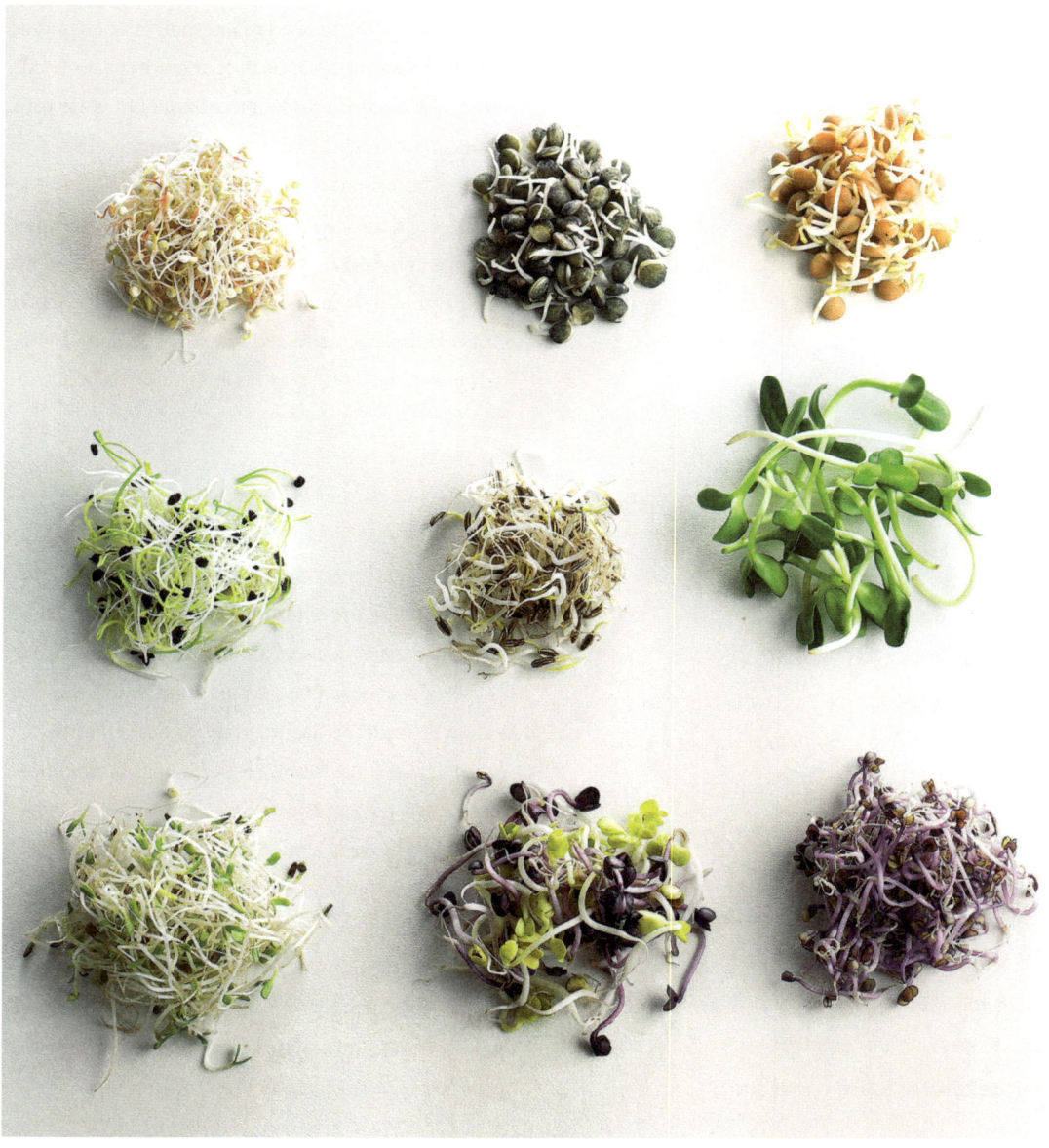

TENEURS EN CALCIUM

- Lait entier : 113 mg de calcium pour 100 g (données comparatives)
- Graines de sauge chia : 631 mg pour 100 g
- Amandes : 243 mg pour 100 g
- Graines de lin : 199 mg pour 100 g
- Asperges : 176 mg pour 100 g
- Chou frisé : 135 mg pour 100 g
- Épinards : 99 mg pour 100 g
- Brocoli : 47 mg pour 100 g

TENEURS EN FER

- Foie de volaille : 8,8 mg de fer pour 100 g
  dinde : 4,8 mg pour 100 g
  poulet : 0,8 mg pour 100 g (données comparatives)
- Mélasse : 17,5 mg pour 100 g
- Graines de potiron : 15 mg pour 100 g
- Graines de tournesol : 6,7 mg pour 100 g
- Graines de lin : 6,2 mg pour 100 g
- Persil : 6,2 mg pour 100 g
- Figues séchées : 4,4 mg pour 100 g
- Épinards : 2,7 mg pour 100 g
- Feuilles de betterave : 2,6 mg pour 100 g
- Raisins secs : 2 mg pour 100 g
- Dattes : 1,7 mg pour 100 g
- Betterave : 0,8 mg pour 100 g

Les noix et les graines, un grignotage riche en protéines et en énergie, en particulier en cas d'activité sportive : les noix (24 % de protéines, autrement dit 24 g pour 100 g), les amandes (21 %), les noix de cajou (18 %). À cela s'ajoutent les graines de tournesol (23 %), le sésame (20 %), les graines de lin (18 %) et les graines de sauge chia (15 %).

Les pousses de blé et les alternatives céréalières germées : ils sont composés de protéines à 15 % environ. Il y a par exemple l'amaranthe (17 % de protéines), le quinoa (17 %), le riz sauvage (16 %), le blé de Khorasan (15 %), le sarrasin (14 %).

D'autres germes : la plupart des graines germées comprennent 20 à 35 % de protéines, ce qui est comparable à la teneur en protéines du fameux steak : la luzerne cultivée (35 %), le cresson (20 %), les pousses de lentilles et les graines de haricots (20 à 30 %).

« LE CALCIUM NE S'OBTIENT QUE PAR LA VACHE ! »

La théorie selon laquelle les produits laitiers seraient la meilleure source nutritive de calcium et de quelques autres minéraux encore s'est solidement ancrée dans nos têtes depuis longtemps, surtout lorsqu'il s'agit de l'alimentation des enfants. Ce point de vue dope les ventes de yaourts et de chocolats riches en sucre, présentés aux jeunes générations comme de la « *health food* », mais ne se fonde pas sur la moindre étude nutritionnelle.

L'alimentation crudivore est riche en minéraux tels que le magnésium et le potassium, mais le calcium y abonde également. Les noix et les graines ne sont pas les seules à en contenir beaucoup, il y a aussi des légumes verts, plus pauvres en calories.

« LES VÉGÉTARIENS SOUFFRENT TOUS D'UNE CARENCE EN FER ! »

Les femmes en particulier connaissent les effets d'un faible taux en fer : une fatigue et un épuisement contre lesquels aucun sommeil au monde ne peut rien. Cela est lié à la fonction spécifique du fer, qui participe au transport de l'oxygène dans le corps. Le crudivorisme végétal peut déjà être légèrement utile dans ce cas : un grand smoothie vert par jour couvre à lui seul un tiers des besoins moyens en fer chez la femme (18 mg) et quasiment la totalité des besoins de ces sels minéraux chez l'homme (8 mg). Et une seule cuillerée à soupe de mélasse contient jusqu'à 5 mg de fer. On peut acheter ce sirop sombre et très épais dans des magasins bio ou de produits diététiques. C'est très sucré et ça a un peu un goût de réglisse. La mélasse peut être tartinée sur des crackers crus (page 176) et utilisée comme édulcorant dans des desserts ou des cocktails. Pour une teneur en fer comparable, on peut aussi boire un seul verre de jus de betterave frais, fait à partir d'au moins 500 g du légume.

Il existe donc une multitude de solutions simples pour couvrir un besoin en fer, même élevé, avec une alimentation crue et végétale. On peut par ailleurs nettement améliorer l'absorption de fer issu des plantes en consommant en même temps de la vitamine C (contenue dans les agrumes, par exemple).

LE VRAI POUVOIR DES PLANTES

Alors que le fer, le calcium et les protéines représentent le souci numéro un de l'alimentation par les plantes chez les omnivores, non seulement on ne remet pas en cause la haute teneur en vitamines et en enzymes du crudivorisme, mais on l'accepte largement comme un énorme avantage.

VITAMINE

Personne aujourd'hui ne conteste plus le rôle primordial des vitamines pour notre santé. Le corps n'en a besoin qu'en quantités infimes, mais elles sont pourtant un élément constant dans de nombreux processus physiques, de la consolidation des os à la formulation des globules sanguins. Et comme c'est si souvent le cas, rien ici ne surpasse la forme originelle que Mère Nature a donnée aux fruits et légumes, sources de vitamines. La préparation des aliments entraîne la plupart du temps une perte de vitamines. En raison de l'instabilité de nombreuses vitamines, une grande partie d'entre elles s'évanouissent avec la chaleur et l'oxydation. Les vitamines liposolubles telles que la A, la D, la E et la K sont détruites à la cuisson, et il en va de même pour les vitamines du groupe B et la vitamine C. En outre, en cuisant trop longtemps, les vitamines hydrosolubles sont souvent affaiblies. Même la conservation en boîtes, si elle contribue à préserver les produits pour une durée presque infinie, le fait au prix de nutriments essentiels. Ce procédé coûte par exemple jusqu'à 85 % de la vitamine C. La pasteurisation des jus de fruits et légumes aussi détruit la plupart du temps entre un quart et la moitié des vitamines qu'ils contiennent. Et lors de la confection de la farine blanche, on n'ôte pas seulement les fibres alimentaires en séparant les enveloppes des graines. Ce sont aussi des vitamines importantes, telles que la vitamine B1, qui s'y trouvent et qu'on perd donc. Tout cela ne fait qu'argumenter en faveur de l'alimentation crue.

LES VITAMINES

- **La provitamine A** (carotène) aide à maintenir nos os, nos dents, notre peau et nos tissus en bonne santé. On la trouve dans les mangues ainsi que dans les légumes verts, jaunes et orange.
- **La vitamine B1** (thiamine) aide à digérer, combat la fatigue, est bonne pour le cœur et favorise en outre la conversion du sucre et du café en énergie. Les germes de blé, les pousses de soja et les graines de tournesol en renferment.
- **La vitamine B2** (riboflavine) est essentielle pour divers processus métaboliques. Elle est contenue dans les légumes-feuilles.
- **La vitamine B3** (niacine) est souvent vantée comme un produit de beauté tant elle aide à avoir une belle peau et des ongles solides. De plus, elle peut avoir une action bénéfique sur le taux de cholestérol. On la trouve dans les avocats, les légumineuses et les noix.
- **La vitamine B6** (pyridoxine) est utilisée pour la conception des globules rouges aussi bien que pour le maintien des fonctions cérébrales optimales. Elle est contenue dans les avocats, les bananes, les céréales et les noix.
- **La vitamine B12** (cobalamine) est importante pour la formation des globules rouges en particulier.
- **La vitamine C** est un vrai remède miracle dont nous avons besoin pour des dents et des gencives saines autant que pour renforcer notre système immunitaire et guérir nos blessures. Les agrumes, les fraises, les tomates, les brocolis, le chou et les choux de Bruxelles en renferment.
- **La vitamine D** permet de mieux absorber le calcium. Elle est aussi appelée la « vitamine du soleil », car le corps en produit quand il est exposé aux rayons du soleil.
- **La vitamine E** (tocophérol) est utilisée pour la formation des globules rouges. En outre, elle améliore l'assimilation et la synthèse de la vitamine K dans le corps. On la trouve dans les avocats, les légumes-feuilles verts, les graines et les noix.
- **La vitamine K** est absolument indispensable dans le processus hémostatique. On la trouve dans les légumes-feuilles verts, le chou et le chou-fleur.
- **La biotine**, également appelée « vitamine B8 » en France, ou « vitamine H », est utile dans le métabolisme des glucides et des protéines. Les noix en contiennent.
- **L'acide folique** joue un rôle important pendant la grossesse, car un déficit peut entraîner des malformations congénitales. On le trouve dans les brocolis, les asperges, les légumes-feuilles verts et la betterave.
- **L'acide pantothénique**, également appelé « vitamine B5 », joue un rôle décisif dans la guérison des blessures et a une influence positive sur les défenses immunitaires. On en trouve dans les avocats, les patates douces, le chou-fleur, les brocolis.

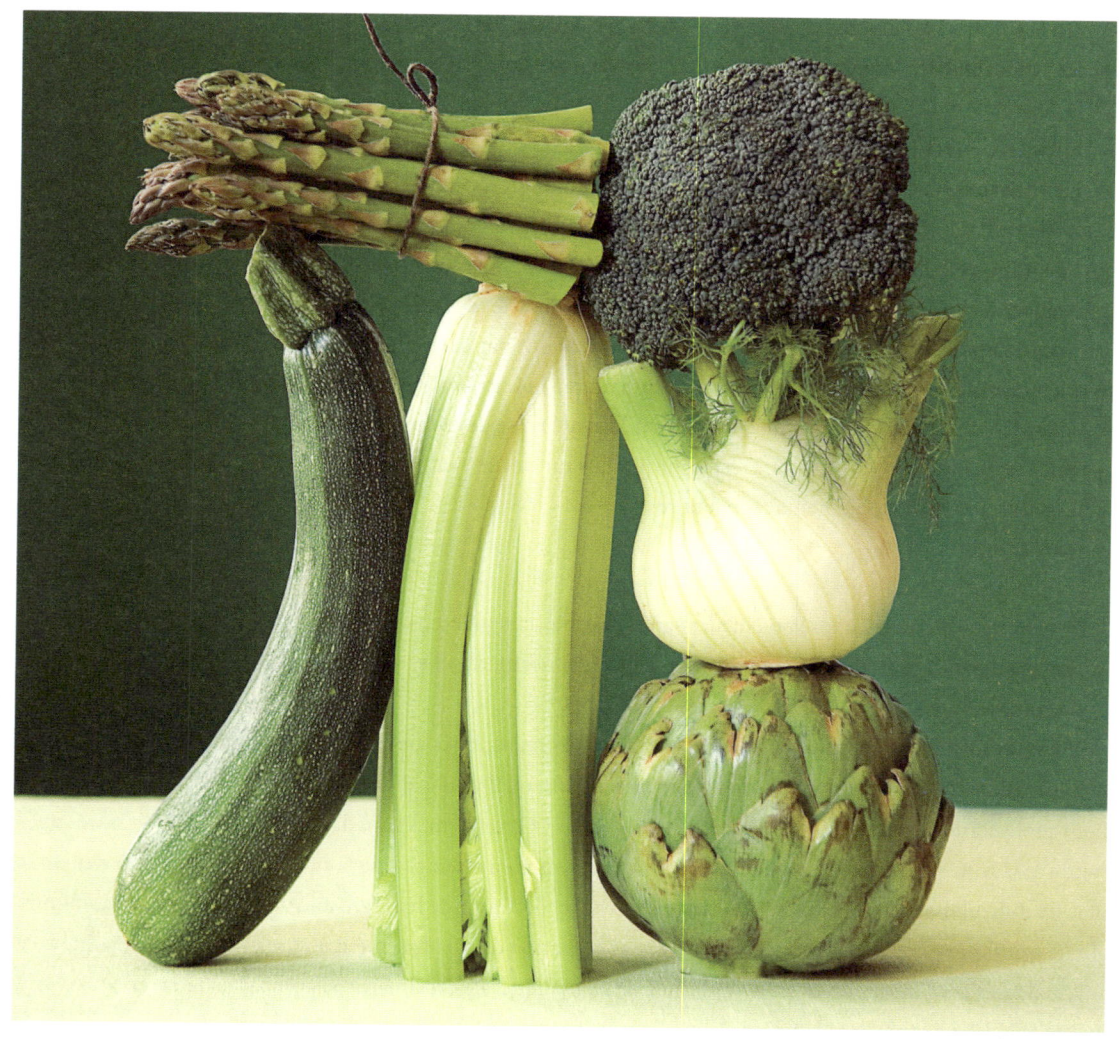

LE CAS PARTICULIER DE LA VITAMINE B12

La vitamine B12 est un micronutriment présent de façon trop insuffisante dans l'alimentation végétalienne et crudivore. C'est pourquoi les compléments alimentaires de cette vitamine sont un moyen sûr de satisfaire les besoins journaliers – mieux vaut cependant les chercher en pharmacie, car un grand nombre des préparations disponibles dans les drogueries ou grandes surfaces sont trop faiblement dosées et difficiles à absorber. Comme le corps n'a besoin de la vitamine B12 qu'en quantité infime et qu'elle peut être stockée pendant des années, les carences n'apparaissent souvent que très tard.

LES SUBSTANCES VÉGÉTALES SECONDAIRES

L'arme secrète du monde végétal ? Les phytonutriments sont responsables des caractéristiques organoleptiques des plantes. Ils sont responsables, par exemple, de la couleur vive des myrtilles et de l'odeur spécifique de l'ail. Les scientifiques estiment qu'il existe plus de 10 000 éléments de ce genre ayant un effet positif sur la santé. Ils feraient obstacle à la formation ou à la progression du diabète, de différentes formes de cancers, de maladies cardio-vasculaires et de l'hypertension. Les flavonoïdes ont par exemple la propriété de protéger les cellules, tandis que les tanins ont un effet anti-inflammatoire. Les études sur ce sujet se révèlent problématiques puisqu'on suppose que leur action bénéfique sur la santé ne se développe pleinement qu'en se combinant avec les autres nutriments d'une plante. C'est pourquoi il vaut mieux manger des fruits et des légumes frais plutôt qu'une douzaine de compléments alimentaires.

LES ENZYMES

S'il y a bien une clé qui mène à la meilleure santé possible, ce sont bien les enzymes. Elles sauvent et préservent la vie tout à la fois. Sans elles, notre corps serait réduit à néant, car elles agissent dans chacun de nos processus physiques.

Nous absorbons des enzymes alimentaires pendant nos repas. Elles aident les enzymes digestives à retenir le meilleur de notre alimentation et à dissoudre le reste afin qu'il puisse être évacué.

Pourquoi le crudivorisme est-il si important dans ce cas ? Ces enzymes sont détruites à une température supérieure à 47,8 °C. Et quand elles ne sont pas absorbées en même temps que la nourriture, le corps a deux fois plus de difficulté à mener la digestion. En outre, celui-ci doit tirer de l'énergie d'autres processus métaboliques afin de produire plus d'enzymes digestives. Une accélération du vieillissement et une plus grande fragilité face aux maladies sont alors autant de symptômes de ce manque. Le crudivorisme combat cette carence ; grâce à lui, nous aidons notre corps à donner le meilleur de lui-même.

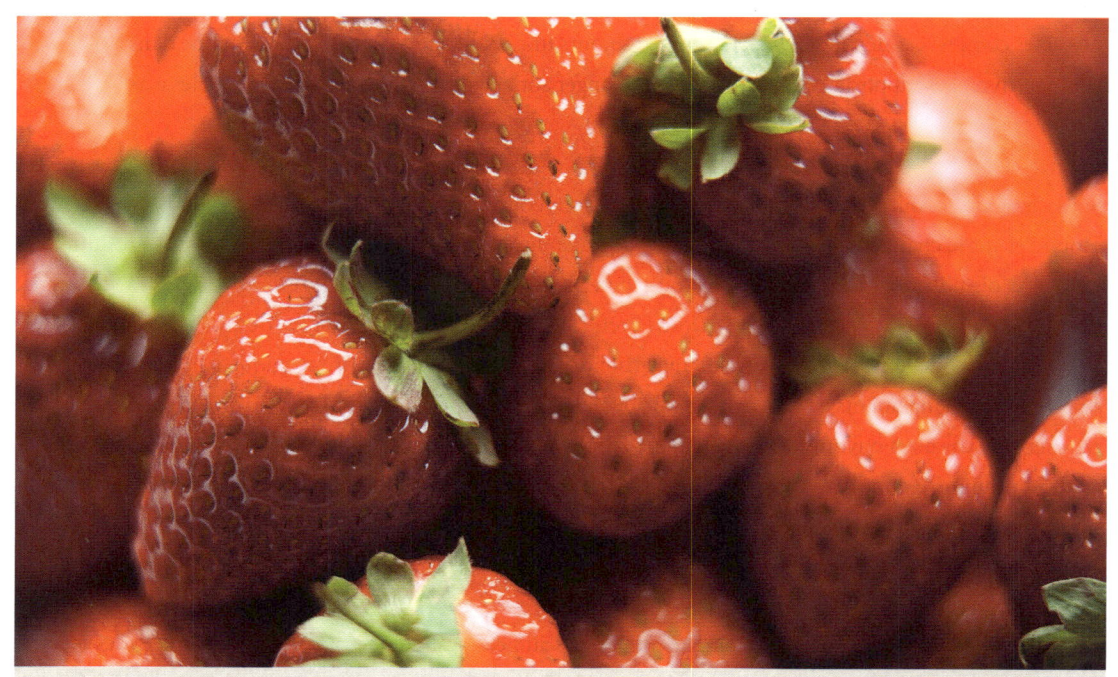

MADE IN CHINA ?
MIEUX VAUT CHERCHER BIO, LOCAL ET SANS EMBALLAGE

Ceux qui se tournent vers la cruvolution sont avant tout des personnes qui aiment penser un peu plus loin, notamment à l'environnement, et tout particulièrement à des principes éthiques à mettre en pratique.
Ces dernières années, on a pris pleinement conscience que la protection de l'environnement et la préservation des ressources naturelles relevaient du devoir et de la responsabilité de chacun. Le mieux qu'on puisse faire au nom de l'environnement, ce sont les petites choses du quotidien – nos choix concernant nos déplacements, notre chauffage, chacun de nos achats et même notre alimentation. C'est la force des masses qui décide si l'on suit tous ensemble un peu plus encore notre parcours destructeur ou si l'on préfère s'engager dans de nouveaux chemins pour une cohabitation harmonieuse entre la nature, les animaux et l'homme. Pour cela, le moindre de

nos actes compte, car derrière celui-ci se cache toujours une explication sur le genre de monde dans lequel nous voulons vivre. Les rapports avec notre façon de manger sont évidents mais, par ailleurs, faciles à améliorer.

LE BILAN CARBONE INDIVIDUEL

Sur la base de cet outil, nous pouvons nous pencher en connaissance de cause sur notre propre impact sur le monde et sur le changement climatique. Faites le trajet de Paris à Bordeaux, par exemple : vous produirez environ six fois plus d'émissions de CO_2 si vous roulez seul dans un gros véhicule que si vous faites le voyage à quatre dans une petite voiture ou que si vous prenez le train. Et si vous choisissez d'en faire un agréable parcours à vélo, alors vous réduisez votre bilan carbone lié au transport au chiffre magique de zéro.

Mais tous les changements en faveur de l'écologie ne sont pas réalisables sur le long terme – comme le montre cet exemple, car nous n'avons que rarement le temps et l'énergie de nous rendre d'un point A à un point B sans rejeter la moindre émission de CO_2. Cependant, si l'on veut influer de manière positive et durable sur son propre bilan carbone, l'alimentation est le meilleur moyen d'y arriver au quotidien.

L'ÉCO-ACTIVISME DANS L'ASSIETTE

La prise de conscience de l'environnement commence au beau milieu de notre assiette. En 2006, les Nations unies ont déclaré que l'industrie des animaux agricoles est responsable de 18 % des émissions de gaz à effet de serre dans le monde. En comparaison, les transports représentent « seulement » 13,1 %. Le pourcentage exact des émissions causées par la nourriture est très difficile à estimer. Si l'on considère ne serait-ce qu'un steak, il ne faut pas seulement comptabiliser le gaz à effet de serre dû à l'élevage, mais aussi toutes les émissions résultant de la culture et de la fertilisation du fourrage, du transport des bêtes jusqu'à l'abattoir et de celui de la viande jusqu'à la bouche du consommateur. À cela s'ajoute le méthane que les animaux produisent au cours de leur vie, un effet sur le réchauffement climatique vingt fois supérieur à celui causé par le CO_2 lui-même. Le simple fait de décider de manger davantage d'aliments végétaux crus et de renoncer ainsi totalement ou partiellement aux produits d'origine animale fait déjà diminuer de manière significative votre bilan carbone et soulage votre conscience écologique.

TRACES DE CO_2

Le bilan carbone est une mesure indiquant la quantité de gaz à effet de serre produite par les activités et les décisions de chaque individu. Cela concerne notre choix de moyen de transport pour aller au supermarché aussi bien que les produits que nous y achetons. Ce bilan des émissions de gaz carbonique est également calculé pour les marchandises et leurs processus de fabrication.

LE PLUS BIO POSSIBLE

Bien entendu, il n'est pas possible pour tout le monde d'acheter de la qualité bio, d'un point de vue financier et pratique lié à la difficulté de l'appliquer chaque jour. Mais si on le veut, on peut au moins s'y plier pour quelques produits. Par exemple, vous devriez vraiment acheter cette douzaine de fruits et légumes en qualité bio pour leur teneur habituellement élevée en pesticides : les poivrons, les nectarines, les pêches, les pommes, les raisins, les fraises, les cerises, les poires, les épinards, les pommes de terre, le céleri et les framboises.

LE CRUDIVORISME – L'AMPOULE BASSE CONSOMMATION DE L'ALIMENTATION

Cuisiner coûte de l'énergie, surtout en mettant en marche la cuisinière, le four ou le micro-ondes. Quand on cuisine soi-même, on se rend clairement compte de la consommation d'énergie de ces différentes étapes. Mais il y a aussi une quantité d'énergie énorme, incalculable, utilisée dans l'ombre : il s'agit du traitement industriel de la nourriture. L'industrie agroalimentaire contribue de manière écrasante aux dépenses d'énergie colossales de notre société actuelle. L'équation qui en résulte est on ne peut plus simple : plus la proportion de nourriture fraîche, non travaillée, est élevée dans notre alimentation, mieux c'est pour l'environnement, naturellement !

TIME TO SAY GOODBYE… AUX DÉCHETS D'EMBALLAGE

Comme un grand nombre de produits issus de l'industrie ne peuvent briller par leur contenu, il ne reste aux concepteurs que deux moyens pour se différencier de la morosité restante et nous pousser à acheter : la publicité et l'emballage.

Pour les fruits et légumes, aucune de ces astuces n'est nécessaire : ils arrivent dans leur caisse toute simple et nous convainquent par leurs seules qualités intrinsèques. Et tout ce qui n'est pas utilisé dans l'alimentation crue devient du précieux compost et de l'humus.

L'AUTRE FAÇON UN PEU PARTICULIÈRE DE COMPTER LES CALORIES

Selon l'ONU, nous produisons aujourd'hui dans le monde et par personne plus de 20 % de nourriture en plus qu'il y a cinquante ans. Dans le même temps, la consommation de viande a grimpé de plus de 120 % et accapare la majeure partie des aliments issus de l'agriculture. Car dans une seule calorie de viande se cachent jusqu'à 26 calories de fourrage utilisées pour la bête qui pourraient également servir directement de nourriture aux hommes. Une grande partie de la nourriture cultivée dans le monde est donnée à manger au bétail, et il n'est pas rare que la population locale manque alors de champs pour subvenir à ses besoins.

Le choix d'une alimentation végétale est ainsi, par la même occasion, un engagement délibéré contre un déséquilibre dans le partage des nourritures sur une Terre qui, en réalité, pourrait satisfaire la faim de chacun.

UNE SAINE DOSE DE PATRIOTISME LOCAL

Les produits locaux apportent de nombreux avantages : d'une part, nous savons d'où ils viennent, nous pouvons suivre l'histoire de leur élaboration, ou du moins nous pouvons la deviner. D'autre part, qui dit produits locaux, dit voies de transport courtes. Cela ne fait pas que réduire les émissions de gaz à effet de serre : cela garantit également une préservation maximale de leur teneur en vitamines. Nous mangeons des aliments de saison riches en nutriments qui mettent notre corps en phase avec son environnement direct.

LE BIO ? C'EST LOGIQUE !

Les produits bio sont davantage qu'une simple tendance écolo pour se donner bonne conscience. Le mouvement bio se fonde sur le principe de la durabilité de son action et veut ainsi contribuer à ce que les générations à venir puissent aussi avoir le plaisir de goûter les fruits de cette terre. Cela fait longtemps aujourd'hui que le bio est sorti de cette image dont beaucoup de gens se moquaient au début et qu'il a pris pleinement sa place au sein de la société. Et cela pour de bonnes raisons : l'agriculture biologique ménage les champs et les nappes phréatiques et, de cette manière, assure leur utilisation sur le long terme. Seul un minimum d'engrais et de produits phytosanitaires (dégradables), strictement défini, est admis dans cette culture.

Dans l'agriculture conventionnelle, en revanche, le recours massif aux pesticides et aux engrais déminéralise le sol, dégrade la récolte à cause de ses résidus nocifs et altère les nappes phréatiques et les cours d'eau.

DE LOURDES CONSÉQUENCES

Les conséquences sont énormes et touchent de nombreux domaines de l'existence : nous, consommateurs, absorbons des produits chimiques potentiellement nocifs ainsi que des organismes génétiquement modifiés. Les paysans et les jardiniers sont constamment exposés à des substances toxiques à haute dose. Les communes situées à proximité d'exploitations agricoles industrialisées connaissent de nombreux cas de maladies respiratoires et autres troubles. Et, pour finir, c'est l'environnement qui paie le prix fort avec la pollution des nappes phréatiques et des cours d'eau, l'appauvrissement des sols et l'énorme dégradation de la biodiversité mondiale. Les produits conventionnels sont, de toute évidence, moins chers en magasin que ceux issus de la culture biologique. Mais, au final, tout le monde fait les frais des dommages invisibles.

LE BIO EST RENTABLE

D'autres règles s'appliquent à la consommation bio. La décision d'acheter un produit bio correspond au choix d'un produit de qualité bien supérieure et riche en nutriments, d'une diminution des substances polluantes qui agressent l'homme et l'environnement, de la protection des droits des travailleurs, d'un usage respectueux des ressources naturelles et de défendre en priorité sa santé et son bien-être personnels. Cela ne veut pas dire que vous devez passer complètement au bio du jour au lendemain. Mais quiconque le veut et le peut devrait choisir au moins une partie de ses aliments issus de la culture écologique. Les lieux où en trouver sont nombreux et variés, comme vous pourrez le constater à partir de la page 102.

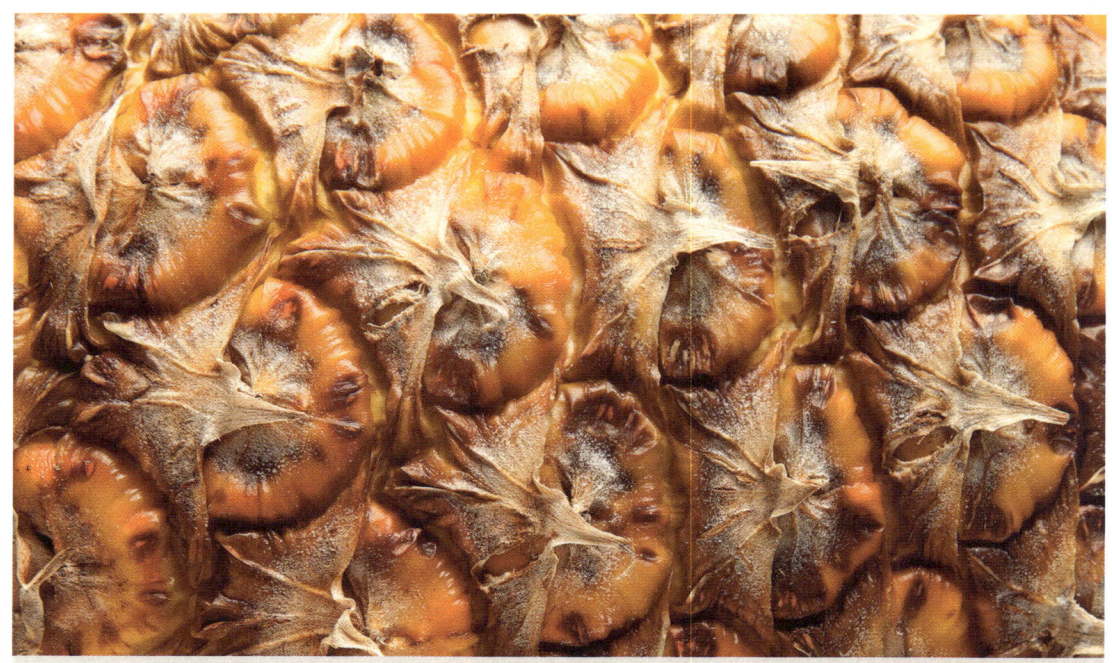

LES NOTES ÉCRITES EN PETITS CARACTÈRES
CE QUI VOUS ATTEND DANS VOTRE AVENTURE CRUDIVORE

Peu importe que vous plongiez la tête la première dans l'aventure crudivore ou que vous y progressiez petit à petit, à tâtons, vous connaîtrez dans tous les cas des expériences, des succès et des obstacles. Les chapitres à venir de ce livre vous proposeront encore de nombreuses suggestions détaillées. Mais voici d'abord quelques aperçus essentiels de ce qui pourrait vous attendre.

Tout d'abord, beaucoup de crudivores rapportent que, depuis leur changement d'alimentation, ils remarquent un lien plus fort avec les personnes de leur entourage, une sensibilisation croissante à l'environnement ou un sens de l'odorat plus aiguisé. En tant que mode d'alimentation originel, le crudivorisme nous aide à retrouver notre morphologie et notre nature primitives et à percevoir ainsi plus vivement l'union de l'homme avec la nature. Donc si vous vous sentez soudain poussé par l'envie de prendre des inconnus ou même de grands arbres dans vos bras, laissez-vous aller, tout simplement, car le crudivorisme n'a pas pire effet secondaire à proposer !

UNE SENSATION DE SATIÉTÉ COMPLÈTEMENT DIFFÉRENTE

Beaucoup de personnes demandent, sans trop oser, comment elles pourraient être rassasiées en mangeant uniquement ou majoritairement cru. Nous avons pris l'habitude d'arrêter de manger seulement lorsque nous nous sentons repus. Malheureusement, nous avons déjà dépassé le point de satiété à ce moment-là, car sentir son ventre plein est toujours le signe qu'on a mangé au-delà de ce que réclamait sa véritable faim.

La satiété est définie de manière biochimique comme l'état dans lequel on ne ressent plus la faim. Cette compréhension de la satiété comme façon de couvrir les besoins nutritifs de notre corps est un des fondements du crudivorisme. Mais cela implique également qu'il faut que vous vous habituiez à être davantage à l'écoute de votre corps de manière à percevoir quand vous êtes réellement rassasié au sens de « ne plus avoir faim » – car vous ne deviendrez pas « plein comme un œuf » ou rond comme une boule en mangeant cru, mais vous serez heureux à tout point de vue.

UN NOUVEAU RYTHME

Le crudivorisme ne signifie pas manger autre chose, mais manger autrement. C'est un grand changement, car la puissante force vitale du crudivorisme se manifestera plus ou moins intensément selon la nature et la quantité des aliments que vous consommez et la fréquence et le moment où vous mangez.

MANGER ET GRIGNOTER PLUS SOUVENT

Par exemple, votre rythme d'alimentation se modifiera probablement : en raison de la rapidité de la digestion des fruits et légumes, vous aurez peut-être faim plus fréquemment et serez saisi plus souvent d'une envie de grignoter des fruits ou des noix. Il en est de même pour les volumes des portions de vos repas : vous constaterez aussi certainement que vous mangerez de plus grandes quantités qu'avant et que vous vous resservirez plus souvent.

APPRENDRE À ÉCOUTER SON CORPS

Ces deux choses sont des signes naturels du changement que connaît votre corps grâce à une alimentation plus riche en substances vitales. Car si les fruits et légumes regorgent de vitamines, de sels minéraux et d'enzymes, la plupart des variétés sont pauvres en calories et donc vite digérées. Par ailleurs, en raison de leur teneur élevée en eau, les légumes sont beaucoup plus volumineux crus, pour la même quantité, que cuits, si bien que les portions paraissent plus grandes qu'elles ne le sont en réalité. C'est pourquoi il vaut mieux se resservir de temps en temps ou acheter une ou deux salades en plus plutôt que de grignoter des coupe-faim riches en calories et lourds à digérer. Avec le temps, le corps s'adapte à cette nouvelle forme d'alimentation et vous signale à temps, et de façon claire, quand il est rassasié et heureux.

UN NOUVEAU MONDE D'INGRÉDIENTS ET D'USTENSILES

La première fois qu'on regarde les modes de préparation de plats crus, on peut facilement avoir l'impression d'être complètement dépassé. Car on parle alors de déshydrogénation, de super-produits venus des Andes et de mixeurs coûtant plusieurs centaines d'euros. On en oublie vite que le crudivorisme peut être aussi simple qu'un grand petit déjeuner de fruits, un smoothie vert ou une immense salade.

Un peu de curiosité et d'ouverture d'esprit pour les goûts inhabituels ou les modes de préparation est très sain, en particulier lors des premières semaines. Vous définirez sans doute rapidement quels aliments et plats crus vous aimez et vous font plaisir, et vous devriez voir en eux la base de votre alimentation, peu importent tous les avis différents qui décrètent quelle doit être l'alimentation crue « parfaite ». Car pour suivre une alimentation crudivore, vous n'avez besoin de rien d'autre pour commencer que quelques couteaux, des fruits et légumes frais, quelques noix et graines, un peu d'huile, de vinaigre et des épices. Tout le reste vient avec le temps,

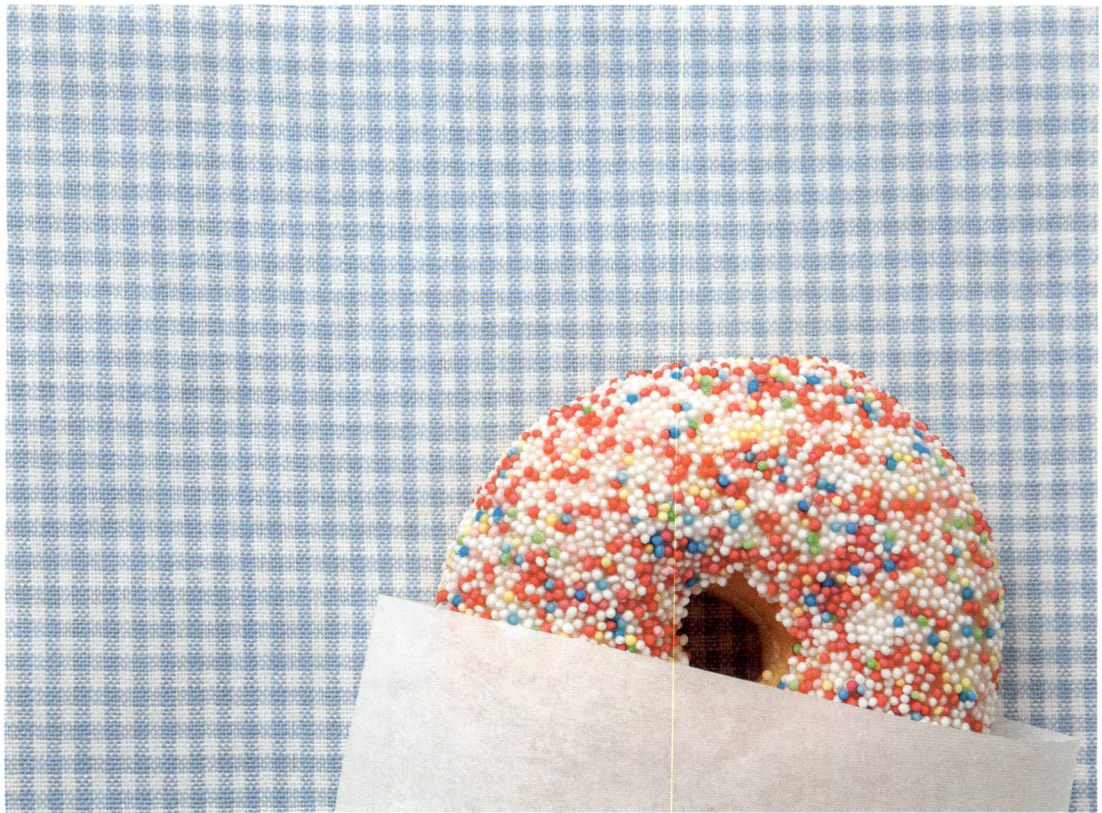

et avec lui, il est vrai, plus de variété, mais ce n'est pas la condition *sine qua non* pour un style de vie vert. Et au cas où vous seriez quand même pris de panique à la vue d'ingrédients ou de matériel inconnus, vous trouverez à partir de la page 82 une explication plus précise de ces particularités de l'alimentation crue. Par ailleurs, un grand nombre de ces outils utiles sont présentés dès la page 108.

LES PETITES CRISES DU DÉBUT

Tout changement exige un peu de temps et procure des moments de grâce aussi bien que des petits passages à vide. Y être préparé est le plus important.

DES TENTATIONS (APPAREMMENT) IRRÉSISTIBLES

Il y aura de temps en temps des jours où le premier hamburger venu paraîtra plus grand, n'importe quel chocolat plus appétissant que votre salade, et où le moindre plat de pâtes semblera un présent du ciel. Ces jours-là, il sera difficile de goûter les aliments crus présentés dans notre assiette et d'avoir plaisir à croquer dans une pomme ou une carotte.

Dans ces moments-là, il vous suffira de vous rappeler que l'important dans le nouveau crudivorisme n'est pas seulement la vitalité mais aussi la joie de vivre. Y a-t-il un plat cru qui répond à vos envies du moment ? Si ce n'est pas le cas et s'il est clair selon vous qu'il ne s'agit pas d'un besoin purement émotionnel, recourez à la règle des deux tiers et accordez-vous l'un ou l'autre petit écart. Essayez alors de vous servir une portion aussi petite que possible et accompagnez-la de préférence d'autres produits sains, comme une grosse salade avec un burger ou quelques fruits secs avec les gâteaux au chocolat.

DOUTES ET QUESTIONNEMENTS

Les premiers temps dans votre expérience crudivore peuvent être un vrai défi : vous n'avez pas seulement à vous occuper des questions qui surgissent dans votre tête, mais aussi de celles de votre entourage. Vous trou-

PETITES CRISES

Lorsqu'une crise apparaît, mieux vaut que vous l'acceptiez comme partie intégrante de votre détoxication. Boire le plus d'eau possible peut vous aider, ainsi que vous reposer autant que nécessaire. Les symptômes éventuels sont temporaires et ne représentent aucun risque pour la santé. Bien au contraire : à l'avenir, vous garderez en vous bien moins de toxines et de résidus nocifs, ce qui se remarquera autant par votre apparence que par votre énergie. Dans le cas où vous trouveriez les symptômes trop intenses, il vous suffit d'intégrer un peu plus de nourriture cuite dans votre programme alimentaire afin de ralentir le processus de détoxication.

verez des réponses à la plupart d'entre elles dans ce livre, que ce soit à propos de l'apport nutritionnel suffisant (page 22) ou de la monotonie crainte dans l'alimentation crue (des recettes vous prouveront le contraire à partir de la page 151).

Et vous pourrez vous-même répondre au mieux à certaines questions en trouvant du plaisir à suivre la voie du crudivorisme – les résultats positifs feront taire n'importe quel sceptique, petit ou grand.

CRISES DE DÉTOX

Beaucoup de changements positifs d'alimentation ont souvent quelques effets négatifs au début. S'orienter vers une consommation plus grande d'aliments crus s'accompagne la plupart du temps, de manière naturelle, d'une réduction ou d'une renonciation à des substances addictives. C'est pourquoi il ne faut pas seulement vous attendre, lors des premières semaines, à une période d'adaptation à ce nouveau mode d'alimentation, mais aussi, potentiellement, à une suite de symptômes de manque. À cela s'ajoutent en outre, en raison du fort potentiel de désintoxication du crudivorisme, des signes de détox.

Tandis que, lors des premières semaines, le corps se débarrasse des substances toxiques accumulées en lui, il est possible que vous ressentiez des nausées, que vous souffriez de temps à autre de maux de tête ou que vous ayez l'impression d'avoir attrapé froid. L'aspect positif, c'est que tout cela est seulement temporaire et le signe que votre corps travaille dur pour votre santé. Il vous suffit de persévérer et les symptômes disparaîtront rapidement.

TOUTES SORTES D'EFFETS POSITIFS

Une fois les premières crises de détox passées, d'autres changements apparaissent que vous jugerez sans doute positifs : en règle générale, vous perdez du poids en mangeant cru, sans avoir à compter les calories ou à vous affamer. Au lieu de ça, vous découvrirez de nouveaux mondes de saveurs et arriverez plus facilement à harmoniser votre corps à ses besoins. En outre, le crudivorisme vous offre une énergie quasi illimitée, livrée, pour le même prix, avec plus de joie de vivre. Autrement dit, si votre corps ou votre humeur change brusquement, c'est signe que la cruvolution s'apprête à déployer tous ses pouvoirs !

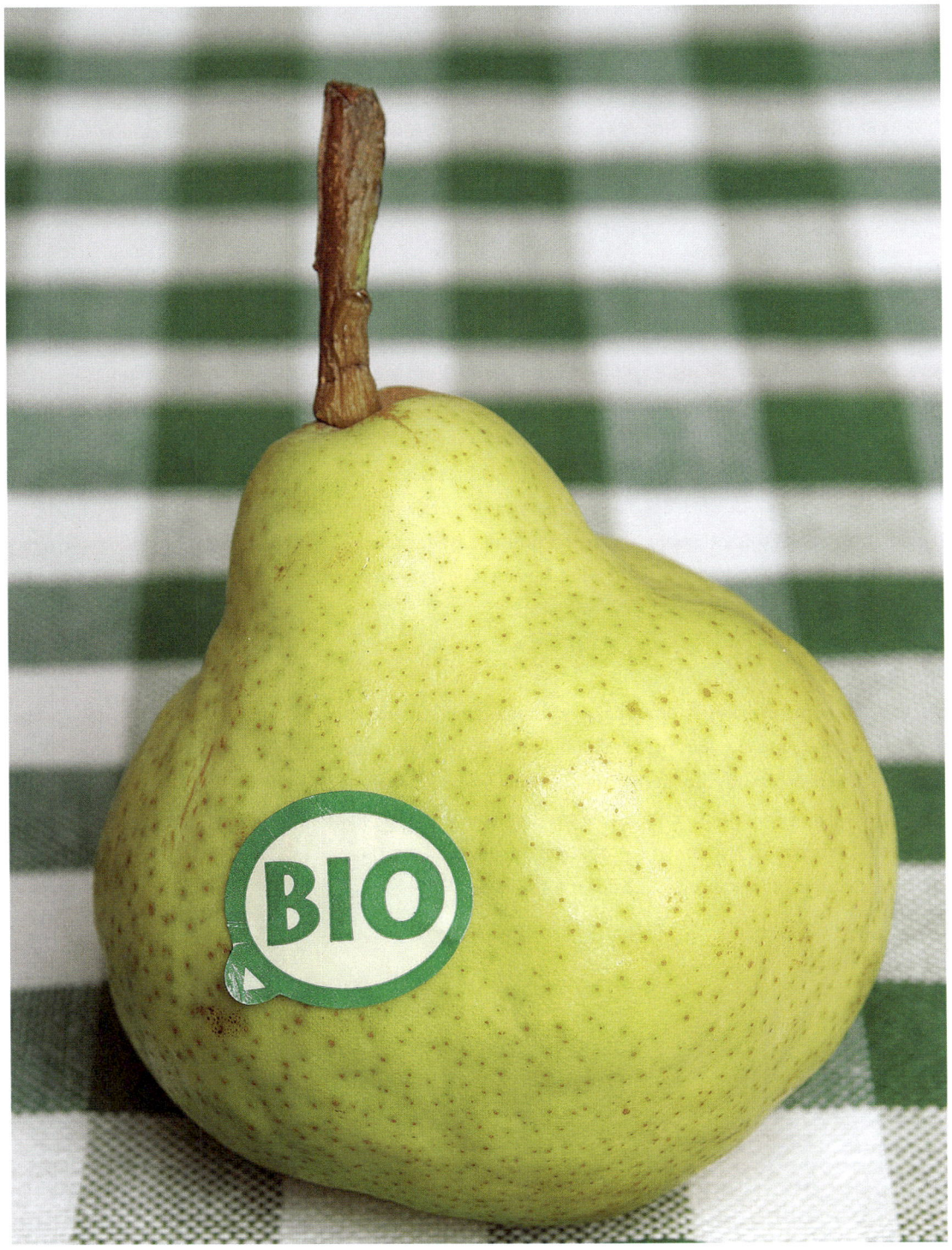

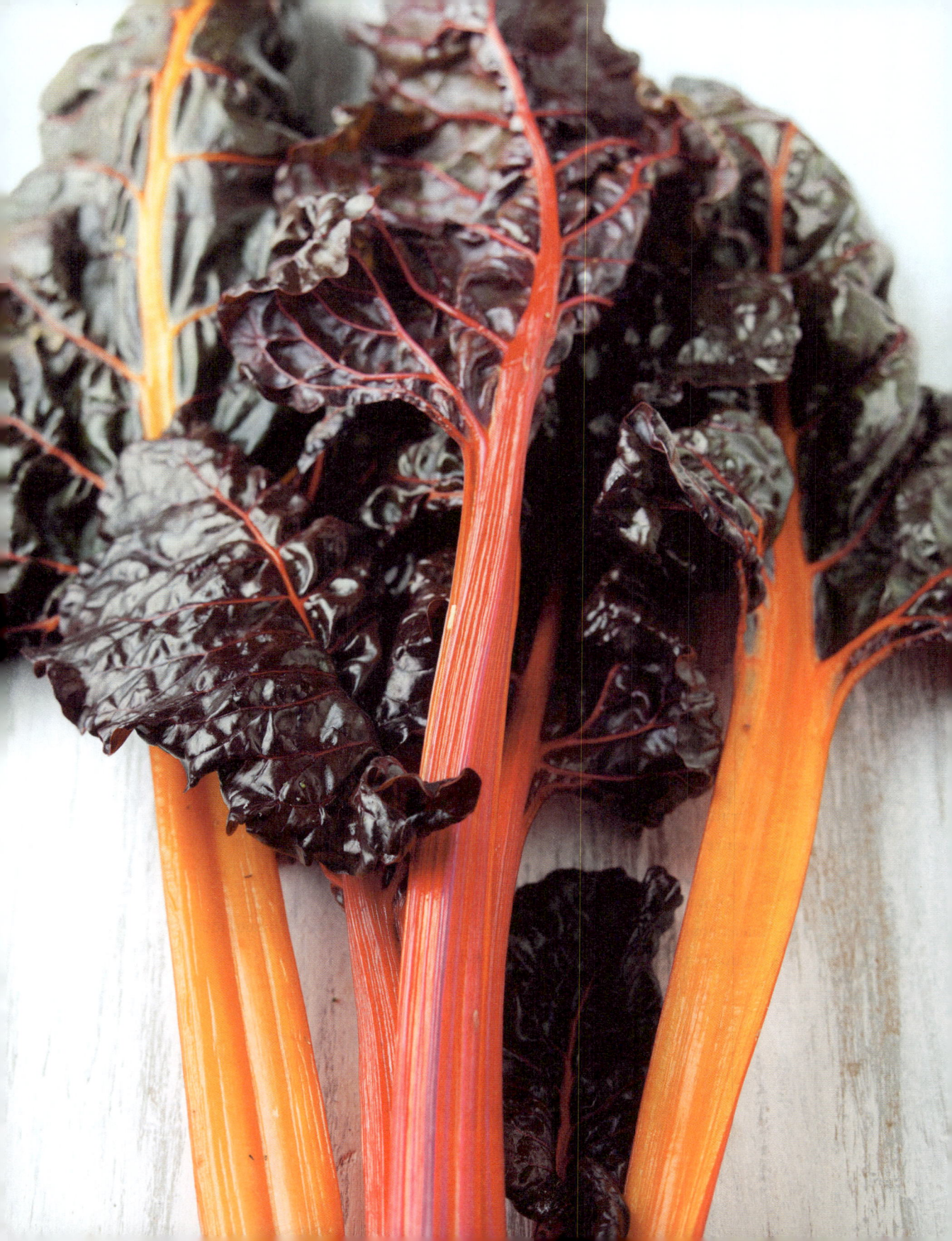

UN MAXIMUM D'AVANTAGES
LA NOURRITURE DES SUPERHÉROS

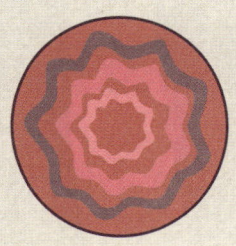

Le crudivorisme a une telle quantité d'avantages qu'on vous en propose ici un chapitre entier. Que ce soit la santé en général, l'équilibre acido-basique, la prévention ou le soulagement des troubles médicaux, l'action antiâge ou le bien-être spirituel, les smoothies, les salades et compagnie offrent ce qu'il y a de mieux pour nous. Les sportifs peuvent également profiter de leurs bienfaits, tout comme ceux qui souhaitent perdre du poids.

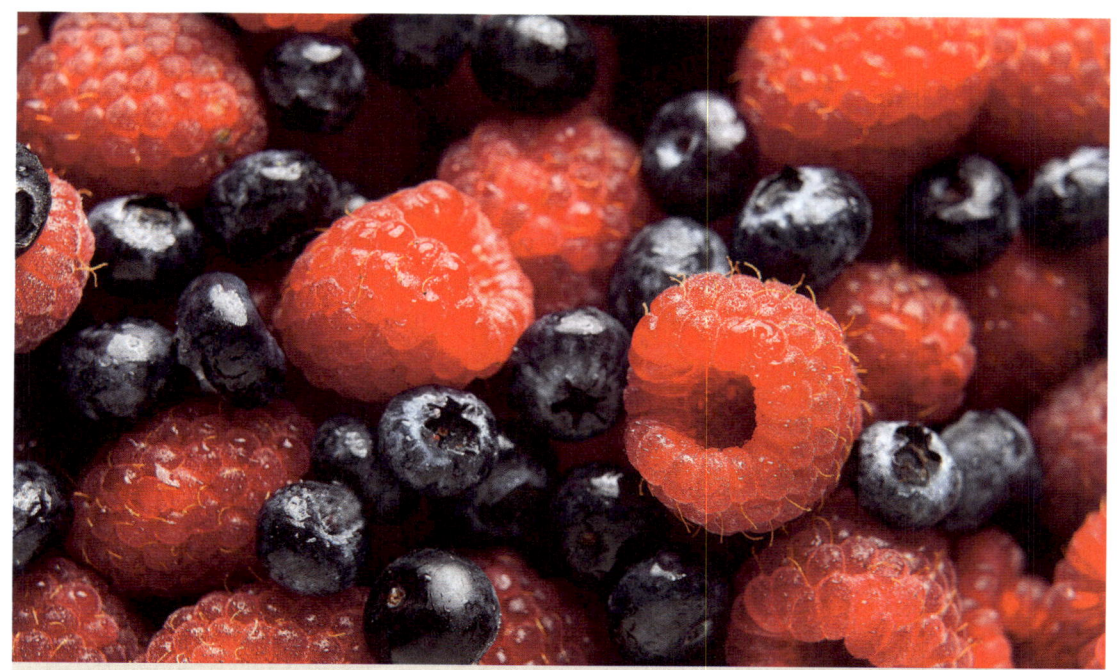

LES FRUITS SUR ORDONNANCE ?
COMMENT SE SOIGNER SOI-MÊME

La guérison est un processus naturel qui se déclenche dès que l'équilibre de notre corps et l'harmonie de ses actions sont restaurés. Notre corps guérit, se régénère et se répare lui-même sans cesse. Nous nous en rendons compte en particulier quand nous nous coupons le doigt : il guérit « de lui-même ».

Dans ce processus, la médecine ne peut jouer qu'un rôle de catalyseur, la guérison elle-même étant toujours la mission de notre organisme. La clé de notre bien-être repose donc en grande partie entre nos mains. La qualité de notre système immunitaire, par exemple, dépend avant tout de notre style de vie. Trop de stress, une alimentation déséquilibrée et pas assez d'exercice peuvent, un jour, amener notre armée intérieure à ne plus pouvoir se défendre contre les agressions extérieures. En revanche, une alimentation fondée essentiellement sur le crudivorisme peut réellement nous faire garder la ligne et prévenir des maladies typiques de notre société contemporaine, ou plutôt les combattre avec vigueur.

EN BONNE SANTÉ ? OU JUSTE EN MÉSO-SANTÉ ?

Même si, au premier coup d'œil, notre corps semble d'une santé à toute épreuve, nous pouvons déjà nous trouver en état de méso-santé en raison d'une mauvaise hygiène de vie. « Méso » vient du grec et signifie « milieu », il s'agit donc d'un état situé quelque part entre extrêmement malade et parfaitement sain.

La plupart des gens se trouvent justement dans cet état d'entre-deux. Ils sont persuadés que leur corps va bien – exceptés les deux, trois ou quatre cas de grippe et de migraine par an, ainsi que leur manque de motivation et leur fatigue quasi chronique. Ils ne se connaissent pas autrement et considèrent leur santé comme normalement bonne puisqu'ils sont performants, en règle générale, et que tout fonctionne correctement. Cependant, le problème chez la plupart d'entre eux est qu'ils n'ont, hélas, jamais vécu un état de santé meilleur qui pourrait leur servir de comparaison.

LA VRAIE SANTÉ ? HÉLAS, ON NE LA CONNAÎT QUASIMENT PAS

Nous nous contentons d'un état de santé moyen, à peu près bon, parce que nous y sommes habitués. Cependant, le fait que nous vivions aujourd'hui plus vieux que tous nos ancêtres ne veut pas forcément dire que nous sommes en meilleure santé, mais plutôt que, en raison des progrès de la médecine, nous faisons simplement face, hélas, à des maladies plus longues et nous devons supporter davantage de privations.

Le scientifique allemand Werner Kollath découvrit l'état de méso-santé dès les années 1940 grâce à une expérience pratiquée sur des animaux. Celle-ci consistait à proposer à des rats uniquement de la nourriture traitée chimiquement, dont on avait retiré presque tous les sels minéraux et vitamines. Au début, les animaux se développèrent comme leurs congénères du groupe témoin recevant une alimentation saine, mais peu à peu, des phénomènes de dégénérescence tels que des caries, la stérilité, des tumeurs et un manque de calcium dans les os se multiplièrent – des symptômes qui touchent aussi largement notre société actuelle.

L'ALIMENTATION NATURELLE, VOILÀ LE SECRET

À cause de leurs aliments dénaturalisés, les rats étaient en méso-santé, et même les vitamines administrées ultérieurement de manière artificielle, comparables aux compléments alimentaires chez nous, les humains, n'y changèrent rien. Seuls des légumes crus et des céréales riches en valeurs nutritives améliorèrent l'état des animaux. Conclusion de Kollath pour notre propre alimentation : laissez les aliments dans leur état le plus naturel possible !

Contrairement aux rats de laboratoire, c'est vous qui décidez de la façon de vous alimenter. Ne vous satisfaites donc pas d'une demi-mesure concernant votre santé. Adoptez le crudivorisme pour libérer le superhéros qui est en vous et pour élever votre vitalité, votre santé et votre joie de vivre à un niveau supérieur.

L'ALIMENTATION VÉGÉTALE POUR COMBATTRE LES MALADIES

Il est grand temps de redécouvrir par soi-même les vertus curatives naturelles du monde végétal, car elles permettent à chacun d'entre nous d'atteindre un niveau de santé optimal. Malheureusement, le crudivorisme passe toujours pour le mouton noir de la diététique et est également profondément négligé par le monde scientifique ; il n'existe que très peu de statistiques et d'études dessus. De plus, les réticences à l'égard du crudivorisme qui persistent encore souvent chez un grand nombre de personnes achèvent le tableau. Pourtant, afin de mieux comprendre les effets de ce type d'alimentation sur notre corps, tentons de jeter brièvement un œil sur les aspects biologiques.

LE MOT-CLÉ : CIRCULATION

La circulation sanguine est le système de transport de notre corps, pour ainsi dire l'autoroute de l'alimentation des tissus en oxygène et en nutriments. En même temps, elle évacue le dioxyde de carbone et d'autres résidus métaboliques. Dans l'ensemble, la circulation sanguine assure ainsi notre équilibre intérieur.

Dans un corps sain, elle présente une tension micro-électrique et chimique élevée entre les cellules. C'est la condition nécessaire pour que les cellules et les tubes capillaires assimilent les substances dont ils ont besoin et repoussent tout ce qui leur est inutile, voire nocif. Si la tension électrique entre les cellules faiblit, il en résulte une accumulation progressive de produits secondaires ou résiduels comme des lipides ou des tissus fibreux dans les espaces intercellulaires. C'est aussi peu souhaitable que ça en a l'air. Car ça accélère les processus de dégénérescence, ce qui fragilise considérablement l'équilibre de notre corps. Les maladies ne peuvent certes pas encore se multiplier, mais nous nous trouvons déjà dans l'état de méso-santé en question.

LES MALADIES DÉGÉNÉRATIVES

D'après des découvertes récentes, il est établi que la plupart des maladies dont sont frappées aujourd'hui un nombre effrayant de personnes en Europe centrale sont liées aux conditions biologiques décrites à l'instant. On entend souvent parler à ce sujet de troubles « dégénératifs », ce qui signifie que les organes, les tissus ou les fonctions de notre corps se sont peu à peu atrophiés, sur une longue période. Par exemple, on estime aujourd'hui à presque quatre millions le nombre de diabétiques en France. Les maladies cardio-vasculaires dégénératives sont devenues la première cause de mortalité et pourraient être évitées dans bien des cas par le patient lui-même et un style de vie plus sain.

Les médecins parlent de défaut d'observance du patient, c'est-à-dire d'absence de volonté de repenser et de changer son propre mode de vie en le centrant sur sa santé.

C'EST NOTRE CHOIX

Un grand nombre des facteurs d'influence repose entre nos mains : moins de stress, plus d'exercice, une alimentation saine. Bien sûr, nous n'avons aucun contrôle sur d'autres aspects tels que l'influence des industries

CONCERNANT LES ALLERGIES

Le nombre de celles et ceux qui souffrent d'une intolérance au gluten ou au lactose ne cesse de croître. Dans le crudivorisme végétalien, beaucoup d'allergènes potentiels sont automatiquement exclus, ce qui provoque souvent une amélioration soudaine de l'état de santé. Le nouveau crudivorisme repose sur le principe que pour chaque plat cuisiné traditionnellement, il y a au moins une alternative crue qui nous offre tout autant de plaisir, sinon plus, mais qui nous garantit surtout une bien meilleure santé. En conséquence, le crudivorisme est idéal pour la plupart des allergiques : il regorge d'idées de plats qui se passent des ingrédients indésirables (recettes à partir de la page 151).

sur l'eau potable. Les habitudes alimentaires sont en revanche un facteur qui a un impact certain sur notre santé et qui, parallèlement, dépend de notre seule décision. Vous n'avez pas grande emprise sur le climat dans la société où vous travaillez. Mais c'est vous et seulement vous qui choisissez de prendre une salade ou une entrecôte avec des frites à votre pause déjeuner.

Petits changements, grands effets : une salade à chaque repas ; du miel, du sirop d'agave ou du stévia à la place du sucre. Privilégiez également les repas appliquant le principe de 3 pour 1 : les légumes crus doivent occuper les trois quarts de votre assiette, vous pouvez réserver le reste à des glucides sous la forme de pâtes ou de pommes de terre, ou à des aliments riches en protéines. Bien sûr, du point de vue de la digestibilité, cette combinaison n'a rien à voir avec un repas purement crudivore, mais elle représente malgré tout une nette amélioration par rapport à des plats uniquement cuits ou à des repas mal équilibrés dans lesquels féculents et aliments riches en protéines sont mélangés.

LA CAROTTE POUR COMBATTRE LA DÉGÉNÉRESCENCE

Parmi tous les bienfaits du crudivorisme dans les processus de guérison, deux domaines se démarquent en particulier : le diabète et le cancer, des maladies dégénératives qui menacent notre société comme presque aucune autre. Le documentaire sorti en 2008 *Simply Raw* accompagne six diabétiques pendant un mois, lors duquel on les voit passer à l'alimentation crudivore et diminuer de façon significative leur glycémie ainsi que leurs besoins en insuline. Le simple fait de suivre une alimentation crue pendant 30 jours a permis à certains d'abandonner complètement l'insuline.

Le crudivorisme déclare également la guerre aux tumeurs cancéreuses. Une alimentation saine est devenue incontournable dans le traitement en douceur du cancer. Et de nombreuses études prouvent en outre que le cru peut diminuer le risque de cancer. Depuis, on a pu démontrer scientifiquement que les crucifères tels que le chou, le brocoli et le chou-rave enrayent la croissance des tumeurs et activent et mobilisent les systèmes de défense anticancer contenus dans notre corps.

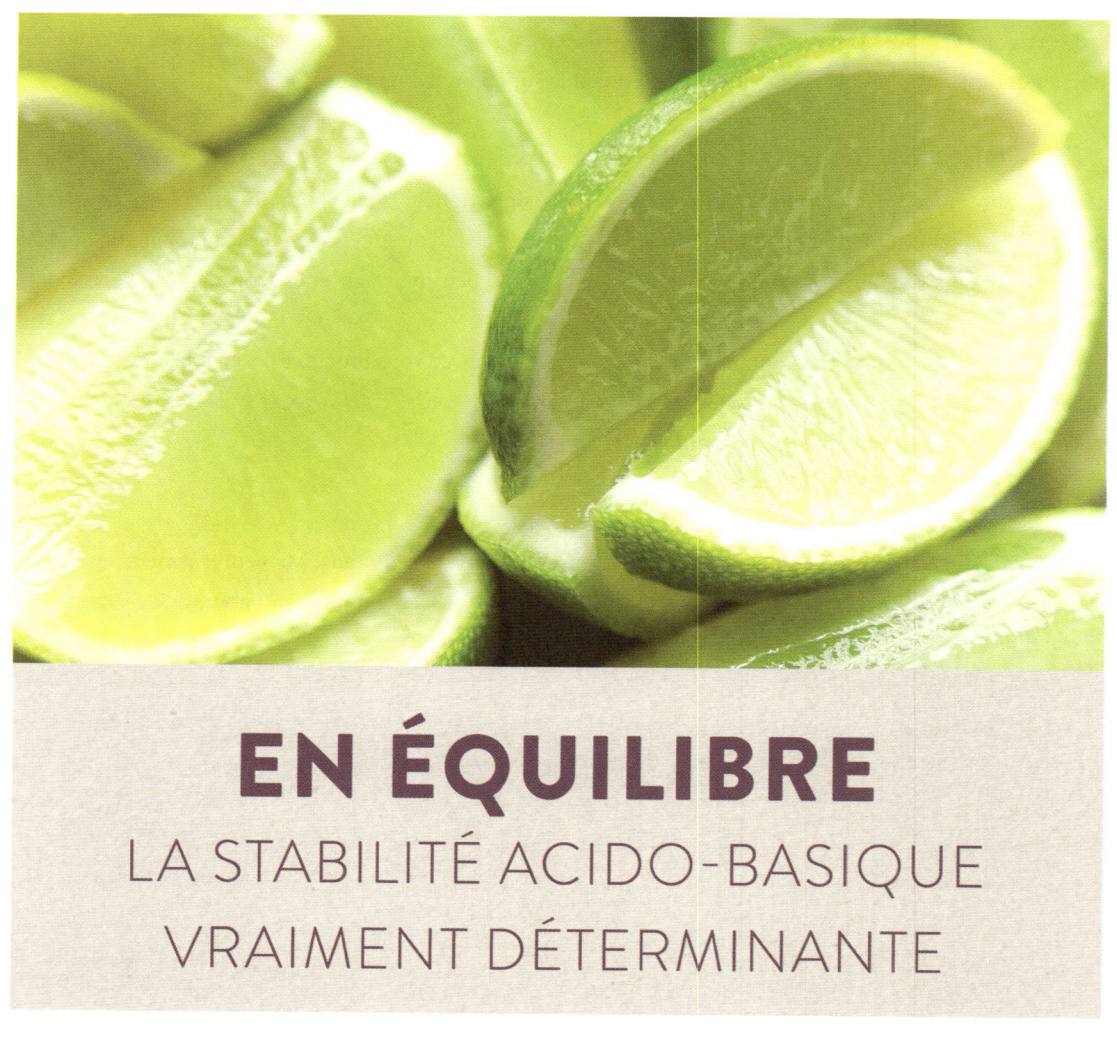

EN ÉQUILIBRE
LA STABILITÉ ACIDO-BASIQUE VRAIMENT DÉTERMINANTE

Beaucoup de plats industriels, de café et de pression, mais peu de soleil, d'exercice et de produits frais : voilà à quoi ressemble le quotidien d'un grand nombre de personnes. Ça leur fait perdre l'équilibre, pas seulement dans le sens métaphorique du terme, mais aussi physiquement, plus exactement au niveau cellulaire : un tel mode de vie génère de l'acide, il diminue le pH du sang. Cependant, afin que tous les processus du corps fonctionnent et s'enchaînent sans problème, un équilibre acido-basique strictement défini est nécessaire, plus exactement un pH de 7,35 sur une échelle de 1 (très acide) à 14 (très basique). Si la balance acido-basique est déséquilibrée, nous perdons nous-mêmes notre stabilité. Nous le ressentons souvent quand nous avons des petits bobos ou des idées noires, sans faire le lien avec la santé cellulaire. Pendant ce temps, d'infimes variations de notre idéal physique causent déjà des troubles considérables de notre équilibre. Heureusement, on peut faire énormément de choses grâce à notre alimentation – qu'on propose ici fondée le plus possible sur le crudivorisme.

LES APPELS À L'AIDE DE NOTRE CORPS

Une inégalité dans le rapport entre acide et base est d'une importance si vitale pour nous que le corps met tout en œuvre pour contrer un déséquilibre. Pour ce faire, il élimine l'acide superflu en l'évacuant par l'urine. Mais s'il subit un taux d'acidité élevé depuis trop longtemps, il ne peut plus agir et est contraint de faire appel à d'autres moyens.

Pour tester le niveau de votre équilibre acido-basique, vous pouvez vous procurer des bandelettes urinaires à la pharmacie et mesurer ce taux plusieurs fois pendant quelques jours. Vous voyez si vous êtes plutôt acide ou basique en vous fondant sur la couleur qui apparaît.

LES ACIDES SONT EMMAGASINÉS

L'organisme stocke les acides de manière à ne pas perturber les systèmes vitaux. Malheureusement, les cellules graisseuses remplissent cette fonction à merveille et sont donc utilisées comme dépôt pour l'acide superflu. De la cellulite et des bourrelets toujours plus gros en sont les conséquences disgracieuses.

Les variations du pH optimal de l'urine au cours de la journée

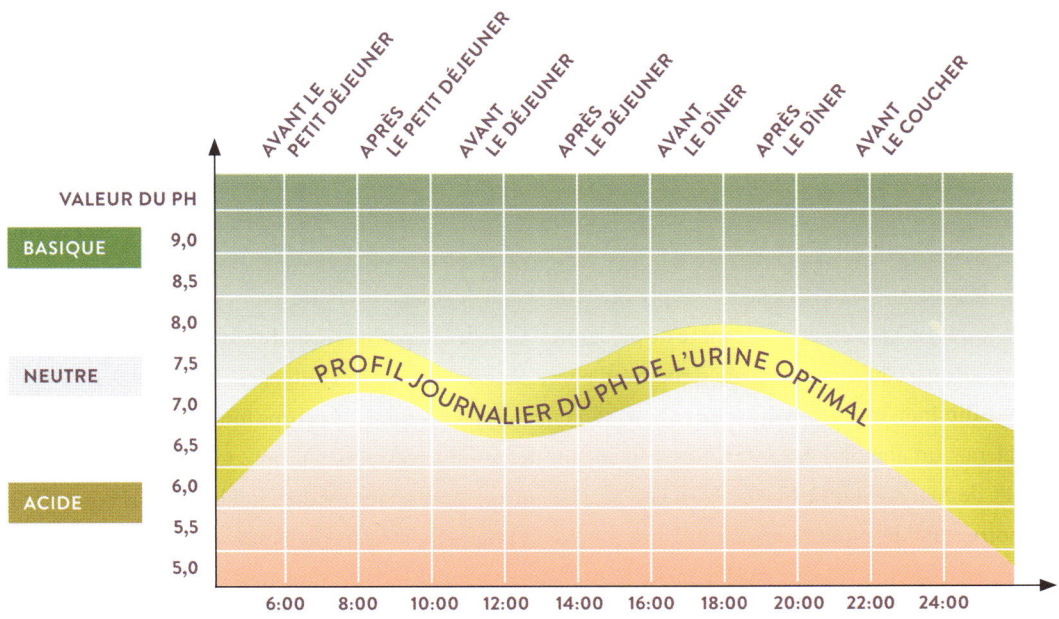

LES ACIDES SONT NEUTRALISÉS

Pour compenser un trop-plein d'acide, le corps peut également lui opposer plus de base. Pour cela, il recourt principalement à des substances minérales vitales. Cependant, ce type de neutralisation des acides signifie aussi qu'il prive certains processus physiques de ces matières fortement basiques, ce qui conduit à une insuffisance à d'autres endroits. C'est pour cette raison que l'acidose est également associée à une suite de maladies comme l'ostéoporose (manque de calcium dans les os) et l'anémie (manque de fer), mais aussi une fatigue générale et une plus grande sensibilité aux infections. Bref, l'hyperacidité rend gros et/ou malade.

L'ALIMENTATION BASIQUE : LA MEILLEURE PRÉVENTION

En fournissant au corps davantage de base grâce à une alimentation optimisée, on le déleste du fardeau de stocker ou neutraliser les acides. Ainsi, nous ne faisons pas que renforcer notre système immunitaire et notre vitalité de manière draconienne, nous permettons également au corps de réduire ou de supprimer les dépôts graisseux qu'il avait créés pour stocker les acides et dont il n'a plus besoin. Il en résulte une baisse de poids automatique.

L'effet de certains aliments sur l'équilibre acido-basique

Fortement basique	Légumes-feuilles verts ; légumes ; herbes aromatiques fraîches ; agrumes ; mangues ; melons ; jeunes pousses
Basique	Fruits ; avocats ; stévia ; féculents tels que patates douces et potirons ; beaucoup d'huiles végétales ; vinaigre de cidre ; vinaigre balsamique ; infusions
Neutre	Noix et graines ; fruits secs ; sirop d'agave ; céréales et légumes secs (cuits)
Acidifiant	Beaucoup de sortes de poissons ; lait cru
Fortement acidifiant	Tous produits transformés de manière industrielle, comme les produits farineux, le sucre blanc et les sucreries, les céréales de petit déjeuner, les plats préparés ; édulcorants artificiels ; la plupart des produits à base de viande, de charcuterie et de lait ; boissons protéinées ; boissons sans alcool ; café ; alcool

LA NOURRITURE CRUE EST TOUJOURS BASIQUE

L'aspect positif à s'orienter vers davantage de crudivorisme saute aux yeux quand on s'intéresse à l'équilibre acido-basique : ce type d'alimentation rend superflue la recherche obsessionnelle du plus grand nombre d'éléments alcalinisants. On n'est pas forcé d'étudier des tableaux ou des articles généraux sur le sujet, on n'a pas besoin de toujours penser à l'état de notre équilibre acido-basique. Car une alimentation saine riche en fruits

VIVRE BASIQUE

L'EAU : LA BASE DE LA VIE BASIQUE

Boire de l'eau pure a beaucoup d'effets positifs sur le corps. Afin de maintenir un bon équilibre acido-basique, il est bon d'éliminer les acides superflus. En outre, chaque verre d'eau servi est un verre en moins d'autres boissons comme le café, le cola ou la limonade, qui contribuent toutes grandement à l'hyperacidité du corps. Des jus de fruits ou de légumes frais ou des tisanes représentent des alternatives aussi saines que goûteuses.

LES FRUITS ET LÉGUMES : LE FONDEMENT DE CETTE ALIMENTATION

Le crudivorisme gastronomique, qui repose en grande partie sur les noix et les aliments séchés, ne suffit pas à harmoniser un corps acidifié en raison du pH généralement neutre de la nourriture consommée. Beaucoup de produits frais vitalisants sont nécessaires à la base de notre alimentation afin que le rapport acido-basique se régule de nouveau et que nous retrouvions notre équilibre.

LE MOT « ARTIFICIEL » N'A PAS SA PLACE DANS LA NOURRITURE

Tous les édulcorants, les colorants et les additifs produits artificiellement ont un fort effet acidifiant. À cause d'eux, même les boissons allégées et amincissantes contribuent à donner des bourrelets. Évitons les produits alimentaires industriels, ainsi nous éviterons également l'absorption de ces composants : c'est aussi simple que ça.

ACIDE NE VEUT PAS DIRE ACIDIFIANT

Certes, le citron et le vinaigre ont un goût acide, mais ils ont pourtant un pH basique dès qu'ils sont absorbés par notre corps. En revanche, lors de la transformation du sucre industriel, des acides se forment pour jouer le rôle de produit métabolique. Ainsi, même les nourritures acides peuvent nous aider à regagner notre équilibre.

LE CENTRE EST VERT

Les produits verts naturels sont la meilleure chose que l'on puisse apporter à notre corps par l'alimentation. La chlorophylle peut même compenser les propriétés acidifiantes des protéines, si bien que des aliments verts riches en protéines (algues, graines de chanvre) ont également un pH fortement basique. Il faudrait donc, particulièrement lors de phases de stress intenses, consommer le plus possible de légumes verts, dans des smoothies par exemple.

L'ÉQUILIBRE INTÉRIEUR EST PRIORITAIRE

Il n'y a pas que l'alimentation qui compte. Veillez à trouver un rythme de vie qui propose assez de temps pour la détente ainsi que pour une dose suffisante d'exercice, de l'air frais et du soleil pour trouver sa stabilité et la garder. S'investir dans son propre bien-être est la chose la plus productive que nous puissions faire.

et légumes est toujours et automatiquement une alimentation basique. Une nourriture en accord avec la nature équivaut ainsi également à une nourriture en accord avec son propre corps et ses besoins. Quand cette alimentation est pratiquée sans être liée à des règles rigides, souvent inadaptées aux réalités du quotidien – ce à quoi vous invite ce livre –, elle peut nous apporter un équilibre idéal sur tous les plans.

CHEMINER TRANQUILLEMENT VERS UNE MEILLEURE SANTÉ

De la même façon qu'il n'est pas indispensable de passer à une alimentation 100 % crue pour avoir une santé à toute épreuve, tous les repas ne doivent pas se composer strictement d'aliments alcalinisants. Dans ce cas aussi, il s'agit de trouver l'équilibre entre une alimentation bonne pour la santé, son mode de vie personnel et son propre goût. Le plaisir de manger ne doit pas être la dernière des priorités, et tant que les deux tiers de la nourriture se composent d'aliments basiques, le corps peut neutraliser plutôt facilement les repas de fête acidifiants. Ils doivent simplement ne pas être trop fréquents. Et quand vous faites bombance, vous le faites avec tous vos sens en éveil.

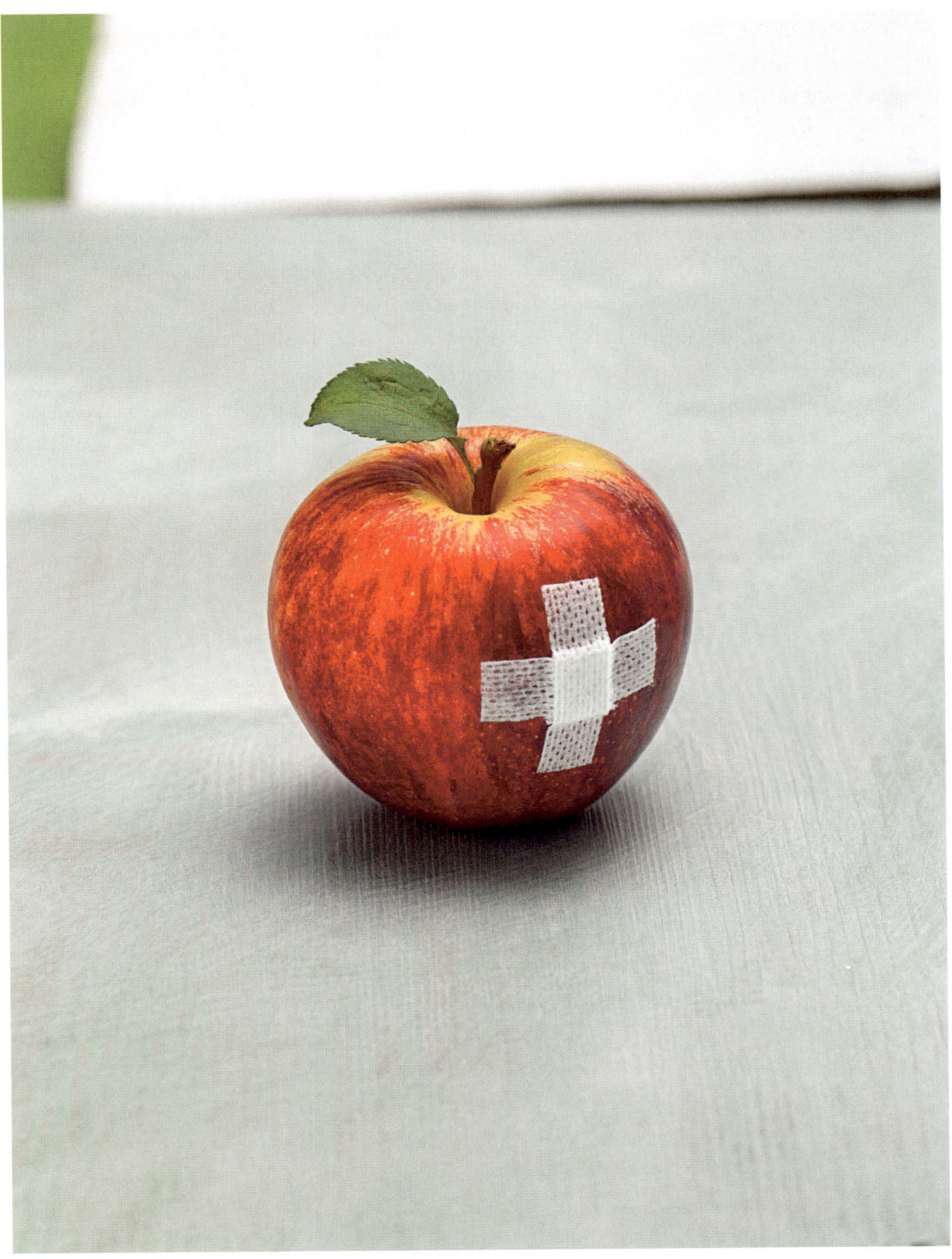

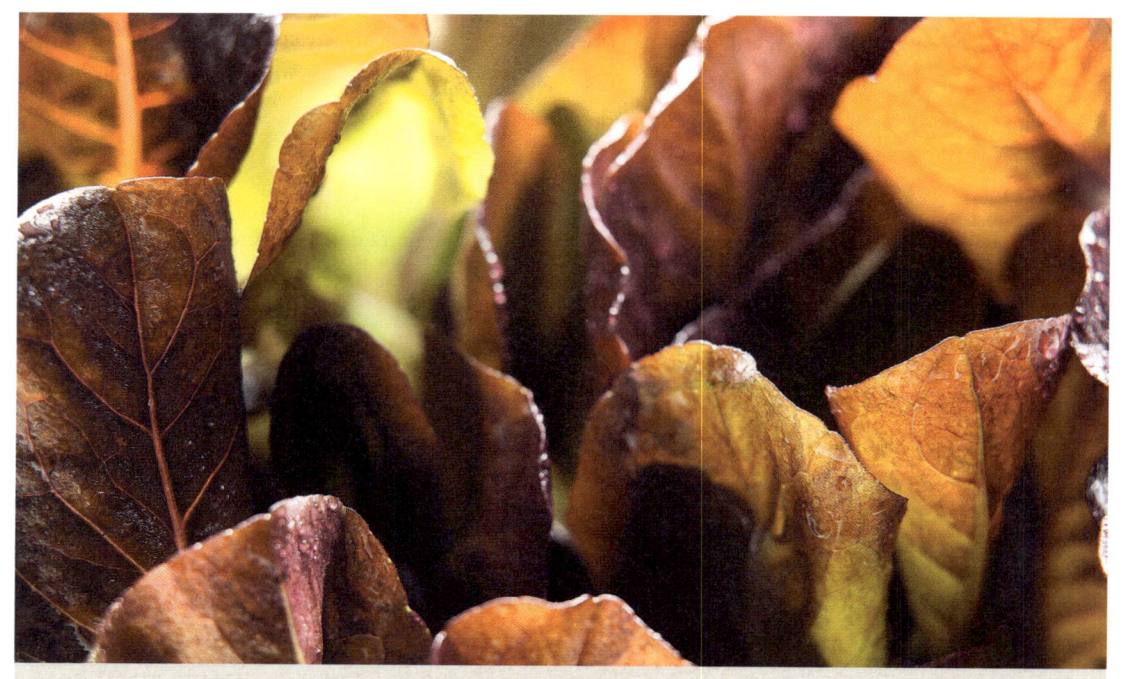

ANTIÂGE
LE POUVOIR DES PLANTES : VÉRITABLE FONTAINE DE JOUVENCE

Dans n'importe quelle droguerie ou pharmacie, on nous propose de quoi avoir une peau nette, à la pureté juvénile : des crèmes à la caféine pour raffermir la peau, des antioxydants pour contrer les effets du vieillissement, des vitamines pour « nourrir » la peau. Quant à l'accomplissement de ces promesses de beauté, nous n'y croyons pas nous-mêmes la plupart du temps. La jeunesse ou la beauté éternelle est un de ces mythes qui ne sont vrais que sur les affiches publicitaires. L'effet de ces remèdes tant vantés est comparable à celui des pansements : ils ne changent rien à l'état qu'ils cachent.

Rappelez-vous votre mine après votre dernière nuit blanche. Votre visage après l'orgie de gâteaux d'anniversaire. Les pores du jeune employé d'un fast-food. Notre peau est bien plus qu'une combinaison de protection et de beauté, c'est notre organe le plus sensible – et également le plus grand. Elle reflète comme un miroir notre moi intérieur. Des reins, un foie et une flore intestinale sains : ça, c'est vraiment sexy ! Quand nous n'avons plus d'équilibre à l'intérieur, ça se voit aussi tôt ou tard à l'extérieur.

RETOUR SUR LES CAUSES DE LA DÉGRADATION

Pour tenter de rajeunir, de façon générale, il faut d'abord adopter un point de vue différent sur le processus de vieillissement : restez focalisé sur l'origine des symptômes. Une mauvaise peau et des signes de vieillesse précoce sont des symptômes qui peuvent être cachés à court terme par des crèmes et des produits cosmétiques, mais qui ne peuvent être éliminés à long terme.

La cause véritable se trouve cachée au plus profond de nous, et même une crème qui pénètre très bien ne peut agir jusque-là. C'est pourquoi il s'agit de purifier et de prendre soin de notre moi intérieur avec le même dévouement que celui que nous investissons la plupart du temps pour notre apparence.

PURIFICATION À L'INTÉRIEUR, BEAUTÉ À L'EXTÉRIEUR

Un nettoyage intérieur est un processus en deux étapes : Il faut dans un premier temps se débarrasser des résidus qui se sont amassés dans notre corps des dizaines d'années durant. Ensuite, nous devons naturellement nous assurer de manière durable de ne pas transformer à nouveau notre corps en dépotoir débordant dans lequel s'entassent d'innombrables crasses et substances nocives.

ORGANES SAINS : PEAU SAINE

Notre apparence et notre manière de vieillir dépendent principalement de deux facteurs : la génétique et notre mode de vie. Nous ne pouvons pas faire le tri dans notre patrimoine génétique, ni le changer. En revanche, nous pouvons largement influencer notre manière de vivre – assez souvent en mal, hélas, dans la pratique. Cependant, quiconque a conscience de ces facteurs difficiles peut remettre en question les faiblesses de sa vie en toute connaissance de cause. Nous devons tous vieillir, mais nous ne sommes pas obligés de paraître vieux avant l'heure, pas plus que de nous sentir vieux trop tôt.

DÉTOXICATION

Notre peau est l'un des organes excréteurs les plus importants de notre corps. Quand les intestins et les reins sont déjà débordés par la suppression de substances néfastes et par l'élimination des déchets, elle représente la dernière échappatoire, la solution de secours. Quand elle ne reflète ni énergie ni bonheur, ce n'est la plupart du temps que le triste signe que le corps doit lutter contre une trop grande quantité de matières nocives.

Encore une fois, les trois plus grandes erreurs sont trop de stress, une mauvaise alimentation et pas assez d'exercice. Un signe de vieillissement précoce est déjà un symptôme du fait que nous avons, avec le temps, perturbé l'équilibre de notre corps à cause de notre mode de vie malsain.

UNE PAUSE DÉTOX ET UN NOUVEAU DÉPART

La mesure de désintoxication la plus efficace est d'accorder au corps une pause durant laquelle il peut parfaitement se concentrer sur les résidus indésirables. Le jeûne lui permet cette occasion unique car pendant une certaine période, il n'a pas à s'occuper de la digestion des aliments et de l'élimination permanente de déchets se renouvelant sans cesse (voir page 119). Le jeûne peut vous faire rattraper plusieurs années sur votre horloge biologique que vous aviez perdues à cause des fast-foods, de la cigarette, du stress, du manque d'exercice ou de l'alcool. Offrez ensuite à votre système vital un nouveau départ sous le signe de la santé et du crudivorisme.

FOREVER YOUNG AVEC LE CRUDIVORISME

Le crudivorisme attaque le mal par la racine et purifie le corps de l'intérieur : une alimentation crue réduit les facteurs qui mettent en danger notre équilibre intérieur par des résidus toxiques et ne laisse même pas de nouveaux stocks se former. Les additifs chimiques, les agents conservateurs, les substances cancérigènes et tous les autres composants peu réjouissants des aliments industriels sont écartés grâce à un régime crudivore poussé, à haute valeur nutritive.

UN PASSAGE RAPIDE PAR LES INTESTINS

Grâce à sa haute teneur en fibres, le crudivorisme contribue en outre à ce que la nourriture traverse les intestins le plus vite possible, ce qui diminue encore plus le dépôt de diverses substances. Une salade de fruits frais est digérée en moins d'une heure, tandis qu'un steak haché avec une tarte à la crème en dessert passe facilement huit heures dans notre corps.

UNE ASSOCIATION JUSTE

Tout ce que vous mangez semble se boucher à la suite d'un repas lourd, de la même façon que des tuyaux engorgés. Le corps n'arrive plus du tout à digérer correctement, il en résulte des dépôts. Ça a de vilains effets – intérieurement et, au final, extérieurement aussi. C'est également pour cette raison que vous trouverez au troisième chapitre, à partir de la page 74, des règles pour associer au mieux les aliments afin que votre corps absorbe un maximum de nutriments et accumule un minimum de produits secondaires.

Et un apport maximal de nutriments est aussi ce que le crudivorisme vous apportera. Une nourriture qui regorge de substances vitales vous offrira de la vitalité. Plus vous intégrerez de fruits et légumes frais dans votre alimentation, plus vous assimilerez cette force vitale des plantes.

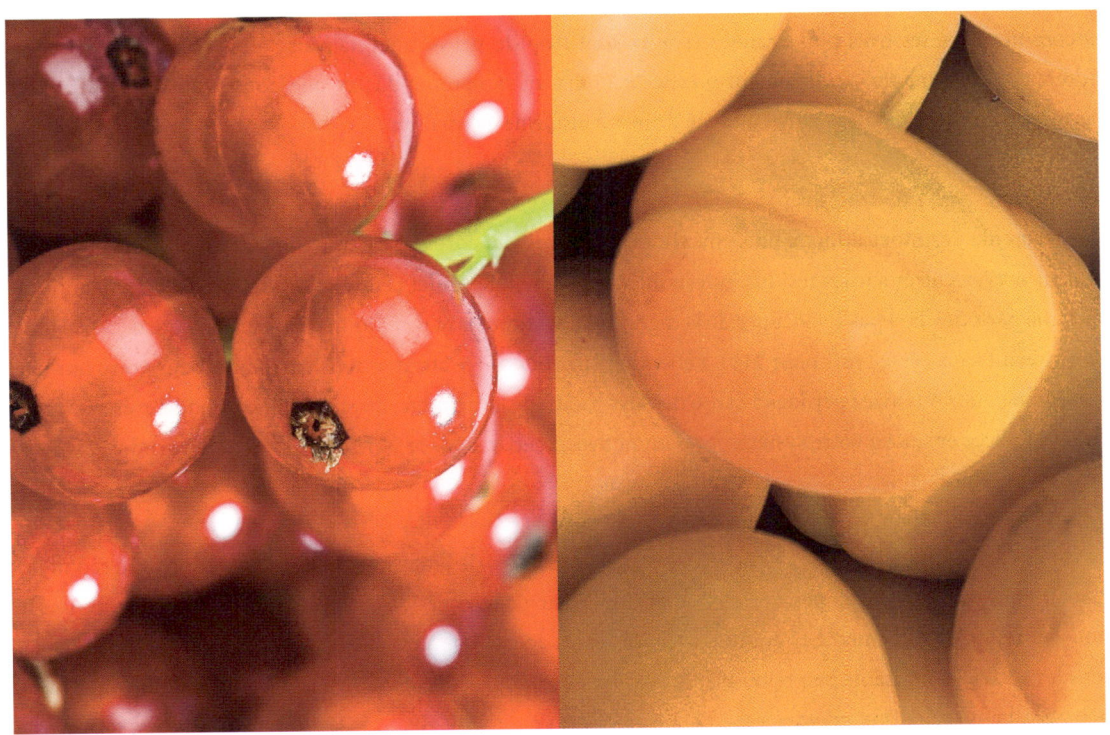

RAJEUNIR

C'est de la médecine antiâge dans l'assiette : les antioxydants sont la vitamine E, le bêta-carotène et la vitamine C. Notre corps ne peut pas fabriquer lui-même ces micronutriments, et d'autres encore. C'est donc notre rôle d'absorber le maximum de ces éléments par une alimentation riche en nutriments et/ou crudivore.

VAINCRE LE VIEILLISSEMENT GRÂCE AUX ANTIOXYDANTS !

Les antioxydants sont nos défenses naturelles contre les radicaux libres. Ceux-ci se forment dans les processus d'oxydation et représentent un danger pour nous dans la mesure où ils déclenchent une réaction en chaîne lors de laquelle des composants cellulaires essentiels tels que l'ADN ou les membranes plasmiques peuvent aussi être endommagés. Les radicaux libres activent donc involontairement la vieillesse des cellules. Et, malheureusement, l'équation est celle-ci, sans erreur possible : vieilles cellules = vieux corps.

LÀ AUSSI, LA BEAUTÉ VIENT DE L'INTÉRIEUR

Il en va de même pour les vitamines dans les crèmes et pour les antioxydants : il n'y a pas de meilleure façon d'embellir votre corps que de le faire de l'intérieur. Contrairement aux grandes promesses figurant sur les emballages bariolés, l'absorption adéquate d'antioxydants par la peau n'a toujours pas été prouvée scientifiquement. En conséquence, déguster des antioxydants sous leur forme naturelle dans son programme alimentaire quotidien reste une des meilleures – et plus bénéfiques – armes contre le vieillissement prématuré.

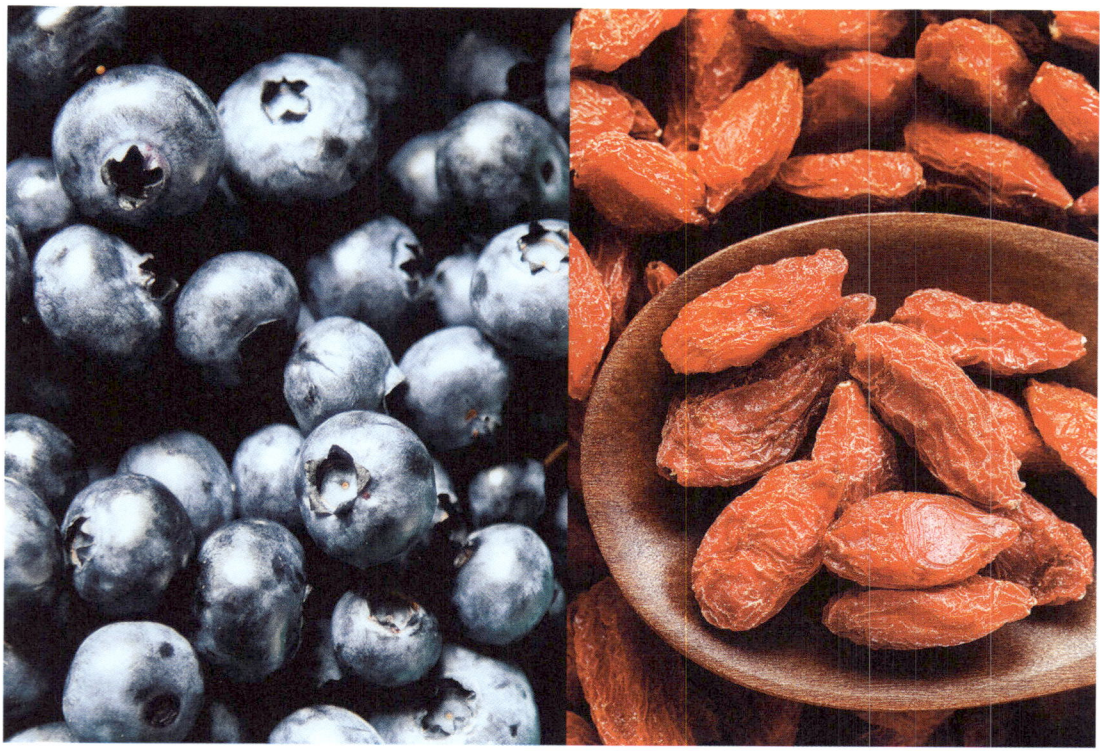

UNE ÉNORME PROPORTION DANS LES FRUITS ET LÉGUMES

Nulle part ailleurs les antioxydants ne sont présents en aussi grande variété et concentration que dans les fruits et légumes frais, ainsi que dans les noix, les graines, les pousses et les légumineuses – et c'est bien l'essence de l'alimentation crudivore.

Parmi eux, les baies sont les champions invaincus des antioxydants. Seulement 20 grammes de baies de goji séchées (illustration à droite, page précédente), moins d'une poignée, fournissent la quantité journalière recommandée d'antioxydants. Mais d'autres fruits moins exotiques, comme les prunes, les raisins secs ou les myrtilles, battent également n'importe quel produit cosmétique dans leur effet antiâge.

C'est pourquoi l'étude la plus importante à ce jour, faite par le ministère de l'Agriculture américain (USDA), sur les antioxydants dans les aliments, est arrivée à ce constat apparemment évident : « La conclusion est : mangez plus de fruits et légumes. » C'est exactement ce que vous faites automatiquement après le passage à une alimentation davantage orientée vers le crudivorisme. De la beauté qu'on mange d'abord et qu'on voit ensuite.

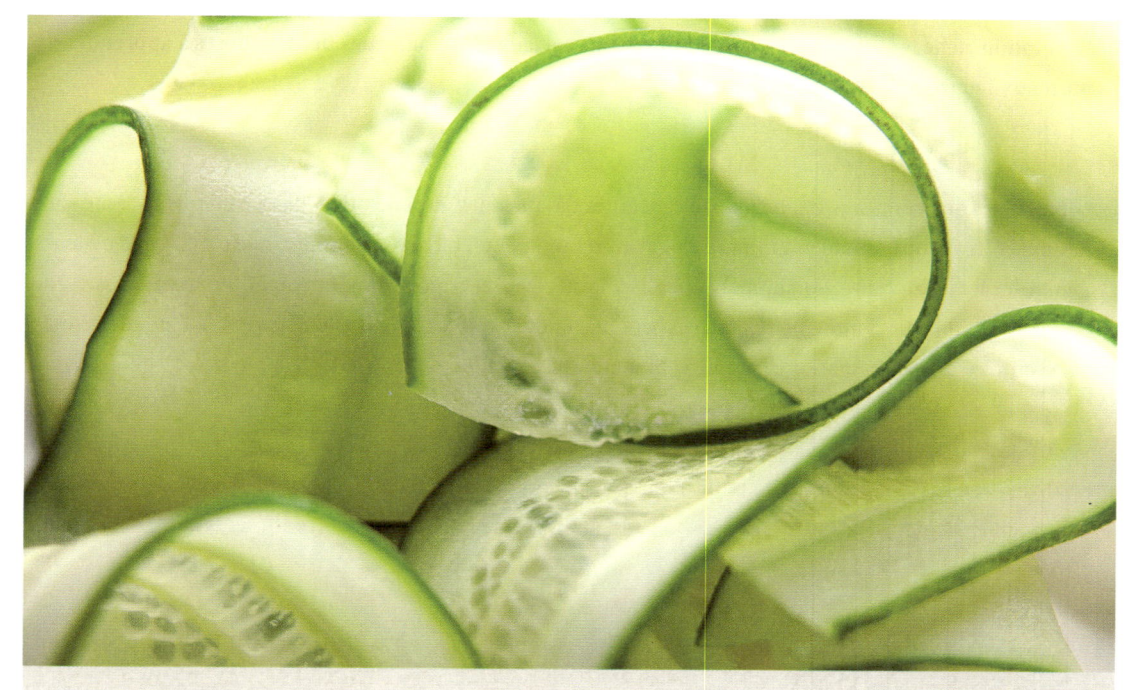

CANON DE BEAUTÉ
EN FORME, SVELTE ET ÉLANCÉ GRÂCE À L'ALIMENTATION CRUE

Vous êtes partant pour un safari dans la savane africaine ? À votre gauche, vous pouvez voir des girafes tendre le cou vers la cime verte d'un arbre. Non loin d'eux, un troupeau de zèbres broutent paisiblement avec leurs petits poulains. À votre droite, quelques lions suivent avec intérêt, et à une distance raisonnable, tous ces mouvements colorés. Et derrière, à l'horizon, un magnifique troupeau d'éléphants, majestueux, puissants et stoïques.
Ce que cette petite escapade fait clairement apparaître, c'est que le surpoids n'existe pas dans la vie sauvage ! Le corps de tout animal est coordonné à chacune de ses fonctions très spécifiques. La girafe est différente de l'éléphant, pourtant tous les deux maintiennent leur poids idéal. Leur point commun, en revanche, est que chacun d'eux mange uniquement cru. Même le lion ne fait pas griller sa viande, il la déguste bleue, bien saignante. Nous ne sommes pas forcément obligés de faire la même chose, mais en matière de poids idéal et

d'alimentation riche en substances vitales, nous avons certainement quelques petites choses à apprendre de ces animaux sauvages.

PERDRE DU POIDS AVEC LE CRUDIVORISME

Les seules bêtes qui aient, souvent hélas, à lutter contre des maladies dégénératives aussi bien que l'obésité sont nos animaux de compagnie bien-aimés. Et leur nourriture ressemble davantage à la nôtre qu'à celle de leurs congénères à l'état sauvage : des aliments chauffés, industriels et traités chimiquement. Pour engraisser cochons et bœufs, on leur donne même précisément de la nourriture cuite, car elle permet aux bêtes de grossir plus vite qu'avec une alimentation crue, leur alimentation naturelle.

LA VOIE VERS LE POIDS IDÉAL

Le crudivorisme est la voie naturelle pour atteindre son propre poids idéal. Elle nous permet de perdre des kilos en étant en accord avec notre corps, et non en luttant contre lui. Car plus notre alimentation est naturelle,

TROIS ARGUMENTS EN FAVEUR D'UN « RÉGIME » CRUDIVORE

1. Peu de calories, beaucoup d'énergie

Nous ne faisons pas le compte des calories quand nous mangeons cru, car c'est superflu dans le cas de cette alimentation. Même l'industrie de la diététique n'a, jusqu'ici, rien pu produire qui soit capable de rivaliser avec la faible teneur en calories des légumes crus, verts ou non. Les fruits contiennent, il est vrai, un peu plus de calories, mais aussi énormément d'eau, ainsi qu'une grande quantité de fibres qui régulent notre faim de manière naturelle. Et tous ces aliments fournissent un maximum de micronutriments qui aident notre corps à tourner à plein régime.

2. Mieux vaut un ventre plein d'eau plutôt qu'une bouée

Les aliments ayant une teneur élevée en eau, comme les pastèques et les concombres, les soupes et les smoothies, peuvent être consommés en masse sans laisser de trace – excepté un ventre rempli d'eau, à l'occasion, mais qui disparaît très vite.

3. Plus de fibres pour rester connecté

Contrairement à la description trompeuse qu'on en fait, les fibres alimentaires ne sont pas superflues et encore moins nocives, mais d'une importance essentielle pour notre santé. C'est justement quand notre poids se réduit que nous profitons du fait que les produits végétaux crus sont par nature riches en fibres. Car lorsque ces substances gonflent dans notre ventre, nous nous sentons repus plus vite et plus longtemps. Le crudivorisme est un coupe-faim naturel qui procure, pour tout effet secondaire, énergie et joie de vivre.

plus la forme que prend notre corps est naturelle. Et comme nous l'avons dit précédemment : le surpoids n'existe pas dans la nature, seulement le poids idéal !

Quand nous mangeons cru, nos kilos en trop fondent d'eux-mêmes. Il n'est pas nécessaire dans ce cas de compter les calories, car le plus important est ce qui, au fond, doit être mesuré dans le calcul des calories : la valeur nutritive.

Celle-ci est la plupart du temps insuffisante dans le cas d'un régime minceur ou d'une alimentation déséquilibrée. Car les régimes, au cours desquels on renonce à beaucoup de choses sur une courte période, aussi bien que les excès de *junk-food*, n'apportent à notre corps qu'un minimum de nutriments essentiels, et donc indispensables.

LE SURPOIDS N'EMPÊCHE PAS LES CARENCES ALIMENTAIRES

L'obésité est souvent le signe d'une malnutrition. Difficile à imaginer mais vite expliqué : dans le cas d'une alimentation mal équilibrée qui comporte peu de fruits et légumes frais, il n'y a pas de carence nutritive dans le sens où nous l'associons habituellement à la sous-nutrition, mais un manque de nutriments. Le corps n'est pas suffisamment alimenté en sels minéraux, vitamines et autres micronutriments, si bien qu'il est continuellement en demande. Mais nous interprétons ses requêtes comme une faim normale, habituelle, et nous continuons à remplir consciencieusement notre estomac de calories inutiles.

Et, malheureusement, ce sont en règle générale aussi les plus mauvaises : des calories vides venant de plats préparés, de pain blanc et de sucreries. Il se forme une faim insatiable pour laquelle ce que demande le corps à l'origine n'est jamais fourni, ce qui explique pourquoi ce cercle vicieux ne peut se briser si facilement.

Le crudivorisme, en revanche, régule automatiquement l'appétit en apportant à notre corps tous les nutriments importants dont il a besoin. Parallèlement, notre organisme est libéré des substances nocives qui s'étaient accumulées parce que nous mangions trop (ou trop mal) pendant des années.

RÉGULER NATURELLEMENT LA FAIM

Plus vous mangez cru, moins vous ressentirez la faim, car l'union entre le corps et l'esprit va progressivement se rétablir ou, mieux, s'équilibrer harmonieusement. Vous commencez à capter plus intensément les signaux de votre corps et à savoir les interpréter précisément. Vous apprenez à différencier la faim véritable de l'envie subite ou de la fringale émotionnelle. Et ce sont justement ces envies subites et ces fringales émotionnelles qui noient nos bonnes résolutions dans un océan de chocolat.

UNE DIVERSITÉ SÉDUISANTE

N'ayez pas peur : le menu cruvolutionnaire ne se compose pas uniquement de bâtonnets de carottes et de céleri ! Et ça ne veut pas dire non plus que vous devez manger de la salade matin, midi et soir. Au contraire : vous serez probablement surpris par toutes les variations possibles dans le crudivorisme. Vous pouvez même tenter des recettes de glaces ou de gâteaux crus : les desserts crus sont également autorisés quand on veut perdre du poids. C'est justement par eux que vous commencez à apprendre à évaluer et à apprécier les ingrédients naturels. Car c'est seulement en y trouvant du plaisir que vous vous débarrasserez continuellement et durablement de vos kilos en trop.

Le programme Lifestyle de 21 jours (à partir de la page 124), comprenant beaucoup de suggestions visant à perdre du poids, forme le point de départ idéal, non seulement pour voir et ressentir des résultats très vite, mais aussi pour réussir dans la joie son passage à une alimentation crue plus poussée.

En passant à une alimentation plus crudivore, vous faites pour ainsi dire le serment de ne plus compter scrupuleusement les calories, mesurer méticuleusement vos portions et affronter chaque jour la balance, la boule au ventre. Vous décidez de choisir votre santé et votre moi naturel et mince.

10 ÉTAPES POUR DEVENIR MINCE

1. Mettez-vous à boire

Le premier de tous les conseils diététiques est l'invitation à considérer les liquides comme une composante essentielle de votre alimentation et à boire autant que possible pendant la journée. Bien entendu, on veut ici parler d'eau, de tisanes et d'infusions aux fruits, ainsi que de jus fraîchement pressés.

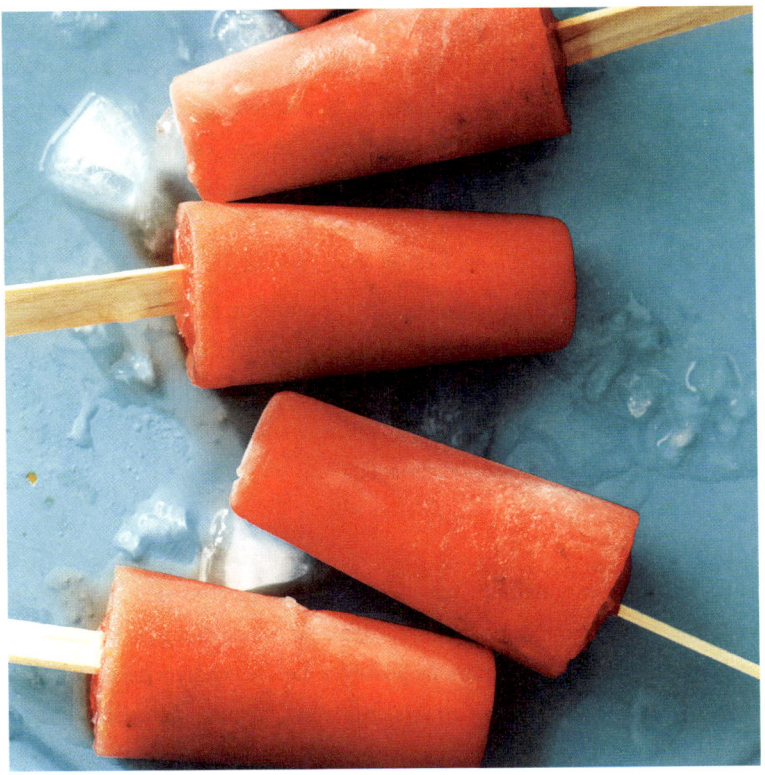

On peut en général facilement neutraliser les petits creux de cette manière : quand vous n'avez rien bu depuis plus d'une heure et que votre corps se met à vous signaler une sorte de faim, buvez un grand verre d'eau et voyez comment il réagit. C'est souvent suffisant.

2. La détox pour repartir de plus belle

Perdre du poids en mangeant cru, c'est bien plus qu'un renoncement strict sur plusieurs jours ou quelques semaines. C'est le passage à une alimentation qui vous donne plus d'énergie et améliore votre santé. Cela implique un nouveau départ : nous devons donner du temps à notre corps pour qu'il élimine les déchets toxiques qui se sont accumulés en lui au fil des années. Sans quoi, ils continueront à perturber notre bien-être et à être un des principaux obstacles à notre perte de poids. Comme nous l'avons déjà évoqué précédemment, la réussite de ce nouveau départ est optimale avec quelques jours de jeûne.

LE TOP 11 DES MEILLEURS FRUITS POUR MAIGRIR

1. La pomme : en plus de ce tueur de graisse qu'est la vitamine C, elle contient de la pectine, qui aide à digérer et à se sentir rassasié.

2. Le pamplemousse : il peut faire baisser le taux d'insuline et contribuer ainsi de manière significative, quand il est mangé quotidiennement, à la perte de poids.

3. Le citron : rien n'active aussi bien le transit intestinal qu'un verre d'eau citronnée bien frais le matin.

4. Le melon : un en-cas consistant, l'été. Le mieux est de le consommer en monorepas, c'est-à-dire séparément, car il est vite digéré.

5. Le kiwi : il renferme beaucoup de vitamine C, de magnésium et de phosphore, il a également des vertus dépuratives et diurétiques.

6. Les baies : riches en vitamine C et en magnésium, elles activent la combustion des graisses.

7. La papaye : l'enzyme qu'elle contient, la papaïne, favorise la digestion.

8. L'ananas : il aide à la digestion des repas riches en protéine. À cela s'ajoute aussi un effet diurétique et dépuratif.

9. La prune séchée : elle ne renferme pas seulement beaucoup d'antioxydants, elle est également composée à 10 % de fibres.

10. La goyave : riche en vitamine C, elle fait baisser en outre la pression artérielle et le taux de cholestérol.

11. La poire : riche en fibres, elle contient aussi de la pectine, qui favorise la digestion.

3. L'équilibre acido-basique

Il arrive souvent que l'obésité soit également un signe d'hyperacidité. Un corps acidifié garde la graisse (qui ne cesse d'augmenter dans ce cas) pour y stocker le surplus d'acide. Si nous retrouvons l'équilibre acido-basique, notre corps pourra se libérer de cette graisse puisqu'il n'en aura plus besoin (pour plus de détails, voir page 46).

4. Mincir par le bio

Les produits bio présentent beaucoup d'avantages pour notre environnement et notre organisme, certains vous ont déjà été exposés dans le premier chapitre (page 32). Si le fruit et le légume traditionnels représentent le couple royal des aliments, alors leurs équivalents labellisés bio en sont l'empereur et l'impératrice. Ils renferment une forte densité de nutriments, et un corps bien alimenté mais pauvre en toxines tend irrésistiblement, et de manière naturelle, vers son poids idéal.

5. Le fruit : le snack tout-en-un

Les fruits rassasient plus longtemps que les légumes, car ils contiennent un peu plus de calories et augmentent la glycémie. Plusieurs études ont démontré le rôle qu'ils peuvent jouer dans la perte de poids. De plus, grâce à l'emballage pratique que la nature leur a donné, ils sont le fast-food parfait. Faites du fruit votre coupe-faim, de jour comme de nuit ! Il vous procure une poussée d'énergie immédiate et, grâce à sa forte teneur en fibres, vous aide à bien patienter jusqu'à l'heure du repas suivant.

6. Des graisses crues plutôt que chauffées

Malgré notre grosse consommation de graisses, notre alimentation est pauvre en acides gras non saturés. En passant au crudivorisme, vous découvrez des alternatives saines et délicieuses comme les noix, dont les graisses sont non seulement nécessaires à votre corps mais vous aident aussi à perdre du poids quand ces fruits sont consommés en grande quantité. Contrairement à celles qui sont chauffées, les graisses crues renferment l'enzyme lipase qui se détruit à une température supérieure à 40 °C. Les lipases sont indispensables pour la bonne digestion des graisses et se servent des réserves de graisse pour obtenir de l'énergie.

7. Une salade avant chaque repas

Dans votre programme de cruvolution, vous aurez sans cesse l'occasion de vérifier l'équation légumes verts = superpuissance. Même si vous continuez à manger des aliments cuits : mangée en accompagnement ou, encore mieux, avant chaque plat chaud, une salade verte ne vous permet pas seulement d'intégrer beaucoup de chlorophylle dans votre alimentation, elle a aussi le pouvoir de rassasier.

8. Prendre son temps

Il se passe jusqu'à 20 minutes avant que votre cerveau reçoive l'information signalant que l'estomac est plein. Mais en 20 minutes, on peut en avaler, des choses. Ce sont alors des aliments, peut-être succulents, mais dont nous n'avons plus besoin en réalité. Cependant, les légumes crus vous obligent à une mastication quasi méticuleuse. Prenez tout votre temps et savourez votre repas avec tous vos sens. Le plaisir de manger est loin de se résumer au goût ! Quel parfum cela a-t-il ? Quelles sensations laisse chacun des ingrédients sur votre langue ? Quelle sensation vous laisse ce que vous venez d'avaler ?

9. On mange aussi avec les yeux

Le succès de votre expérience crudivore, en particulier au début, peut réellement dépendre de l'apparence de vos plats. Prêtez donc une attention toute spéciale aux différentes couleurs des fruits et légumes et composez votre assiette avant tout d'après vos points de vue esthétiques : un ananas jaune mûr, la chair orange d'une mangue et quelques framboises bien roses. Ou bien une soupe de tomate crue avec des morceaux de carottes et du persil frais sur laquelle vous tracez quelques spirales de jus de betterave. Vous pouvez découper de magnifiques étoiles et cœurs dans des pastèques et des ananas avec des emporte-pièce. Et à l'aide d'une simple pique, vous pouvez présenter aussi bien des fruits que des légumes, de manière appétissante, à tremper dans une sauce.

10. Paré à toute heure

Il n'y a rien de pire que d'être saisi d'une petite faim l'après-midi quand on se balade en ville. Nous sommes alléchés par différentes odeurs, de la viande grillée aux nouilles chinoises, et la boulangère nous apparaît alors comme une sirène des temps modernes. La seule chose qui puisse encore vous sauver de cette situation est la pomme dans votre sac ! Prenez l'habitude d'emporter un fruit et quelques noix avant de sortir de la maison.

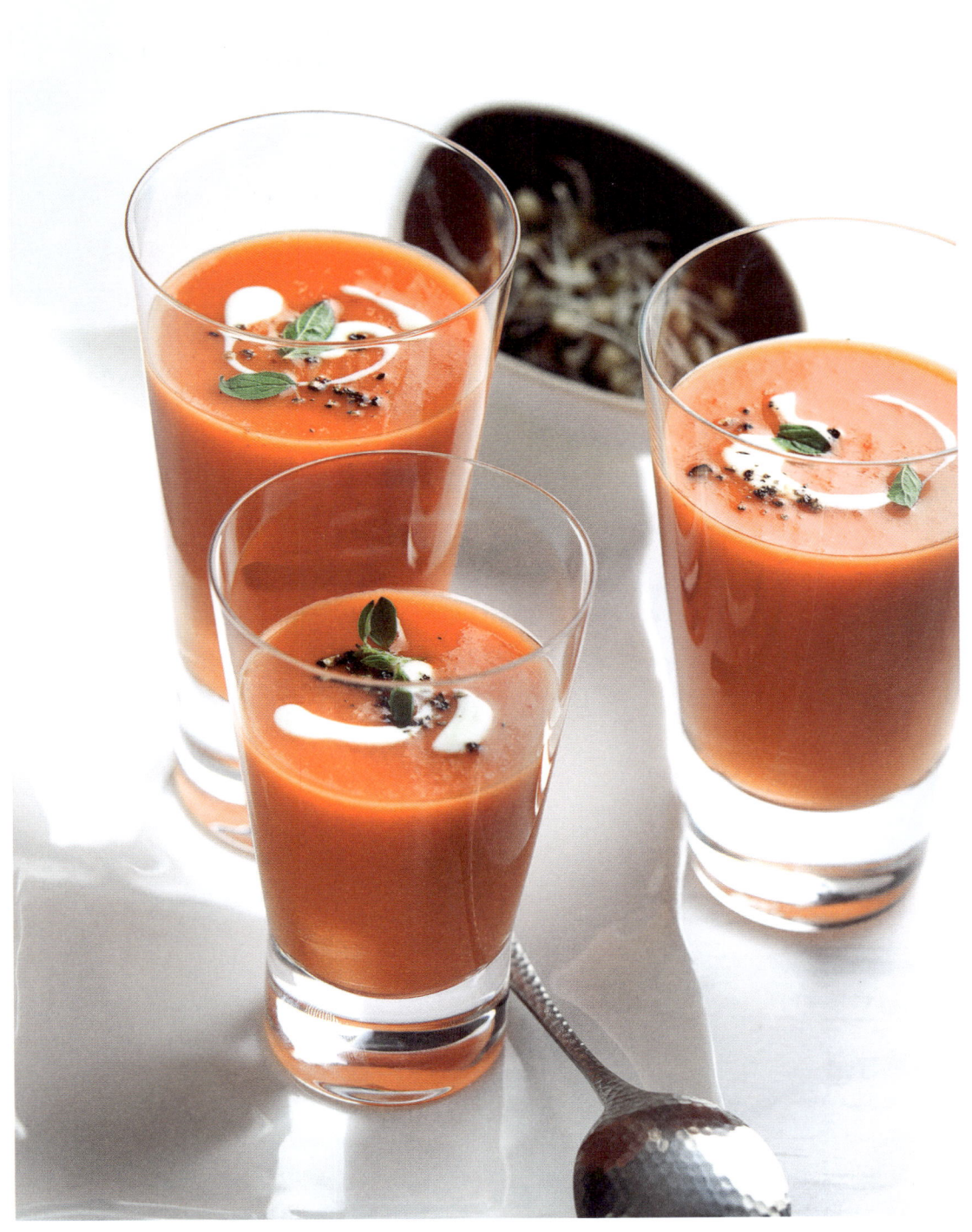

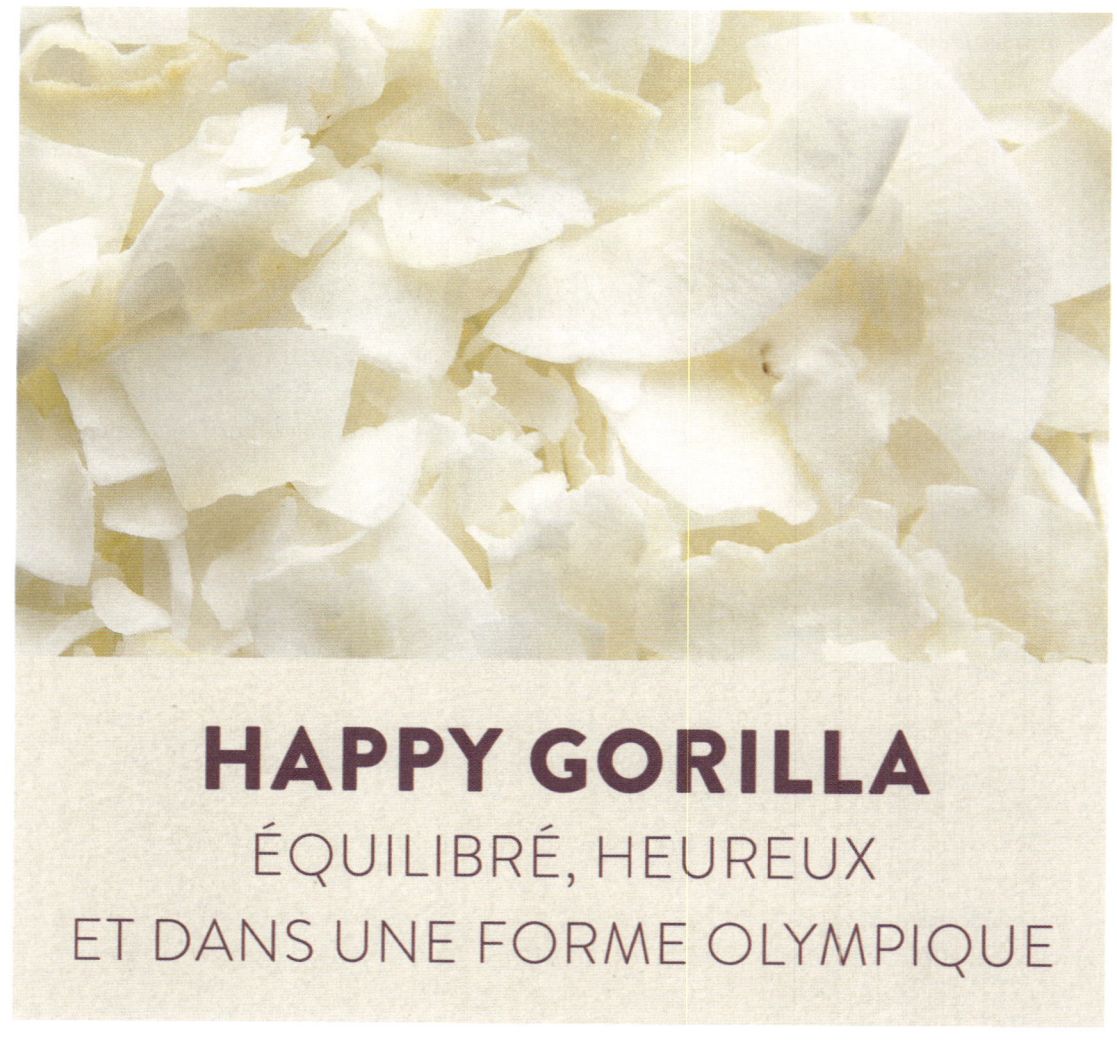

HAPPY GORILLA
ÉQUILIBRÉ, HEUREUX ET DANS UNE FORME OLYMPIQUE

Quand les crudivores discutent entre eux, le sujet tourne souvent autour des bouleversements émotionnels que ce mode de vie engendre. On parle de vivacité d'esprit, d'une plus grande légèreté au quotidien. Certains ont surmonté leur fatigue chronique, d'autres la dépression. D'une manière générale, les personnes qui passent à une alimentation majoritairement crudivore se sentent plus sereines, équilibrées, en plus grande communion avec elles-mêmes.

L'influence positive du crudivorisme sur le bien-être s'explique certainement en grande partie par le vaste apport en micronutriments. En outre, la sensation d'équilibre et l'effet revigorant sont à imputer à l'action qu'exerce le crudivorisme sur notre glycémie. L'hypoglycémie (un taux de sucre trop faible dans le sang) peut être aussi bien responsable de notre fatigue de l'après-midi, qui nous donne vite envie de café, de cigarette ou de carrés de chocolat, que de sautes d'humeur, de troubles de la concentration et de petits creux. Nous retrouvons cependant notre stabilité grâce aux fibres qu'apporte une alimentation crue.

10 ALIMENTS CRUS QUI NOUS RENDENT HEUREUX

1. Le chocolat cru : c'est une déclaration d'amour que nous fait la nature. Il renferme beaucoup de magnésium et de fer, ainsi que des « antidépresseurs naturels » et de la phényléthylamine, qui augmente notre taux de sérotonine. En bref : il nous rend heureux, tout simplement. Le chocolat cru se compose de fèves de cacao pressées à froid et non chauffées à forte température. On peut en trouver aujourd'hui dans certains magasins bio et sur Internet.

2. Les avocats : eux aussi ont un effet positif sur notre taux de sérotonine, qui agit comme un neurotransmetteur déclenchant une impression de bonheur dans notre cerveau.

3. Les bananes : avec leur teneur élevée en magnésium et en potassium ainsi que leur taux important de fructose et de tryptophane, qui se change en sérotonine dans notre corps, elles représentent le meilleur des en-cas quand on est soumis au stress, au surmenage ou à une légère déprime hivernale.

4. Les noix de coco : elles sont riches en variétés de graisses, qui favorisent notre bien-être et agissent positivement sur notre humeur.

5. Le chou frisé : sûrement pas l'aliment favori en cas de petit creux, mais il est riche en acide folique, qui combat les dépressions.

6. Les épinards : les épinards non plus ne suscitent pas un vif enthousiasme quand on a envie de chercher du réconfort dans un morceau de chocolat. Mais ce légume se montre convaincant entre autres grâce à une énorme quantité d'acide folique et, pour cette raison, devrait régulièrement s'inviter sur les tables et dans les estomacs, en particulier dans des périodes épuisantes ou chargées d'émotions.

7. L'asperge : elle aussi ne contient pas seulement beaucoup d'acide folique, mais également, comme les bananes, énormément de tryptophane. Ainsi, ses qualités sont loin de se limiter à ses vertus drainantes et dépuratives.

8. Les noix : elles sont riches en oméga-3, des acides gras qui ont un effet positif contre les états dépressifs. Il est prouvé que deux ou trois noix par jour peuvent déjà améliorer l'humeur.

9. Les fraises : elles sont une bonne source de potassium, qui aide à consolider les nerfs. Par ailleurs, leur teneur en vitamine C favorise la formation d'endorphines, stimulant le plaisir.

10. Les oranges : connues comme les fournisseuses idéales de vitamine C en hiver, elles favorisent elles aussi la production d'endorphines et luttent contre la mauvaise humeur et la nervosité.

SUCCÈS SPORTIFS

La Canadien Brendan Brazier décida, à l'âge de 15 ans, de se lancer dans une carrière hors du commun : il voulait devenir triathlète professionnel, et plus exactement Ironman. Presque 4 kilomètres de nage, 180 kilomètres de vélo et, en prime, un marathon classique d'un peu plus de 42 kilomètres n'impliquent pas seulement un entraînement intense, mais aussi un dépassement perpétuel de ses propres limites.
Afin d'optimiser son propre programme d'entraînement, il étudia ceux des autres athlètes et en tira un résultat surprenant : qu'il s'agisse des meilleurs athlètes ou des bons derniers, les programmes des sportifs ne différaient que sur une poignée de détails. Brazier en conclut que ce n'était pas l'entraînement mais l'exploitation de la phase de repos qui permettait de séparer le bon grain de l'ivraie, même si, en théorie comme en pratique, ça ne joue qu'un rôle secondaire.

L'ÉQUATION EST SIMPLE

Plus vite on récupère de ses exercices, plus on peut s'entraîner souvent et plus tôt on améliore ses performances. Moins le corps subit de stress pendant la période de repos, plus vite il récupère et est à nouveau prêt à donner son maximum.
Aujourd'hui, notre alimentation représente une des plus grosses sources potentielles de stress. Des produits difficiles à digérer et des apports nutritifs insuffisants pèsent sur notre corps tandis qu'une nourriture riche en nutriments et facile à assimiler l'aide en cas de confrontation avec des causes de stress extérieures.

UN MISTER IRONMAN TOUT CRU

Brendan Brazier arriva lui aussi à cette conclusion et put, par conséquent, sur la base d'une alimentation essentiellement crudivore et végétalienne, concrétiser en 1998, à l'âge de 21 ans, son rêve de carrière de triathlète professionnel dans la discipline de l'Ironman.
Ce mode d'alimentation lui permet d'utiliser au maximum des périodes de repos minimales, car il accélère la régénération du corps et réduit le niveau de stress général. Il est aujourd'hui un triathlète mondialement connu et, en outre, un exemple pour beaucoup de crudivores obligés de se battre contre des préjugés sur l'inadéquation du sport avec leur alimentation.

LE CRUDIVORISME POUR LES SPORTIFS

La crainte d'un apport trop faible en protéines fait renoncer des personnes qui pratiquent du sport à passer à une alimentation profondément végétale. Pourtant, le mythe selon lequel seules les protéines animales peuvent être bien assimilées par le corps a déjà été démenti scientifiquement (page 23).

La seule chose qui puisse réellement vous empêcher d'offrir une vraie chance au crudivorisme, c'est la peur de battre vos propres records !

IDÉES DE GRIGNOTAGE POUR SPORTIFS

Les smoothies sont parfaitement adaptés pour servir de repas ou d'en-cas après des exercices intenses : à ce moment, le corps a besoin de tout le sang disponible pour débarrasser les muscles de l'acide lactique et des résidus qui se sont formés pendant le sport, et éviter ainsi les courbatures causées par l'hyperacidité. Avec une nourriture liquide et riche en nutriments, on est assuré de ne voir apparaître aucun effort supplémentaire de l'organisme durant la digestion. Et moins d'effort signifie des périodes de repos plus courtes.

L'eau de coco est par nature riche en électrolytes et pauvre en graisses, car celles-ci sont stockées dans la chair de la noix. Les équipes de football brésiliennes, par exemple, en boivent depuis plusieurs dizaines d'années déjà. Mais il faut que ce soit le jus de jeunes noix de coco vertes, que l'on peut trouver fraîches dans des supermarchés asiatiques. Cependant, on peut aussi trouver de l'eau de coco isotonique dans la plupart des magasins de produits diététiques et bio sous forme de briques en carton pratiques, à consommer tout de suite.

Les gels de sport sont, d'ordinaire, bourrés de conservateurs et d'arômes artificiels. Mais on peut aussi fabriquer ces produits soi-même en améliorant leur qualité et leur valeur nutritive. Les dattes et le sirop d'agave en forment la base, riche en nutriments. Vous pouvez compléter cette base selon vos goûts avec quelques baies, un peu de pomme ou de banane. Ajoutez un peu d'eau, pressez le tout en purée au mixeur et remplissez de petits tubes achetés dans un magasin de sport : c'est prêt !

La combinaison de glucose (dattes) et de fructose (sirop d'agave) offre un élan d'énergie idéal. Le glucose, le carburant, met rapidement de l'énergie à disposition du corps, mais celle-ci se consomme aussi vite, tandis que le fructose libère de plus faibles doses d'énergie sur une période plus longue. Il n'y a pas mieux.

COURTES PAUSES

Des périodes de repos plus courtes sont un des plus gros avantages que le crudivorisme propose aux athlètes et aux sportifs du dimanche. Plus souvent vous pouvez vous entraîner avec un corps coopératif et non rebelle, plus vous pouvez tirer profit de vos séances d'exercices. Un corps bien reposé est bénéfique, sans distinction, que vous soyez un athlète professionnel, que vous vouliez améliorer votre forme physique de manière générale ou que vous souhaitiez vous débarrasser de vos bourrelets d'hiver disgracieux. Voilà ce que vous propose une alimentation très majoritairement crudivore, suffisamment de nutriments et une digestion rapide.

DU GRIGNOTAGE DE BONNE HUMEUR

Le stress est un facteur qui peut mettre en péril notre bien-être. Les composés que produit notre corps quand il est en état de stress sont acides et perturbent ainsi le rapport acide-base. À cela s'ajoutent les aliments acidifiants qui paraissent justement si tentants dans des situations de stress. Mais le chocolat, le sucre et le café ne font que renforcer l'hyperacidité. Nous nous sentons alors aussi peu équilibrés que l'est notre corps dans de tels moments. En consommant de la nourriture basique crue, en particulier des légumes verts, nous retrouvons notre équilibre intérieur. Une fois en paix avec nous-mêmes, nous faisons face à tout avec un sang-froid quasi stoïque.

HAPPY GORILLA

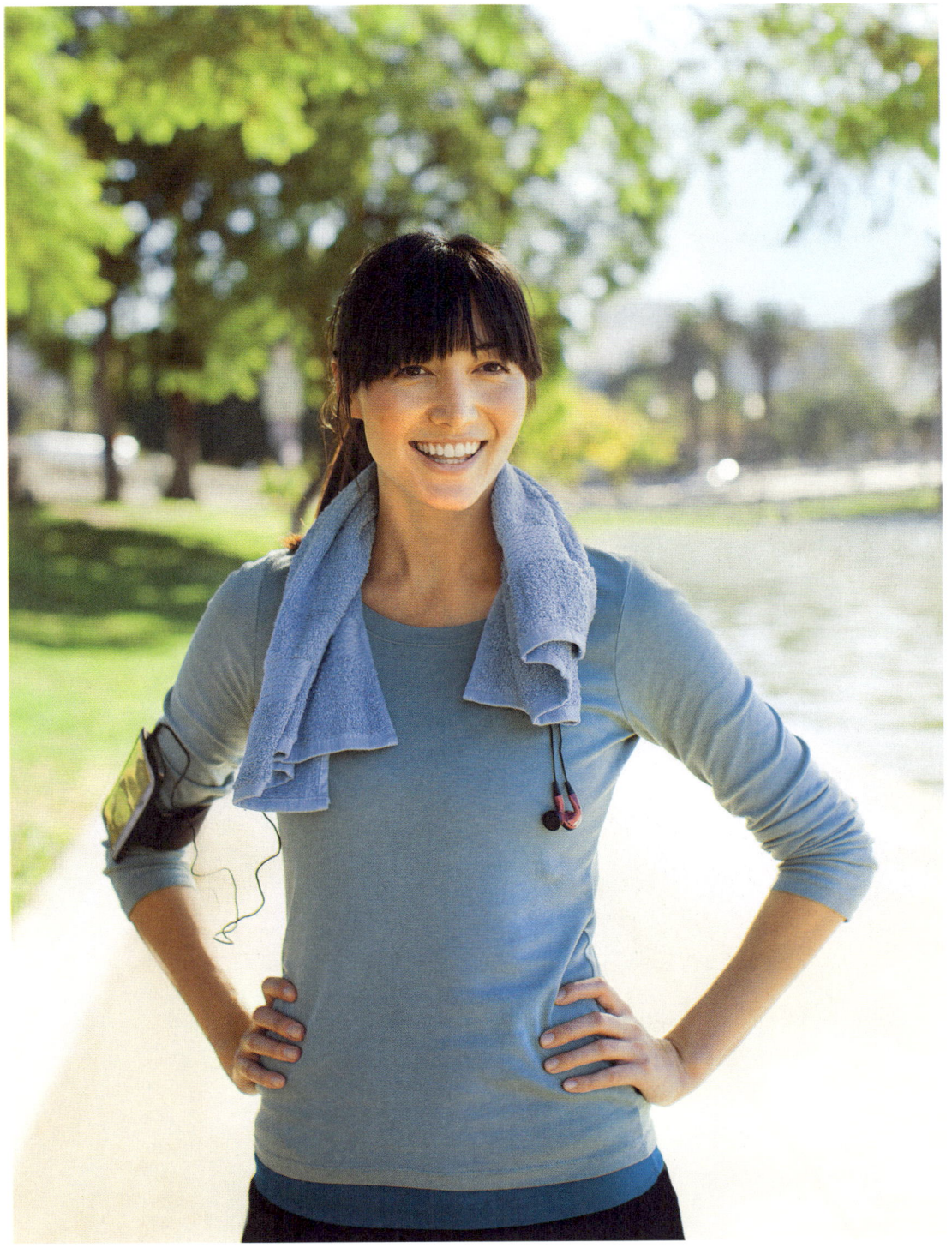

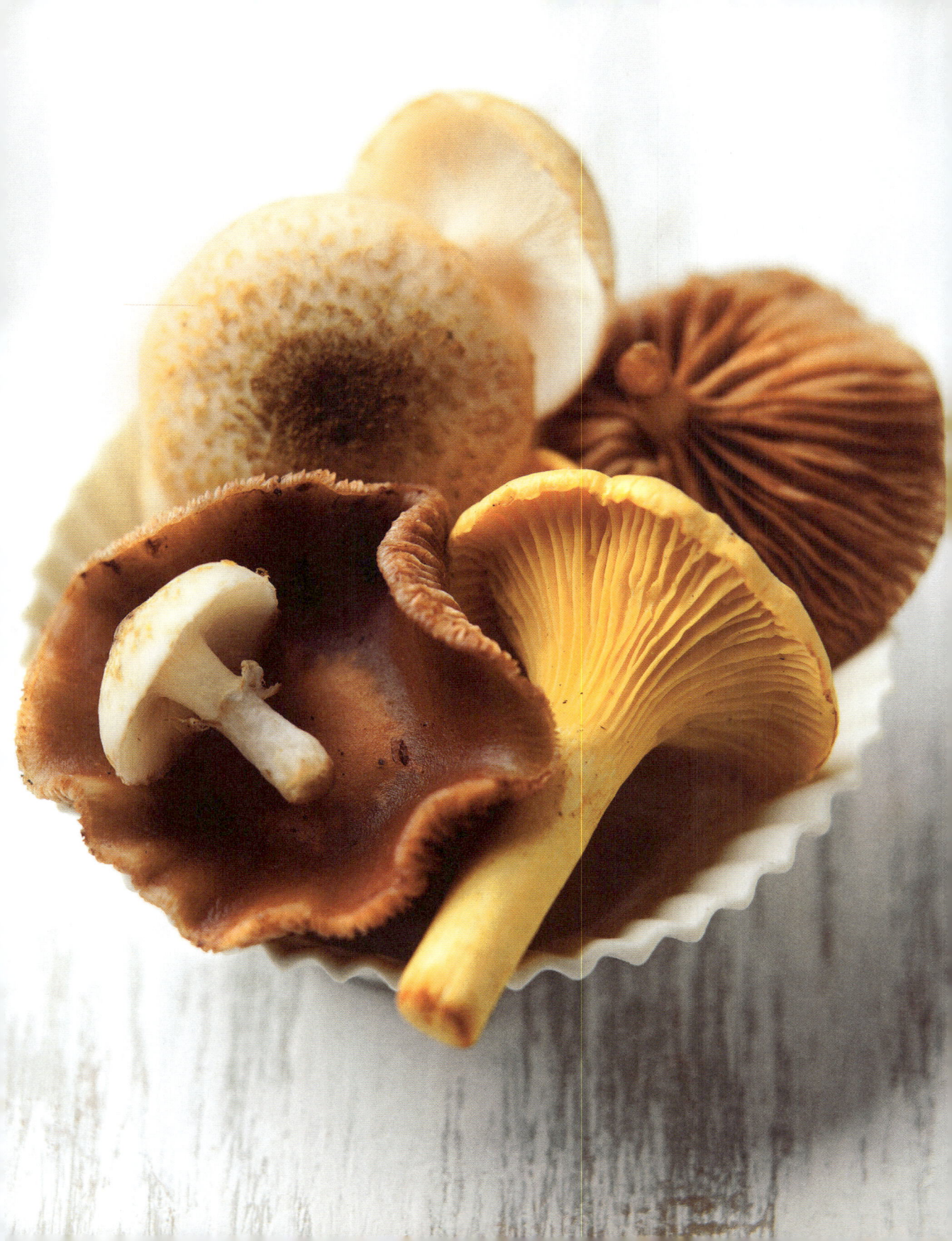

LANCEZ-VOUS DANS LA CRUVOLUTION !

CONSEILS PRATIQUES AVANT DE COMMENCER

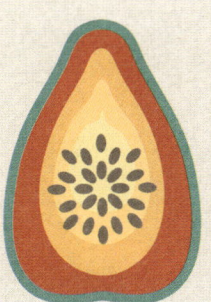

Que le crudivorisme soit bon et sain, c'est un fait. Mais à quoi faut-il faire particulièrement attention pour qu'il puisse vraiment dévoiler tous ses bienfaits les plus parlants ? Dans ce chapitre, nous allons passer petit à petit à la pratique. Nous allons évoquer la combinaison optimale des produits, les groupes d'aliments et les lieux où on peut le plus facilement les trouver. Par ailleurs, nous vous conseillerons l'acquisition de certains instruments qui rendront l'alimentation crue plus simple – et plus excitante.

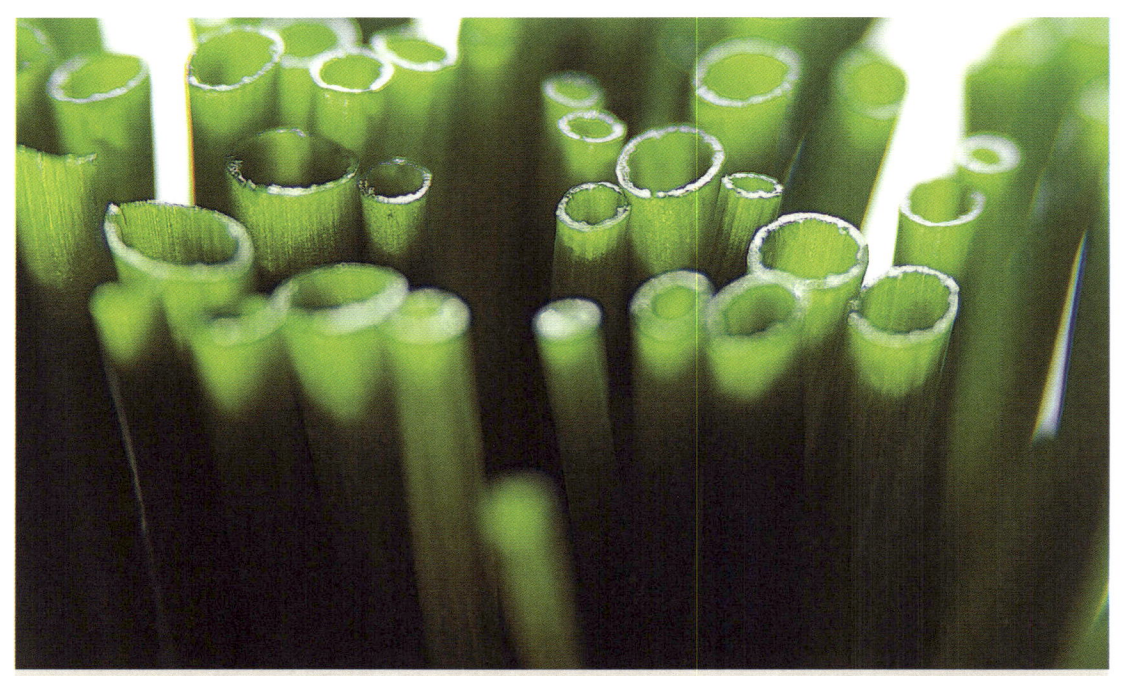

L'ART DE LA TABLE
COMMENT, QUOI ET QUAND MANGER ?

Erich Fromm a écrit, à propos de l'art d'aimer, qu'on peut diviser le « processus d'apprentissage d'un art » en deux parties. La première est la « maîtrise de l'art », l'autre est la « maîtrise de la pratique ». Cela s'applique de la même façon à la nourriture. C'est un art qui est en nous depuis la naissance mais que nous devons pourtant réapprendre à connaître. Et ce, souvent à l'âge adulte, quand nous nous rendons enfin compte qu'il existe de meilleurs modes alimentaires que celles que nous avons reprises à notre famille et à notre entourage.

Pour cela, l'accord entre la théorie et la pratique est absolument indispensable. C'est d'abord par une réflexion intérieure que naît l'acte conscient, et celui-ci donne lieu, avec le temps, à une pratique quotidienne qui devient une habitude. Pour apprendre l'art de l'alimentation – majoritairement – crue, il faut commencer par se poser trois questions clés : comment ? Quoi ? Quand ? Une autre vient s'ajouter plus tard : pourquoi ? Mais à force de pratique et en connaissant les premiers effets positifs, la question ne se pose plus.

COMMENT VAUT-IL MIEUX QUE JE MANGE ?

La question que nous devons nous poser avant n'importe quelle autre, c'est : « Comment bien manger et bien boire, en réalité ? » C'est une question à laquelle on ne pense que rarement au quotidien car nous mangeons tous, et nous le faisons souvent. Mais c'est justement parce que manger est un acte fondamental pour notre vie que cela réclame une attention toute particulière. Nous avons besoin de manger comme nous avons besoin d'air et d'amour pour vivre – respirer et aimer correctement doivent aussi s'apprendre, finalement.

Peu importe que l'on opte pour le crudivorisme ou un autre mode d'alimentation : réfléchir à la manière de manger consiste d'abord par prendre son temps. À notre époque frénétique du fast-food, du micro-ondes et du grignotage avalé en twittant, on trouve normal aussi de n'y consacrer qu'un temps limité. Ne pas avoir le temps de manger signifie ne pas avoir le temps de se nourrir et donc de veiller à la base même de sa propre existence. Mais que peut-il y avoir de plus important ?

RÉPONSE N° 1 : DANS LE CALME

Quoi que vous mangiez, prévoyez-vous suffisamment de temps pour le faire. Considérez ce temps comme du temps à part, un investissement pour remplir vos réserves personnelles d'énergie. Trouvez-vous un endroit le plus tranquille possible, de préférence même dehors, à l'air frais. Asseyez-vous, prenez un petit moment pour respirer profondément et vous concentrer ainsi sur vous-même et sur votre repas, qui doit donner des forces à votre corps et soigner ses maux dès que nécessaire.

Mettez de côté l'idée du *multitasking* et restez concentré sur l'acte de manger, efforcez-vous de savourer votre nourriture avec tous vos sens. Et, dans des périodes très stressantes, notez simplement dans votre agenda votre temps de déjeuner comme une miniretraite, car ça peut avoir un effet aussi relaxant et rafraîchissant que ce genre de pause – davantage spirituelle à l'origine – dans la vie quotidienne. À condition que vous accordiez juste un peu de temps à cela !

RÉPONSE N° 2 : EN PRENANT BEAUCOUP DE PETITES BOUCHÉES

La digestion commence dans la bouche et, rien que là, nous pouvons agir activement. Avant tout, nous pouvons faire en sorte que la nourriture apportée à notre corps soit la plus facile à assimiler. C'est pourquoi il est important de considérer la mastication comme une étape essentielle du processus de digestion et lui offrir toute l'attention qu'elle mérite. Mâchez chaque bouchée jusqu'à ce qu'elle prenne la forme d'une bouillie. « Avaler, et non gober », telle doit être la devise.

En procédant ainsi, vous prenez automatiquement plus de temps pour manger et remarquez donc plus tôt quand vous êtes rassasié. Pour un aliment solide, il faudrait que vous comptiez entre 20 et 30 mouvements masticatoires. Pour vous motiver, il vous suffit peut-être d'imaginer à quel point il est difficile pour l'estomac de récupérer chaque mouvement de mâchoire manqué – et ce, sans la moindre dent !

LANCEZ-VOUS DANS LA CRUVOLUTION !

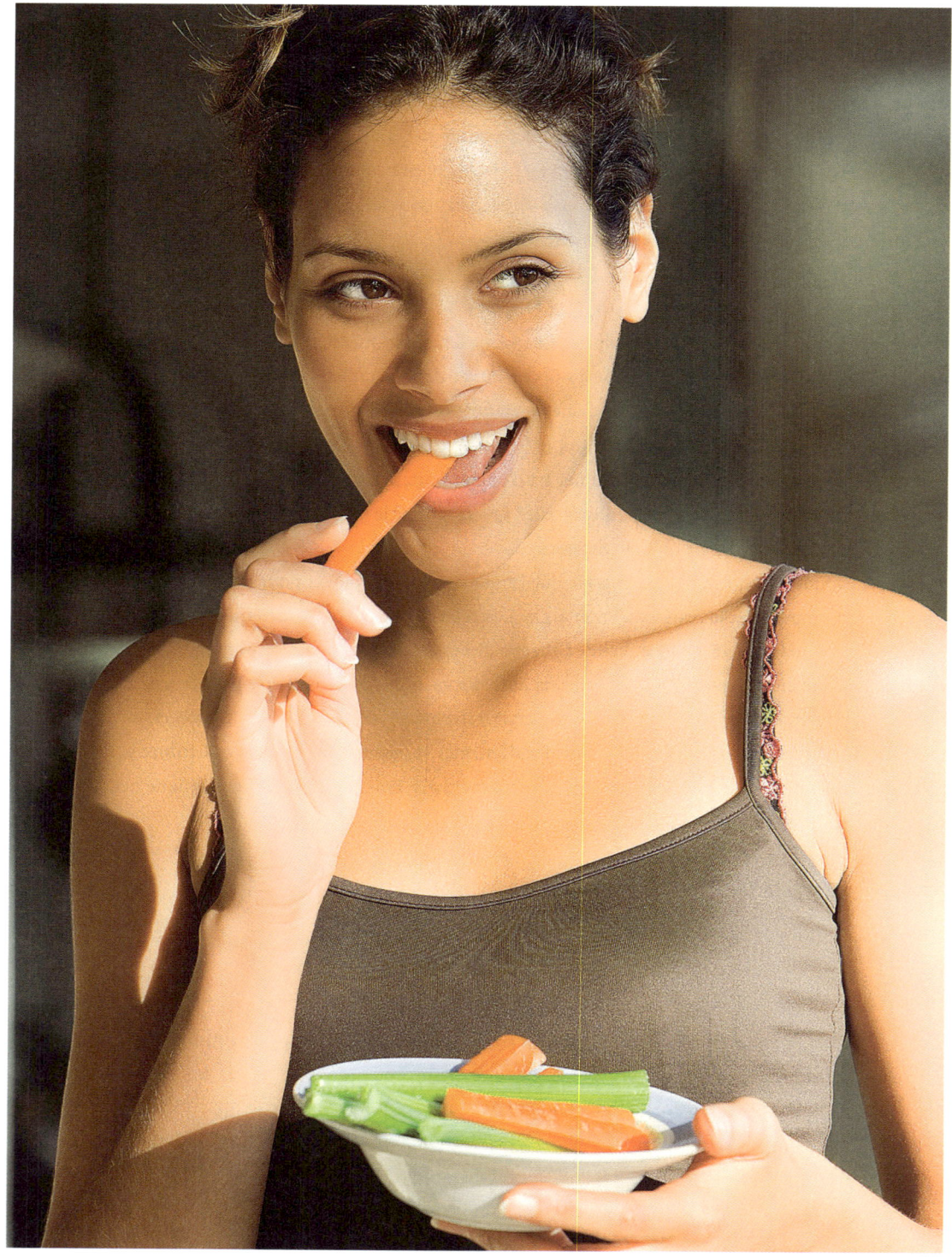

RÉPONSE N° 3 : AVEC BEAUCOUP D'EAU

Buvez de l'eau, beaucoup d'eau. Ce n'est pas seulement la base de la vie humaine. Chaque processus qui a lieu dans notre organisme a besoin d'eau. Et notre corps lui-même est constitué aux deux tiers d'eau, le pourcentage est même supérieur à 70 % dans le cerveau, et il dépasse les 90 % dans les poumons.

Buvez au minimum deux litres d'eau à répartir sur la journée, en préférant au maximum des liquides naturels. De l'eau plate et pure, des jus frais et des fruits riches en eau sont les meilleures sources pour que les actes de l'organisme puissent correctement « suivre leur cours ».

QUE VAUT-IL MIEUX QUE JE MANGE ?

On n'a pas tort de considérer aussi les calories comme de l'énergie. Qui dit absorption de nourriture, dit apport d'énergie, peu importe que cette nourriture soit constituée de trois tablettes de chocolat ou de treize bananes. L'important en revanche est de voir dans l'acte de manger une source d'énergie qui doit nous donner l'élan, la joie de vivre et la force de bien surmonter toutes les petites et grandes aventures du quotidien.

Pour cela, le principe de gain énergétique net est d'une importance primordiale : combien d'énergie nous apporte notre nourriture et combien en utilise-t-elle ? Quel est donc le bilan si l'on compare le gain d'énergie d'un repas avec la dépense d'énergie qu'il implique ?

Ce qui est évoqué ici est avant tout l'énergie que l'organisme doit déployer pour la digestion, qui est l'un des processus physiques les plus coûteux en énergie. Les repas qui passent beaucoup de temps dans le tractus gastro-intestinal parce qu'ils sont difficiles à digérer nécessitent beaucoup plus d'énergie que quelque chose vite digéré. Cette énergie pourrait alors être à la libre disposition du corps et être utilisée, par exemple, pour renforcer le système immunitaire. Le corps pourrait lutter plus facilement contre les processus de vieillissement, mais aussi les maladies, grâce à un surplus d'énergie. Se concentrer sur de la nourriture et des associations d'aliments faciles à digérer contribue donc nettement à augmenter son gain énergétique net. Nous voilà revenus à la question : que faut-il manger ?

BOIRE COMME IL FAUT

C'est justement quand on mange lourd et en société qu'on se sent obligé de « faire passer » tout ce qu'on avale avec quelques verres de coca ou de bière. Cependant, ça n'aide pas vraiment le travail de l'estomac. Bien au contraire : quand on mange et boit en même temps, les sucs gastriques sont dilués, ce qui rend difficile une digestion rapide et convenable. Le mieux après un repas, qu'il soit lourd à digérer ou non, est d'attendre une à deux heures avant de boire un autre verre. Et si celui-ci est rempli d'eau pure au lieu de coca ou de bière, c'est encore mieux.

RÉPONSE N° 1 : UN BILAN ÉNERGÉTIQUE LE PLUS ÉLEVÉ POSSIBLE

Quand notre alimentation se compose en grande partie de nourritures riches en nutriments et faciles à digérer, cela signifie que nous disposons de davantage d'énergie pour les choses importantes de notre vie et que nous permettons à notre corps de rester jeune et en bonne santé. On y parvient simplement quand les deux tiers, au moins, de notre alimentation se composent de l'*energy food* représentant le top 3 du tableau ci-dessous. La densité nutritive donnée se fonde sur le système de notation NuVal qui compare la proportion de micronutriments avec la teneur calorique d'un aliment. Il est vrai que ce quotient ne marque aucune différence entre la nourriture crue et la nourriture cuite. Mais le fait est que la qualité nutritive diminue dans les préparations « chaudes ».

Durées de digestion et bilans énergétiques

Aliment	Durée de digestion	Densité nutritive moyenne (1 étant le minimum et 100, le maximum)	Bilan énergétique
Légumes-feuilles verts	30 minutes	100	+++
Fruits	30 minutes	90	+++
Légumes	1 heure	90	+++
Céréales complètes, légumineuses, noix	2 à 3 heures	80	++
Œufs, produits laitiers tels que le fromage ou le beurre	2 à 3 heures	60	+
Poisson, volaille	3 à 4 heures	50	0
Steak et autres viandes rouges	4 à 5 heures	30	-
Aliments de production industrielle (comme les chips ou le pain blanc)	Fortement variable	10	---

Le bilan énergétique se trouve à son maximum dans le cas des monorepas crus, qui se composent d'une seule sorte de fruit ou de légume, par exemple une douzaine de bananes ou un kilo de pommes, ce que pratiquent un grand nombre de crudivores. Ce n'est pas spécialement enthousiasmant et ce n'est pas non plus toujours facile à mettre en pratique au quotidien. C'est pourquoi on peut s'aider de certaines règles pour arriver à des combinaisons d'aliments optimales, qui correspondent également à nos goûts et notre style de vie personnel – ce qui nous amène à la réponse n° 2.

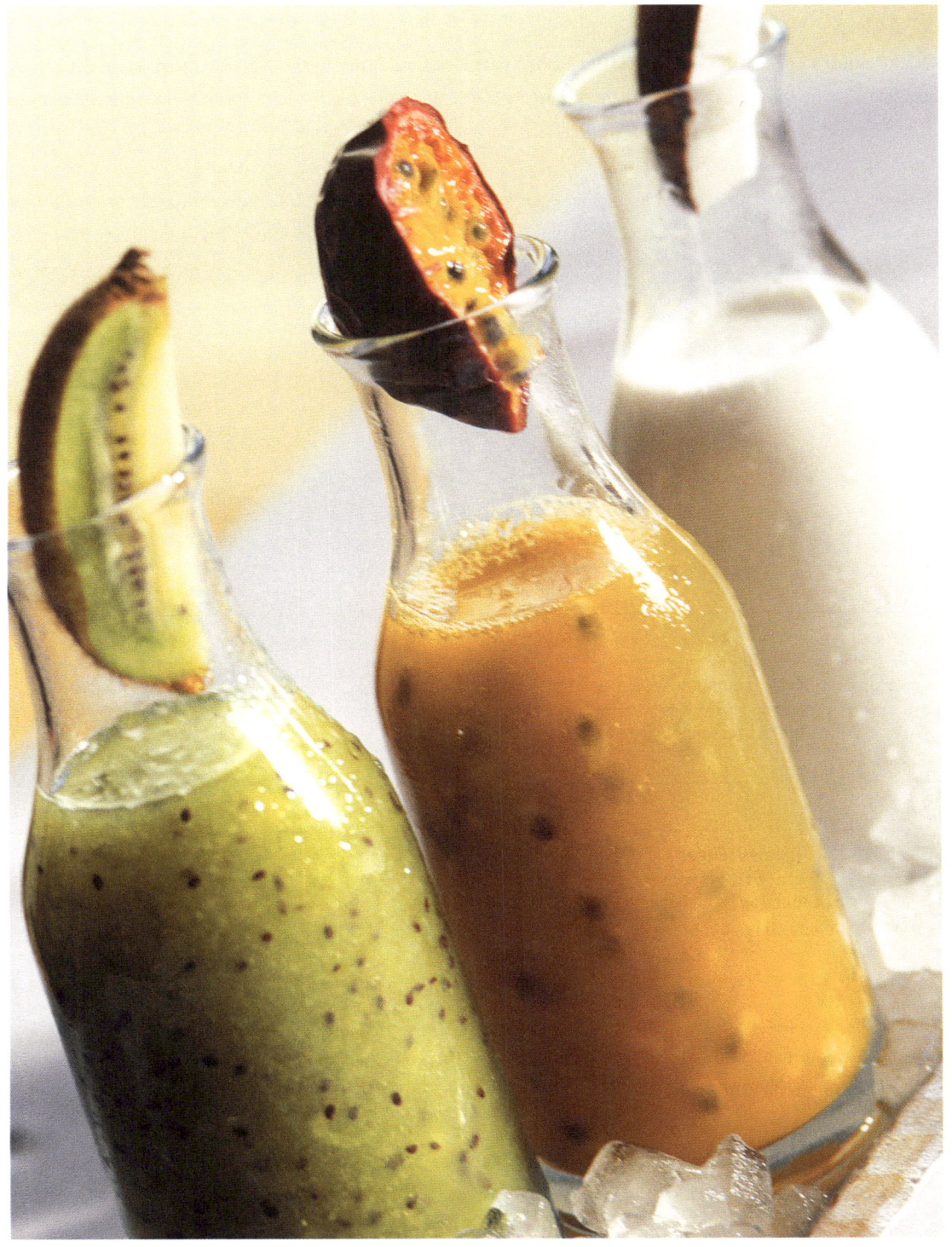

RÈGLES POUR UNE ALIMENTATION CRUE IDÉALE

- Les fruits doivent être mangés seuls, si possible, ou associés à des avocats et des légumes-feuilles. D'un point de vue botanique, les tomates, les concombres, les courgettes ou les poivrons sont également des fruits, car ils portent des graines. C'est pourquoi ils se marient si bien avec des fruits.
- En raison de sa facilité à être digéré, il vaudrait mieux ne jamais combiner d'autres aliments au melon, mais au contraire le manger toujours seul.
- Les fruits ne devraient pas être mangés au dessert, car ils commencent à fermenter dans l'estomac pendant que le repas plus lourd continue d'être digéré. Dans l'idéal, mieux vaut manger les fruits l'estomac vide.
- Dans le cas d'aliments à forte teneur en protéines, comme les graines germées, il faudrait, dans la mesure du possible, éviter d'ajouter des graisses. Les lipides, autant que les protéines, se digèrent mieux quand ils sont associés à des légumes crus.

RÉPONSE N° 2 : DES COMBINAISONS D'ALIMENTS FACILES À DIGÉRER

Protéines, lipides et glucides nécessitent des conditions très différentes pour être digérés le mieux possible. Des aliments à forte teneur en protéines ont besoin, par exemple, d'un environnement plutôt acide, c'est pourquoi ils sont désagrégés dans l'estomac en premier lieu, tandis que des produits riches en glucides ne peuvent être digérés que dans un milieu basique, donc en grande partie dans l'intestin grêle. Lors d'un repas constitué d'une escalope de dinde (protéines) accompagnée de pâtes (glucides), la digestion des deux composants est donc fortement ralentie, ce qui provoque des processus de fermentation dans l'estomac. Dans le crudivorisme non plus, il ne faut pas mélanger n'importe comment les lipides, les glucides et les protéines dans un repas. Respecter quelques petites règles simplifie nettement la digestion et la vie (voir l'encadré ci-dessus). Mais là encore, n'oubliez pas de rester heureux ! Manger de temps à autre une combinaison un peu moins idéale mais néanmoins délicieuse vous causera moins de tort que de rechercher en permanence l'alimentation parfaite. Si nous avons de bonnes intentions et que nous les appliquons dans notre alimentation en mettant l'accent sur des produits sains, le corps peut compenser sans problème des petits écarts occasionnels.

QUAND VAUT-IL MIEUX QUE JE MANGE ?

L'important n'est pas seulement ce qu'on mange ni comment on combine les aliments, mais aussi le moment où on les absorbe. Il y a, à propos de l'organisation des repas au cours de la journée, beaucoup d'hypothèses et de convictions. Pourtant, le fait que vous mangiez trois gros repas ou plusieurs petits en-cas dépend de deux facteurs uniquement : des signaux de votre corps et du mode alimentaire que vous avez choisi.

Si vous mangez nettement plus de fruits que d'avocats ou de noix riches en graisses, vous préférerez probablement prendre plusieurs petits repas par jour. Si votre corps a un métabolisme rapide, il doit donc être régulièrement approvisionné en énergie. Et si vous faites une consommation particulièrement importante de lipides et de protéines, vous pourriez vous contenter de repas moins nombreux mais beaucoup plus substantiels.

RÉPONSE N° 1 : ÊTRE EN PHASE AVEC SES BESOINS EN ÉNERGIE

Prenez le temps d'apprendre à mieux connaître votre corps et à découvrir comment il peut être nourri de manière optimale. Pour cela, testez-vous en mangeant principalement des fruits pendant une semaine, répartis dans la journée en plusieurs petites portions, puis une nourriture plus grasse, plus riche en protéines, en deux à trois repas par jour pendant une semaine. Vous réapprendrez ainsi à vous connaître.

Débutez chaque repas par des aliments légers en continuant avec la nourriture plus lourde à digérer afin de faciliter le travail du corps. Si vous prenez suffisamment de temps pour manger, les différents plats ne se mélangent pas dans l'estomac et peuvent alors être assimilés de façon optimale. Voici un exemple de menu cru à plusieurs plats : salade de fruits, lasagnes de légumes crus et une tarte à base de noix en dessert. Vous trouverez des recettes à foison à partir de la page 151.

RÉPONSE N° 2 : ÊTRE EN PHASE AVEC LE RYTHME DE LA JOURNÉE

Les conseillers en diététique recommandent souvent de manger le repas le plus lourd au déjeuner. Cependant, la digestion nécessite de l'énergie, et nous en avons besoin d'un maximum pendant la journée. Après un déjeuner lourd, la première chose dont nous avons envie est de nous allonger. Cela nous oblige à marquer une pause digestive à un moment où nous pourrions et devrions être le plus attentifs et productifs possibles.

C'est pourquoi il vaut mieux commencer la journée avec une nourriture hautement énergétique mais simple à digérer, sous forme de fruits ou de smoothies. Au déjeuner, mangez un repas plus calorique mais toujours facile à assimiler, comme une grande salade d'avocat. Vous pouvez grignoter des noix pendant l'après-midi, et déguster un plat plus lourd en début de soirée. De cette manière, vous avez assez d'énergie au cours de la journée pour toutes les choses qui constituent le « reste » de votre vie.

Par ailleurs, le dîner doit être pris au moins quatre à cinq heures avant d'aller se coucher. Si jamais vous avez faim peu avant d'aller au lit, essayez de ne consommer que des aliments légers comme des fruits ou des smoothies.

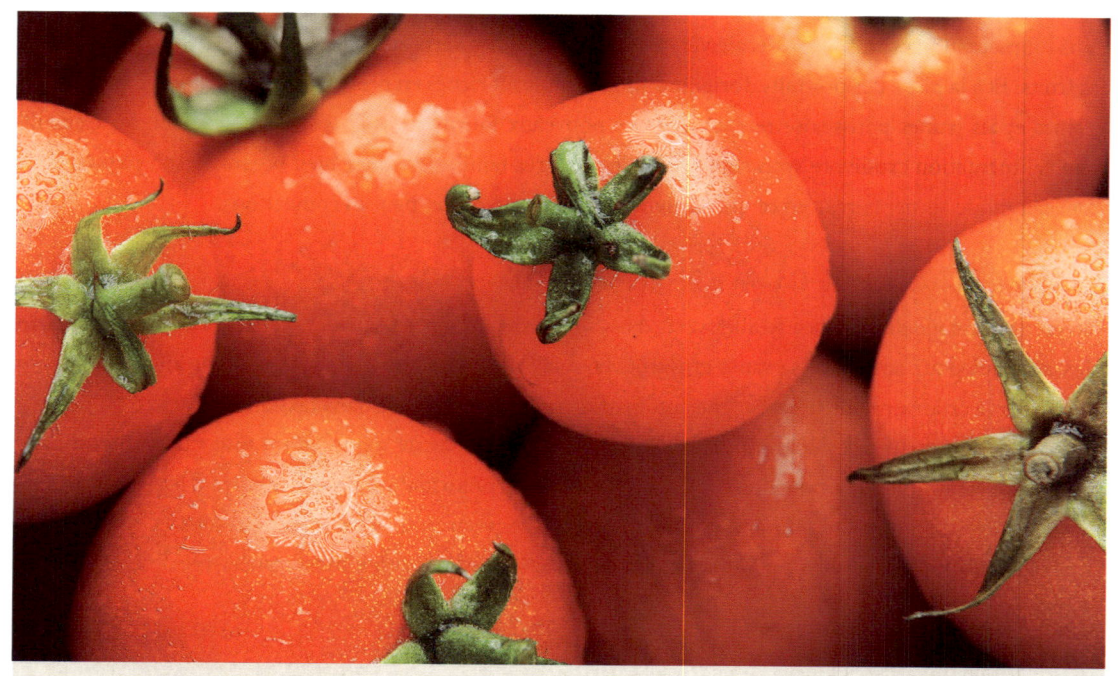

RICHE EN COULEURS, EN VITALITÉ, EN SANTÉ
LES ÉLÉMENTS DE L'ALIMENTATION CRUDIVORE

Celui qui veut passer à une alimentation davantage tournée vers le cru manque souvent d'un guide pour lui apporter une aide pratique. Les pyramides alimentaires classiques expliquent du premier coup d'œil à quoi doivent ressembler les rapports quantitatifs entre les différents groupes d'aliments pour obtenir une alimentation saine. Le seul problème est qu'elles ne peuvent pas s'appliquer directement au crudivorisme. La raison est que les aliments cuits riches en amidon, tels que les pâtisseries, le riz, les pommes de terre et les pâtes en forment la base, et que les produits d'origine animale y jouent également un rôle important.

C'est pourquoi il est indispensable de déstructurer ce modèle pour appliquer une alimentation crudivore :

dans l'alimentation crue, l'axe se décale vers les légumes-feuilles verts ainsi que d'autres espèces de légumes et les fruits. Et à la place des produits d'origine animale, qui sont riches en protéines et/ou en lipides, les noix, les graines et les jeunes pousses se révèlent être les nouveaux fournisseurs crus. Par conséquent, les éléments d'une alimentation crudivore vous sont probablement très familiers – pour bien organiser son passage à un nouveau mode alimentaire, tout ce qui est demandé est de revoir un peu ses convictions.

LA BASE : LES LÉGUMES-FEUILLES VERTS

Intégrer davantage de légumes-feuilles verts dans son alimentation est une des étapes les plus simples et les plus efficaces pour améliorer sa santé et retrouver son équilibre à tous les niveaux. Avec une alimentation fondée sur le crudivorisme, le vert gagne automatiquement plus de place dans l'assiette.

Outre leur teneur élevée en sels minéraux et en vitamines, leur secret repose avant tout sur la chlorophylle. Quand on l'assimile à notre nourriture, elle a d'abord un effet détoxifiant. Elle aide le corps à maintenir un bon rapport acido-basique. Accessoirement, les légumes-feuilles verts nous offrent un riche apport en fer, en calcium et en une multitude de vitamines. Et même, en fonction de la quantité consommée, une dose appréciable de protéines.

QUE DOIT-ON CONSOMMER ET EN QUELLE QUANTITÉ ?

Il est recommandé de manger entre 300 et 500 grammes de légumes-feuilles verts par jour. Cela peut être sous la forme de smoothies verts, de salades ou encore de soupes énergétiques crues. En outre, en plus d'être très pratiques, les jus verts représentent un moyen d'absorber en quantités importantes les substances vitales contenues dans les légumes-feuilles verts.

Si les légumes verts ont joué jusqu'ici un rôle plutôt secondaire dans votre alimentation, mieux vaut commencer à petits pas. Concoctez-vous un smoothie aux fruits et ajoutez simplement quelques feuilles d'épinards. Augmentez la dose au fil des semaines jusqu'à ce que vos papilles gustatives se soient habituées à un smoothie vert foncé. Procédez de la même manière avec des jus et des salades mélangées. Pour les novices en légumes verts, mieux vaut se tourner avant tout vers les sortes les plus douces, comme les épinards et la mâche.

LA CHLOROPHYLLE

C'est ce précieux pigment qui donne aux plantes cette teinte verte. Elle rend possible le processus de la photosynthèse lors duquel l'énergie solaire est transformée en énergie nutritive pour la plante. La chlorophylle est souvent décrite comme le sang de la plante et, sur le plan moléculaire, la différence entre elle et l'hémoglobine contenue dans notre sang est effectivement minime.

CE À QUOI VOUS DEVEZ FAIRE ATTENTION À L'ACHAT

Les légumes-feuilles verts doivent toujours être achetés très frais. Quand les feuilles commencent à se faner ou à jaunir chez le marchand même, une grande partie des nutriments sont déjà perdus avant que les légumes arrivent dans votre assiette. Dans le cadre d'une culture conventionnelle, les légumes-feuilles absorbent énormément des pesticides employés, il vaut donc mieux privilégier la qualité bio.

CE À QUOI VOUS DEVEZ FAIRE ATTENTION EN ENTREPOSANT VOS LÉGUMES-FEUILLES

Les légumes verts se gardent une semaine maximum, c'est pourquoi il est préférable d'en acheter tous les trois ou quatre jours une quantité que vous allez utiliser durant cette période. La salade doit être lavée juste avant d'être consommée afin qu'elle reste fraîche. Vous pourrez la savourer plus longtemps si vous la gardez dans le compartiment à légumes du réfrigérateur, enveloppée dans un torchon ou de l'essuie-tout humide.

FRUITS ET LÉGUMES EN GRANDE QUANTITÉ

Les fruits et légumes frais sont la force vitale comestible sous sa forme végétale. C'est aussi la raison pour laquelle ils représentent la majeure partie de la nourriture indispensable pour une alimentation crue. Plus ce que nous mangeons se compose de cette catégorie d'aliments, plus la santé, la forme physique et le bien-être prennent de place dans notre vie.

QUE DOIT-ON CONSOMMER ET EN QUELLE QUANTITÉ ?

La catégorie d'aliments aux possibilités infinies. Que vous soyez plutôt branché légumes-racines de votre région ou fruits tropicaux, le crudivorisme vous laisse libre de choisir cet élément de votre alimentation selon vos goûts. Il est opportun de s'inspirer de la diversité des couleurs de l'arc-en-ciel et d'essayer de consommer chaque jour des fruits et légumes aux tons différents, car leur teinte est liée à certaines variétés de nutriments.

NON COMESTIBLES

Toutes les variétés de légumes ne peuvent pas être consommées crues. Ce qui n'est pas comestible voire nocif à l'état cru, ce sont la rhubarbe et les pommes de terre. En revanche, on peut manger les patates douces telles quelles, on peut même les mixer pour en tirer du jus. Certaines personnes ont des difficultés à digérer des légumes-racines durs et des crucifères tels que le brocoli ou le chou sous leur forme crue. Dans ce cas, il peut être utile de faire mariner le légume ou d'en faire une purée, car cela permet d'en rompre la structure cellulaire solide. Cela « mâche » beaucoup le travail de l'appareil digestif.

Il n'est pas nécessaire de se fixer un objectif quantitatif dans le cas d'une alimentation fondée massivement sur le crudivorisme puisque vous allez automatiquement consommer beaucoup de produits frais pendant votre cruvolution. En tout, cette catégorie doit représenter au moins la moitié de votre alimentation, ou les deux tiers, dans l'idéal. Si, jusqu'à maintenant, vous mangiez assez peu de fruits et légumes, essayez de goûter quelque chose de nouveau tous les deux ou trois jours, que ce soit une variété de pomme ou de tomate inconnue ou une sorte de légume que vous rejetiez avant. De cette manière, vous veillez à la fois à la multiplication et à la diversification des plaisirs.

LE CAS PARTICULIER DES FRUITS SECS

Ils constituent la seule exception à ce festin sans limite. Comme ils sont vidés de toute l'eau qu'ils contenaient et que leur volume s'en trouve considérablement réduit, il est facile de trop manger de ces petites choses sucrées à grignoter. Mieux vaut ne pas en prendre plus d'une poignée par jour, mais consommer plus souvent des fruits frais qui non seulement rassasient davantage mais alimentent également votre corps en eau.

NETTOYER LES FRUITS ET LÉGUMES

Sur la peau des fruits et légumes conventionnels, on trouve la plupart du temps des résidus de produits phytosanitaires nocifs. Mais les aliments bio frais peuvent aussi être chargés de gaz d'échappement ou de bactéries. C'est pourquoi tout doit être soigneusement lavé avant consommation. Cela vaut aussi pour les produits dont vous ne mangez pas la peau, comme les melons, car rien qu'en les coupant, le couteau peut déplacer les bactéries qui se trouvaient sur l'écorce dans la chair.

Au lieu de faire tremper les légumes, ce qui fait perdre les vitamines hydrosolubles, vous devriez vous débarrasser des résidus avec un nettoyant fait maison. Le mieux est d'exécuter ce geste juste avant la consommation et non directement après l'achat, ce qui ôterait également la couche protectrice de la plante et réduirait sa durée de conservation.

Nettoyant pour fruits et légumes fait maison
- 1 c. à s. de vinaigre de cidre
- 1 c. à s. de jus de citron fraîchement pressé et filtré
- 200 ml d'eau

Bien mélanger les ingrédients et verser le tout dans un vaporisateur. Pulvériser la préparation sur tous les fruits et légumes avant leur consommation. Laisser agir quelques secondes puis rincer à l'eau abondamment.

CE À QUOI VOUS DEVEZ FAIRE ATTENTION À L'ACHAT

Ce qui vaut pour les rencards vaut aussi bien pour les fruits : prenez d'abord en compte les qualités intérieures ! De grands fruits bien luisants avec des courbes parfaites contiennent souvent plus d'eau que les plus petits dont l'atout n'est pas une belle forme mais un arôme plus marqué. Pour certains fruits tels que la mangue, l'ananas et le melon, l'odeur est un bon indicateur de leur arôme et de leur degré de maturité.

Il en va tout autrement pour les légumes : un bon légume est rarement reconnaissable à l'odeur, mais bien davantage à son aspect frais. Des carottes qui peuvent se plier, des tomates blettes et des brocolis aux fleurs jaunâtres : non merci ! Certaines espèces comme les asperges, les aubergines et les courgettes s'achètent jeunes de préférence, car elles deviennent dures au fil du temps.

Même si la plupart des fruits et légumes peuvent maintenant se trouver toute l'année, cela vaut la peine de jeter un œil au calendrier des saisons (à la fin de cet ouvrage) : choisir des fruits et légumes de saison, c'est se garantir une excellente qualité au moindre prix, et c'est évident sur le plan écologique.

CE À QUOI VOUS DEVEZ FAIRE ATTENTION EN ENTREPOSANT VOS FRUITS ET LÉGUMES

Bien stocker ses fruits et légumes peut faire des miracles en matière de conservation et de fraîcheur durable.

Prendre en compte la température

Le climat dans lequel poussent les fruits et légumes est un bon indicateur pour savoir à quelle température les garder. On peut sans problème ranger les légumes-racines dans le réfrigérateur, même en dehors du compartiment à légumes. Les légumes qui viennent de pays chauds ou qui poussent simplement en période estivale se contentent très bien de la température un peu moins froide du compartiment à légumes, et peuvent même se garder en dehors du frigo. Les concombres et les aubergines font partie de ceux-là. Les tomates doivent toujours rester dans la cuisine, à l'air libre, elles conservent ainsi leur arôme.

Il est préférable de conserver vos légumes dans le réfrigérateur si vous souhaitez retarder le processus de maturation. Les bananes restent une exception : mieux vaut les garder dans la cuisine, comme les tomates.

Éviter les rayons du soleil

Les fruits et légumes déjà mûrs commencent à s'abîmer ou à germer plus vite quand ils sont exposés à la lumière du soleil. Mais si, au contraire, vous voulez accélérer le processus de maturation, vous pouvez aussi sciemment disposer vos fruits au soleil.

Garder en un seul morceau

Dès que la surface qui les protège est coupée, les fruits s'abîment nettement plus vite. Une courgette ou une pomme se garde plus longtemps entière que lorsqu'elle est coupée en morceaux bien avant d'être consommée.

Garder la saleté

Les légumes-racines dont la terre n'a pas encore été entièrement retirée se conservent plus longtemps que leurs collègues bien nettoyés. C'est la raison pour laquelle les carottes bio sont souvent proposées non lavées à la vente. Conservez donc vos légumes encore « sales ».

Jeter les produits gâtés

Une pomme pourrie contamine vite les fruits qui l'entourent, c'est pourquoi il faut tout de suite jeter les éléments pourris. Les bactéries apparaissent rapidement dans les produits dont la surface comporte des coupures ou des endroits découverts. Ces produits sont à manger en premier.

Ni trop, ni trop peu d'humidité

Pour beaucoup de variétés de légumes, l'air à l'intérieur d'un réfrigérateur est trop sec, ce qui leur fait perdre constamment de l'humidité et les fait donc pourrir plus rapidement. C'est le cas de la salade, des épinards et du céleri. Mieux vaut conserver ces légumes dans des sachets en plastique, des sacs en papier solides ou des boîtes en plastique. En revanche, d'autres légumes perdent vite de l'eau quand ils sont en contact avec une surface en plastique épaisse. Les champignons ne doivent jamais être emballés sous vide dans le frigo, par exemple, il est préférable de les stocker dans des sacs en papier.

Faire attention aux gaz

Les bananes, pommes, physalis et fruits de la passion développent en mûrissant beaucoup d'éthylène, qui stimule le processus de maturation de tout ce qui se trouve à proximité. Il peut être utilisé pour accélérer la maturité des avocats, par exemple. Sinon, il faut tenir ce genre de fruits à l'écart des autres et si possible sans emballage.

UN ACCOMPAGNEMENT RICHE EN NUTRIMENTS : LES GRAINES GERMÉES

Sous leur forme naturelle, elles fournissent beaucoup de protéines et de sels minéraux, et leur valeur nutritive est encore décuplée quand elles sont germées. Les légumineuses, tout comme n'importe quelle variété de céréales, ne sont pas comestibles crues, en revanche, les faire germer les rend propres à la consommation et facilite leur digestion (vous trouverez des informations sur cette pratique à partir de la page 90). Seuls les haricots rouges restent tabous dans le crudivorisme.

QUE DOIT-ON CONSOMMER ET EN QUELLE QUANTITÉ ?

Il faut laisser suffisamment de temps aux céréales et aux légumineuses pour germer afin d'éviter ballonnements et indispositions. En raison de leur teneur élevée en protéines, il faut veiller par ailleurs à bien choisir les aliments auxquels les associer (voir page 80) ; ces produits doivent être préparés avec des légumes de préférence. De cette façon, le corps peut parfaitement les assimiler.

LAISSER MACÉRER

Les noix et les graines possèdent des inhibiteurs d'enzymes qui compliquent leur digestion. Ce n'est qu'en les faisant germer que leur effet est annulé. Cependant, les conditions de fermentation peuvent être simulées : faites tremper les noix et les graines le soir dans le double de leur volume d'eau. Le lendemain matin, videz l'eau et rincez abondamment. Les noix suffisamment séchées se gardent ensuite plusieurs jours au réfrigérateur au cas où elles ne seraient pas consommées tout de suite.

Les céréales ne doivent pas être le centre du plat. Elles jouent un rôle indispensable en accompagnement des légumes à condition que ceux-ci ne quittent pas le devant de la scène. Un repas par jour dont le tiers est composé de jeunes pousses d'épeautre, de quinoa ou de pois chiche germés, c'est l'idéal. En consommer plus ne serait ni utile, ni même bénéfique dans le cas d'une alimentation majoritairement crudivore. Les points essentiels du menu se trouvent ailleurs, comme vous le savez à présent.

CE À QUOI VOUS DEVEZ FAIRE ATTENTION À L'ACHAT

Mieux vaut toujours acheter ses céréales sous forme de graines entières afin qu'elles ne deviennent pas rances trop vite. Les légumineuses et les variétés de céréales issues de culture conventionnelle ont souvent été trop traitées pour pouvoir germer. D'où l'intérêt de miser sur la qualité bio.

Il est préférable d'acheter du riz sauvage plutôt que du riz brun, car ce dernier ne germe pas suffisamment. Il faut au moins trois ou quatre jours au riz pour qu'il puisse être consommé sous forme de germes. Il peut être remplacé par de l'épeautre ou du blé de Khorasan, dont la consistance rappelle celle du riz cuit.

BONNES ALTERNATIVES

Vous n'êtes pas obligé de renoncer complètement aux céréales si vous souffrez d'une intolérance au gluten. Le quinoa et le riz sauvage germés sont des alternatives de très grande valeur nutritive au blé et autres céréales de ce genre. De même, les pseudo-céréales comme le sarrasin et l'amarante germent très vite et sont sans gluten.

RICHE EN COULEURS, EN VITALITÉ, EN SANTÉ

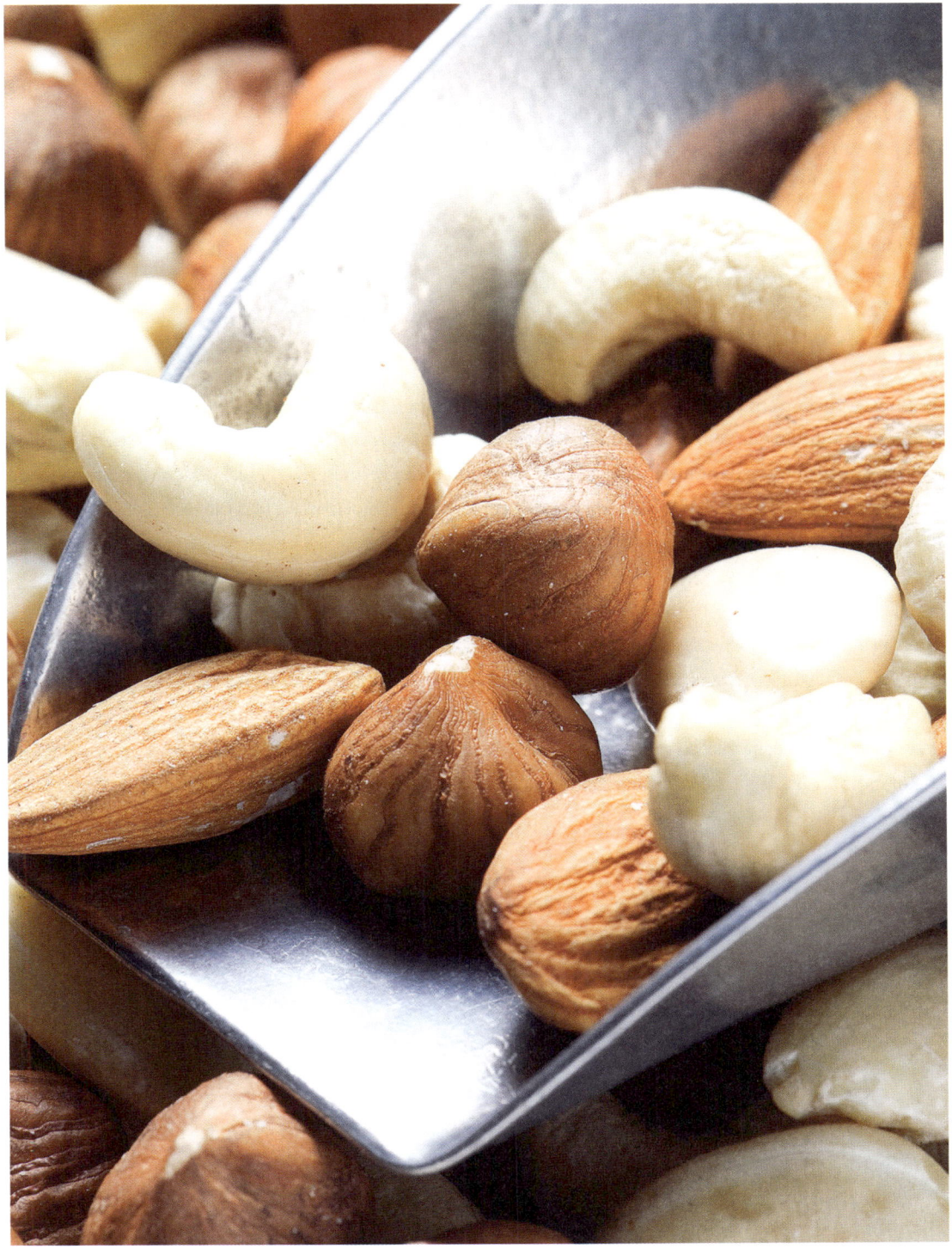

POUSSES ET GERMES

Avoir son propre jardin reste un rêve pour beaucoup de personnes ; manger les fruits et légumes qu'on a cultivés soi-même est, en particulier dans les grandes villes, un luxe qu'on peut rarement s'offrir. C'est pourquoi les jeunes pousses présentent une possibilité rapide et bon marché d'assister en direct à l'élaboration de sa propre nourriture. Non seulement elles apportent à notre organisme des substances très nutritives, mais elles nous font prendre conscience de toute la vie que renferme en réalité une petite graine apparemment inanimée. Dans le cycle vital de la plante, la germination est une étape au cours de laquelle la graine concentre en elle tout le potentiel de la plante. Elle n'a pas encore formé de racines et ne peut donc pas encore puiser dans la terre les substances essentielles qu'elle contient. Au lieu de ça, elle ne dispose que des nutriments nécessaires à sa croissance qu'elle renferme déjà en elle. Mais ceux-ci se multiplient par deux ou trois en très peu de temps lors de la germination, simplement en se développant au contact de l'eau et de la lumière.

UNE FABRIQUE DE NUTRIMENTS DANS SA PROPRE CUISINE

Les jeunes pousses font partie des aliments à la teneur en nutriments essentiels la plus élevée que nous puissions absorber. Elles représentent la source de vitamine C, de provitamine A et de beaucoup de vitamines B la plus facilement accessible et à laquelle nous pouvons avoir recours toute l'année.

LE PLEIN DE VALEURS NUTRITIVES

La teneur en vitamines et en sels minéraux des graines à germer augmente de manière exponentielle dans la courte période de croissance où la graine se transforme en jeune pousse. Chez les haricots mungo, par exemple,

CONCENTRÉS D'ÉNERGIE

Les graines germées et les jeunes pousses sont riches en vitamines, en sels minéraux, en protéines, en enzymes et en chlorophylle. Elles contribuent parallèlement à rééquilibrer le rapport acido-basique du corps.

Elles présentent des avantages aussi bien vis-à-vis des graines crues non germées que celles qui ont été cuites : dans les jeunes pousses, les nutriments sont au maximum de leur biodisponibilité, autrement dit, notre corps peut assimiler et utiliser de manière optimale les substances essentielles absorbées. Les jeunes pousses représentent ainsi le summum des graines, des céréales et des légumineuses. C'est de la nourriture vitale sous sa forme originelle.

la teneur en calcium et en fer est multipliée par deux, la présence de vitamines augmente de 200 % (vitamine B1, provitamine A) à 500 % (vitamine B2). À l'état cru, très peu de graines et de légumineuses contiennent de la vitamine C, mais 100 grammes de jeunes pousses couvrent déjà un bon quart des besoins journaliers.

LES JEUNES POUSSES SONT DE VRAIS PETITS MIRACLES !

Avec les graines germées, vous cultivez des aliments dont la teneur en vitamines continue de croître bien après la récolte. En hiver, tout particulièrement, les fruits et légumes ont perdu une part conséquente de leurs vitamines une fois arrivés dans notre cuisine.

Les jeunes pousses issues de votre culture personnelle continuent de gagner en vitamines dans votre frigo, même après avoir été cueillies, car elles n'ont pas encore achevé leur processus de maturation.

Et elles sont bien baraquées ! La plupart des jeunes pousses sont composées de 20 à 35 % de protéines, ce qui fait d'elles une concurrence sérieuse au bon vieux steak. Les protéines de graines germées peuvent facilement être absorbées par le corps, ce qui assure une assimilation optimale des protéines. Et tout ça avec un apport calorique minimal, une excellente digestibilité et de bonnes valeurs basiques. Que peut-on vouloir de plus (dans l'assiette) ?

CULTIVER SOI-MÊME SES JEUNES POUSSES

Faire pousser des graines germées est un jeu d'enfant et ne coûte presque rien. La diversité ne connaît quasiment aucune limite. Tout est permis, des classiques tels que le cresson et la luzerne aux graines de tournesol et au radis, des légumineuses comme les haricots mungo, les graines de soja et de lin aux céréales telles que le quinoa, le blé de Khorasan et le blé.

Après quelques essais, vous pouvez très vite identifier les jeunes pousses qui correspondent le mieux à votre goût, qu'elles soient piquantes ou craquantes, à la saveur tendre ou au goût de noisette. Par définition, on peut faire germer n'importe quelles graines, légumineuses ou céréales tant qu'elles sont de bonne qualité.

LE GERMOIR

Même le choix du germoir est laissé au libre goût et au budget de chacun. À l'aide d'une étamine ou d'un torchon en coton propre, on peut transformer rapidement et sans rien dépenser un simple bocal en une petite fabrique à germer. Mais dans les magasins bio, on peut aussi trouver des germoirs à plusieurs étages qui associent une esthétique agréable à la possibilité de cultiver différentes pousses en même temps pour un rendement important.

LES GRAINES GERMÉES, CE N'EST PAS DU FAST-FOOD

Votre culture dure en moyenne entre trois et quatre jours. Mais l'investissement est tellement minime que les pousses peuvent s'adapter sans problème à n'importe quel emploi du temps. En dehors des graines à germer et du germoir, tout ce dont vous avez besoin, c'est d'un peu d'eau, d'attention et d'amour pour la culture des plantes.

EN AVANT POUR LA PLUS PETITE FERME DU MONDE !

- Retirer les petits cailloux et les grains épars qui ont commencé à bourgeonner.
- Mettre les grains dans un bocal avec le double de volume d'eau et laisser reposer une nuit. Recouvrir le bocal d'une étamine ou d'un torchon en coton.
- Le lendemain matin, transvaser les grains dans le germoir ou bien fixer l'étamine avec un élastique et vider le verre de son eau. Enfin, arroser aussitôt les graines d'eau fraîche. Si vous avez choisi un germoir acheté dans le commerce, l'eau s'évacue directement ; si vous avez opté pour la culture en bocaux, ceux-ci doivent être retournés afin que l'eau puisse s'écouler entièrement à travers le tissu. L'important dans ce cas est simplement de ne pas retirer l'étamine mais de toujours arroser les graines à travers le tissu, matin et soir.
- Placer le germoir ou le bocal dans un endroit chaud, loin de la lumière directe du soleil, et arroser régulièrement.
- Après un ou deux jours, les premiers changements doivent être visibles. Les graines germées peuvent déjà être utilisées. S'il vous reste un peu de patience, vous pouvez encore les laisser tranquillement grandir quelques jours. À la fin de la germination, il est toujours possible de les exposer quelques heures à la lumière directe du soleil afin de favoriser la formation de chlorophylle.

LES MESURES D'HYGIÈNE À SUIVRE QUAND ON FAIT GERMER DES GRAINES

- Laver soigneusement les germoirs à l'eau très chaude avant chaque utilisation.
- Veiller à garder une bonne ventilation, les graines germées ne doivent jamais être cultivées dans des récipients complètement fermés.
- Arroser régulièrement. Lors de l'entretien des germes, l'eau doit toujours pouvoir s'écouler entièrement.
- Les graines de radis ou de moutarde peuvent être mêlées à d'autres variétés : grâce à leurs vertus antibactériennes reconnues, elles combattent de possibles développements de bactéries.
- Après la germination, rincer les germoirs avec un peu de vinaigre et enlever soigneusement tous les poils radiculaires.

VOICI VENU LE TEMPS DE RÉCOLTER ET DE SAVOURER

Au bout de trois ou quatre jours, le moment parfait pour récolter est arrivé, les jeunes pousses ont atteint le maximum de leur potentiel en matière de goût et de nutriments essentiels. Les germes de céréales comme le riz sauvage ou le blé peuvent en général attendre encore un ou deux jours : ça améliore encore plus leur digestibilité.

Intégrez simplement les jeunes pousses dans une salade, dans un repas de fruits ou de légumes, ou trouvez l'inspiration dans la partie recettes de ce livre (à partir de la page 151). Les graines germées peuvent ensuite se garder dans une boîte fermée jusqu'à trois jours dans le frigo, mais ne doivent pas être humides dans ce cas.

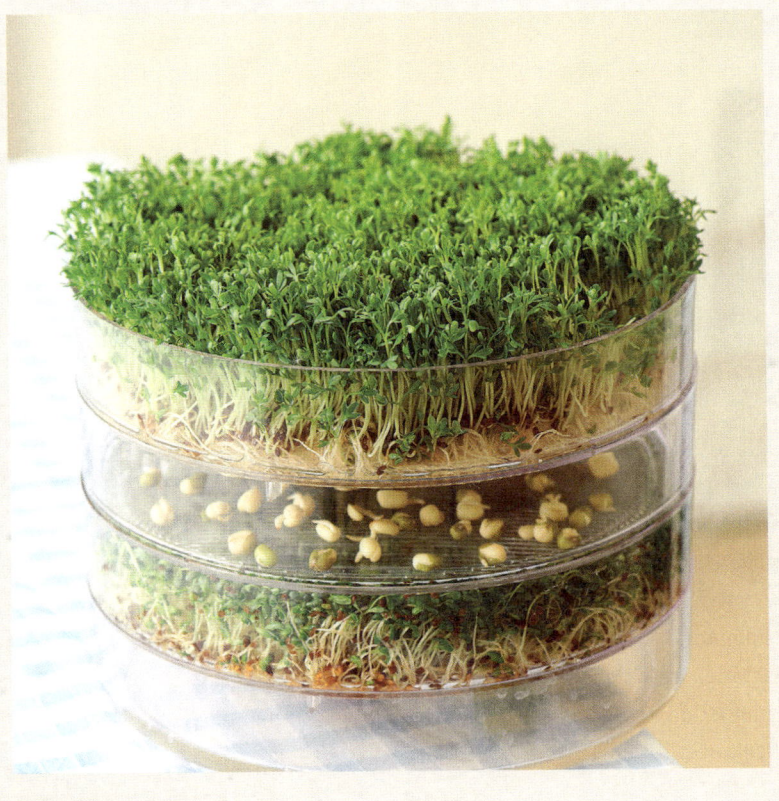

CE À QUOI VOUS DEVEZ FAIRE ATTENTION EN ENTREPOSANT VOS GRAINES GERMÉES

Si possible, stockez vos céréales dans des pots en verre étanches tout de suite après l'achat afin de les protéger des parasites. Si vous ne vous servez pas régulièrement des céréales, remuez-les brièvement une fois par semaine pour qu'elles ne restent pas figées et pour les aérer. Elles peuvent ainsi être conservées très longtemps dans un endroit sombre et frais.

NOIX ET GRAINES : DES CONCENTRÉS D'ÉNERGIE

Tout comme les céréales et les légumineuses, elles contiennent beaucoup de protéines. Leur teneur élevée en graisses saines en fait des concentrés de puissance absolus qui fournissent une telle énergie que nous pouvons tenir sans problème une journée particulièrement chargée.

QUE DOIT-ON CONSOMMER ET EN QUELLE QUANTITÉ ?

Quand on mange des noix, il faut toujours avoir à l'esprit qu'il s'agit d'une nourriture très énergétique – et qu'il ne faut donc pas trop en consommer. Cependant, elles représentent une part essentielle d'un crudivorisme équilibré. Une poignée de noix et de graines par jour prises en en-cas ou en accompagnement d'un dessert cru vous assure un apport suffisant en calories et en nutriments essentiels. Cela vaut la peine de faire tremper noix et graines pendant la nuit avant de les consommer : ça optimise leur digestion tout comme la biodisponibilité des nutriments.

CE À QUOI VOUS DEVEZ FAIRE ATTENTION À L'ACHAT

Afin de préserver leurs qualités nutritives, il est préférable de ne pas griller, chauffer ni même assaisonner les noix et les graines. Les noix se conservent mieux dans leur coquille que décortiquées. Les noix de cajou ne sont presque jamais tout à fait crues, car elles sont chauffées à la vapeur ou plongées dans l'huile bouillante afin de les débarrasser de leurs coques nocives. Les noix de cajou vraiment crues qu'on peut trouver sur Internet sont extrêmement chères.

CE À QUOI VOUS DEVEZ FAIRE ATTENTION EN ENTREPOSANT VOS NOIX ET GRAINES

En règle générale, les noix et les graines peuvent se garder plusieurs mois sans rancir dans des bocaux en verre fermés hermétiquement. En revanche, les variétés suivantes doivent être conservées au réfrigérateur, si possible : noisettes, pignons de pin, noix de macadamia, noix du Brésil, graines de lin et chènevis.

LE VINAIGRE DE CIDRE

Afin d'activer le métabolisme et la détoxication dès le matin, vous pouvez boire pendant un mois, au saut du lit, du vinaigre de cidre allongé : mélangez 2 c. à c. de vinaigre de cidre et 1 c. à c. de miel (facultatif) dans 300 ml d'eau, et buvez la préparation le ventre vide.

HUILES, VINAIGRES, CONDIMENTS ET ÉDULCORANTS NATURELS

Ils donnent aux repas ce petit plus, affinent les salades et apportent une note sucrée parfaite à chaque gâteau ou dessert crudivore. Les huiles, les herbes fraîches ou séchées, les épices et les édulcorants sont ces petites aides qui, dans le crudivorisme aussi, vont assurer à votre repas un goût qui ne soit pas uniforme mais tout simplement bon, au contraire.

QUE DOIT-ON CONSOMMER ET EN QUELLE QUANTITÉ ?

En assaisonnement, il n'existe évidemment pas de règles fixes. Pour chaque repas, vous avez besoin d'autant de vinaigre, d'huile, de sel, de piment, de gingembre, de sirop d'agave ou de persil que le dicte votre goût. Pour certains, il faut mettre une petite gousse d'ail dans une sauce froide crue, d'autres préfèrent en mettre une demi-tête.

CE À QUOI VOUS DEVEZ FAIRE ATTENTION À L'ACHAT ET AU STOCKAGE

Dans les mélanges d'épices, il se cache souvent des additifs artificiels comme le monosodium glutamate, reconnu comme un exhausteur de goût très controversé. De plus, des processus de fabrication inutiles sont souvent utilisés, comme le fait de chauffer excessivement certaines huiles. C'est pourquoi il faut, là aussi, être très attentif à ce que vous mettez dans votre panier de courses – et donc dans votre assiette.

LE VINAIGRE

C'est le vinaigre de cidre qui offre la plupart des effets bénéfiques pour la santé, c'est souvent aussi le seul qui soit vraiment cru. En faisant fermenter le cidre, on obtient un vinaigre qui peut se vanter de posséder tous les nutriments dont disposent également les pommes. En plus de tout cela, on lui prête de puissantes vertus curatives. Non seulement il aide à lutter contre l'acné, mais il aide le corps à se libérer de ses toxines. Un vinaigre de cidre trouble contient davantage de nutriments essentiels qu'un vinaigre filtré, plus clair.

LES STARS DE LA GRAISSE DANS LA CUISINE CRUDIVORE

- **L'huile d'olive :** un classique dans (presque) toutes les cuisines, que ce soit chez les crudivores ou chez les amateurs de plats méditerranéens. Elle contient beaucoup d'acides gras, mais non saturés, qui peuvent faire baisser le taux de cholestérol. Le mieux est de toujours acheter des bouteilles opaques pour qu'elle se garde plus longtemps. D'autre part, veillez à ce que ce soit de l'huile d'olive extra-vierge.
- **L'huile de noix de coco :** cette huile est l'une des meilleures sources d'acides gras de chaîne moyenne, alors que la plupart des acides gras que nous consommons sont à chaîne longue. L'huile de coco diminue ainsi le taux de cholestérol et les risques de maladies cardio-vasculaires. Par ailleurs, elle présente de grandes facilités de digestion et est également indiquée pour les personnes ayant des difficultés à assimiler les graisses.
L'huile se durcit en dessous de 20 °C, mais elle redevient liquide une fois chauffée, plongée dans un bain-marie ou exposée au soleil, par exemple. On peut trouver de l'huile de noix de coco vierge dans les magasins bio.
- **L'huile de graines de lin et l'huile de chanvre :** riches en acides gras tels que les oméga-3 et oméga-6, ces deux huiles fournissent des graisses essentielles souvent trop peu présentes dans notre alimentation. L'huile de chanvre a un agréable goût de noisette, tandis que l'huile de lin peut être légèrement amère. L'huile de chanvre peut se conserver entre six et neuf mois après ouverture, l'huile de lin ne se garde que quatre à huit semaines. Ces deux huiles doivent être conservées dans des bouteilles opaques au réfrigérateur afin de garantir leur fraîcheur. On peut les acheter aussi bien sur Internet que dans la plupart des magasins bio.

LES HUILES

Les huiles raffinées sont purifiées à l'aide de produits chimiques ou en étant chauffées à des températures souvent supérieures à 200 °C, tandis que les huiles pressées à froid, soigneusement débarrassées de toute peau et pépins avant la pression, n'ont pas besoin d'une telle purification. Ce procédé permet non seulement de préserver davantage de vitamines et de substances végétales secondaires, mais aussi de goût.

LES HERBES AROMATIQUES ET LES ÉPICES

En matière d'épices, vous devriez attacher une importance particulière aux composants naturels. Les exhausteurs de goût et les arômes artificiels sont inutiles s'ils sont ajoutés à des produits d'excellente qualité. À choisir entre les herbes déshydratées et les herbes fraîches, optez de préférence pour la botte d'aromates fraîche. Le persil, le basilic, le thym ou l'aneth peuvent aussi être cultivés en pot ou en jardinière sur le rebord de fenêtre de n'importe quelle cuisine, et ainsi être toujours cueillis directement.

LE SEL

Pour assaisonner un plat cru, le sel n'est pas toujours nécessaire. Mais s'il faut absolument du sel, alors, surtout, utilisez du sel marin ou du sel de l'Himalaya. Le sel de table ordinaire est préparé dans des mines de sel et raffiné. Lors de ce processus, il est purifié à une température supérieure à 600 °C, ce qui modifie sa composition chimique et, en outre, élimine ou réduit les sels minéraux qu'il contient naturellement. Le sel marin est au contraire naturel, séché en douceur et renferme plus de 70 oligo-éléments, tout comme le très apprécié sel de l'Himalaya.

De plus, il existe des alternatives : la sauce Nama Shoyu, en quelque sorte la reine des sauces soja, serait un très bon choix. Elle est ni pasteurisée, ni chauffée. En outre, elle contient beaucoup d'enzymes et de bactéries lactiques. On peut la trouver sur Internet et dans des magasins bio bien achalandés. La simple sauce soja peut également être une alternative dans la mesure où elle ne contient aucun colorant ou autre additif.

La pâte miso est obtenue à partir de graines de soja, de blé ou de riz fermentées. On peut l'acheter non pasteurisée dans des magasins bio ou asiatiques. Enfin, non seulement les flocons de levure donnent une saveur agréable aux plats, mais ce sont en plus des compléments alimentaires, car ils sont riches en vitamines B, en acide folique, en sels minéraux et en protéines faciles à assimiler. On peut en trouver dans les magasins bio ou de produits diététiques. Souvent nommés « levures alimentaires », il ne faut toutefois pas les confondre avec les levures de bière ou les extraits de levure.

LES ÉDULCORANTS

La preuve que le crudivorisme ne doit pas être assimilé à la privation est qu'il existe une multitude de boissons sucrées et de desserts crus. Au lieu des poignées d'amour, le crudivorisme propose une bombance éhontée, gorgée de vitamines et d'antioxydants. Même s'il faut renoncer au sucre – ainsi qu'au sucre de canne brut pas franchement cru –, il existe une foule d'alternatives naturelles (voir l'encadré page suivante).

L'ÉLITE : LES « SUPERALIMENTS »

Si Superman existait, voilà de quoi il se nourrirait ! Les superaliments sont des produits végétaux qui contiennent bien plus de nutriments essentiels sous leur forme naturelle que des aliments industriels. Il s'agit de véritables concentrés de santé qui présentent un volume extraordinairement élevé d'antioxydants, de vitamines, de sels minéraux, d'acides aminés et d'autres substances bénéfiques pour la santé. Cela fait d'eux une équipe de supporters toute particulière pour le système immunitaire et le corps.

QUE DOIT-ON CONSOMMER ET EN QUELLE QUANTITÉ ?

Les superaliments ne sont pas, comme leur nom le laisse deviner, une nourriture de tous les jours. Bien entendu, ils peuvent être intégrés chaque jour à votre menu, cependant ils n'en représentent pas la base mais plutôt le point d'orgue. Une ou deux cuillerées à café de superaliment par jour, prises comme un complément alimentaire naturel, sont suffisantes en général pour profiter sur le long terme de tous les effets positifs de ces plantes sur notre bien-être.

LES ALTERNATIVES AU SUCRE

- **Les dattes :** elles sont l'exemple type des édulcorants qui peuvent représenter un enrichissement dans notre alimentation. Outre une teneur élevée en fibres, elles contiennent également du fer, du magnésium, de la vitamine B6 et une foule d'autres vitamines et sels minéraux.
- **Les raisins secs :** tout comme les dattes, ils peuvent eux aussi être utilisés dans des recettes comme édulcorant en les passant au mixeur ou au robot.
- **Le sirop d'agave :** extérieurement, cet extrait d'une variété de cactus mexicain ressemble à du miel liquide. Il s'agit pourtant d'un édulcorant purement végétal avec un indice de glycémie très bas, et donc un effet très faible sur le taux de sucre dans le sang. Comme on est obligé de le chauffer un peu pour l'obtenir, le sirop d'agave n'est pas cru à 100 %. On peut toutefois commander ce produit sur Internet chez certains fournisseurs de produits crudivores.
- **Le sirop d'érable :** il est beaucoup plus chauffé lors de sa fabrication que le sirop d'agave et n'est donc absolument pas disponible en qualité crue. Il donne cependant beaucoup de saveur et de douceur à certaines recettes. Il est produit à partir de la sève de l'érable à sucre, et on peut l'acheter en supermarché, épicerie et dans la plupart des magasins bio.
- **Le miel :** le miel est le seul sous-produit d'origine animale qui soit utilisé par certains végétaliens. Non seulement il possède une saveur sucrée toute particulière, mais aussi des propriétés antibactériennes, et il renforce le système immunitaire.
- **Le stévia :** depuis son homologation par l'UE comme édulcorant à la fin 2011, nul ne peut enrayer le succès galopant du stévia. Cette plante est également nommée « herbe miel » car ses feuilles ont un pouvoir édulcorant exceptionnellement fort, semblable à celui de la réglisse. Le stévia contient des antioxydants, mais quasiment pas de calories. En outre, il ne favorise pas l'apparition de caries, contrairement au sucre, mais purifie la bouche grâce à ses propriétés antibactériennes : le sucre sans mauvaise conscience et sous sa forme la plus naturelle.

LE CACAO CRU

La superstar incontestée du milieu crudivore ! Son mélange unique de sels minéraux, d'acides gras oméga-6, de fibres et de bien plus d'antioxydants qu'en contiennent réellement le vin rouge et le thé vert est un véritable baume pour le corps et l'âme. Malheureusement, la plupart de ces précieux composants se perdent pendant les préparations habituelles du chocolat traditionnel.

Des livres entiers ont été écrits sur les effets extraordinaires du chocolat cru sur notre bien-être, il est même décrit comme la « nourriture des dieux ». Et à raison : la phényléthylamine contenue dans les fèves de cacao, ajoutée à l'anandamide et au tryptophane, agit sur le corps comme l'amphétamine. Ce qui veut dire avant tout une chose : ils augmentent notre sentiment de bonheur. En outre, le taux de caféine et de théobromine a un effet stimulant et favorise la concentration, une conséquence souvent souhaitée également. On peut trouver du cacao cru sous la forme de poudre, de fèves entières et d'éclats, presque exclusivement sur Internet, pour l'instant, hélas (page 222).

EXISTE AUSSI SANS CAFÉINE

On peut également utiliser de la poudre de caroube dans ses recettes : une alternative au cacao sans caféine. Alors que le cacao est très amer, la caroube possède naturellement une saveur sucrée. La caroube est le fruit du caroubier (ou pain de saint Jean-Baptiste ou figuier d'Égypte) et est riche en sels minéraux. On peut en trouver dans les magasins de produits bio ou diététiques.

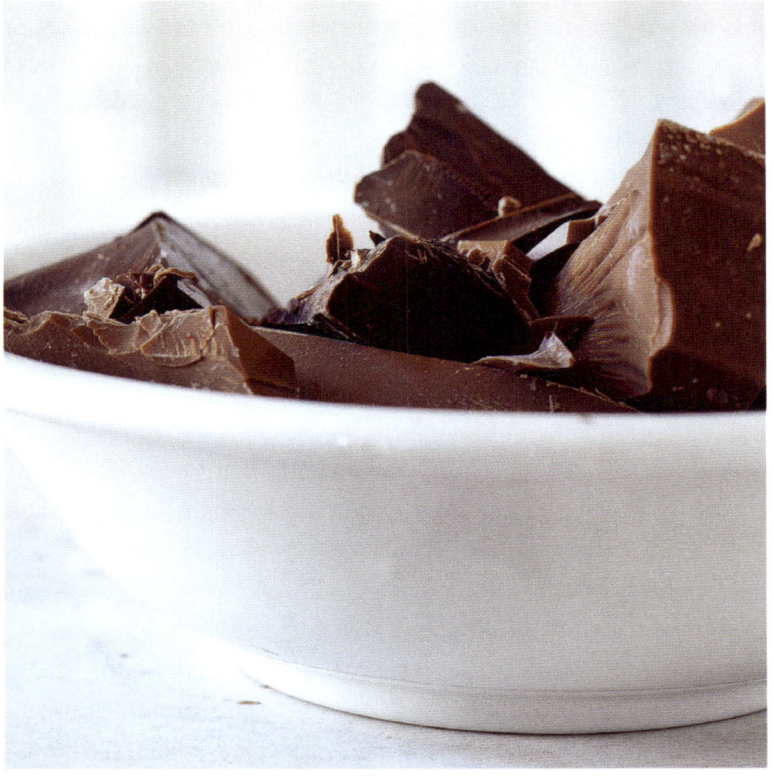

LA MACA

Ce superaliment intéressant nous vient, sous forme de poudre, des Andes. La maca est le remède antistress idéal : il favorise la régénération des glandes surrénales, la partie du corps où l'adrénaline est produite. Par ailleurs, on lui prête des vertus aphrodisiaques. Il suffit de prendre entre une demi-cuillerée et une cuillerée à café complète chaque jour pour se rendre compte de l'effet de la maca sur notre corps. Pour l'instant, ce produit est disponible en ligne exclusivement.

LES BAIES DE GOJI

Petit mais costaud ! En raison de leur profusion de nutriments et de substances végétales secondaires, ces baies occupent une place de choix dans la médecine chinoise. Le « fruit du bien-être » est riche en antioxydants, en vitamines B et en vitamine C. Par ailleurs, elle apporte tous les acides aminés nécessaires et est composée à 10 % de protéines. Pour résumer, son mélange de substances vitales agit positivement sur notre silhouette et notre système immunitaire. On peut se procurer des baies de goji dans les magasins bio et de produits diététiques.

LES HERBES D'ORGE ET DE BLÉ

Les herbes céréalières se situent à un stade intermédiaire entre le germe et l'épi. C'est sous cette forme qu'elles concentrent la plus forte proportion de chlorophylle et d'enzymes. Des chercheurs ont identifié dans l'herbe de blé plus de 100 nutriments essentiels, antioxydants, enzymes et substances végétales secondaires qui profitent à notre corps. En outre, l'herbe est composée à 20 % au moins de protéines nutritives.
Dans la plupart des cas, elles sont consommées sous forme de jus, car c'est de cette manière que le corps assimile le mieux les précieux éléments. En outre, l'herbe d'orge et l'herbe de blé peuvent être cultivées chez soi et pressées avec une centrifugeuse spéciale (voir l'encadré).
On peut aussi recourir à du jus d'herbe de blé ou d'orge en poudre ou savourer des shots fraîchement préparés dans un bar à jus. Prendre chaque jour un shot de 2 ou 4 cl de poudre, autrement dit une cuillerée à soupe mélangée dans un peu d'eau, c'est une cure quotidienne particulièrement bénéfique pour la détoxication et la revitalisation du corps.

LES ALGUES

Dans d'autres cultures, cela fait des siècles qu'on consomme les forces venues de la mer sous la forme d'algues. En France, malgré leurs pouvoirs bénéfiques sur la santé, la chlorella, la spiruline, les algues AFA et d'autres ne trouvent que très lentement leur place. Elles se composent d'au moins 60 % de protéines nutritives et nous fournissent tous les acides aminés essentiels. En plus de cela, elles font office de nettoyant universel sous l'eau et elles appliquent cette propriété fortement désintoxiquante à notre alimentation.
La plupart du temps, les algues sont proposées sous forme de poudre. Une cuillerée à café par jour est un remède préventif suffisant pour assurer une régénération des cellules et la détoxication des éléments atteints par

les agressions de l'environnement. Mélangez de la poudre de spiruline ou autre dans un verre de jus d'oranges fraîchement pressées si vous voulez diluer un peu leur goût caractéristique. Elles sont disponibles dans beaucoup de magasins de produits diététiques et bio, ainsi que sur les sites Internet spécialisés.

LE POLLEN ET LA PROPOLIS

Tout comme le miel, ces deux produits ne sont pas végétaliens mais regorgent d'éléments bénéfiques pour la santé dont on peut profiter si on le souhaite.

Les abeilles se servent de la propolis pour colmater les ruches et pour éliminer les bactéries et les champignons. La propolis conserve cette propriété antibactérienne aussi bien quand on l'applique en surface – sur des boutons ou des blessures, par exemple – que lorsqu'on l'utilise pour un mal intérieur – comme en cas de refroidissements ou d'infections intestinales. Elle renforce en outre notre système immunitaire.

Le pollen de fleurs se présente sous la forme de petits granules dorés débordant d'énergie, d'enzymes et de vitamines. Il se compose à 35 % de protéines et est, en raison de sa forte valeur nutritive, le compagnon de voyage idéal quand il est difficile de garder avec soi en permanence de la nourriture riche en nutriments.

On peut trouver ces deux produits dans de nombreux magasins de produits bio et diététiques. La propolis est disponible sous forme de poudre, de granules et de teinture-mère et doit, dans les premiers temps, être utilisée en respectant les consignes figurant sur l'emballage. Toutefois, on peut progressivement augmenter le dosage avec le temps. Ces indications valent également pour le pollen de fleurs ; vous pouvez commencer en en prenant une cuillerée à café par jour. Veillez à garder le pollen au réfrigérateur pour une conservation optimale.

FAIRE SA PROPRE CULTURE DE NUTRIMENTS ESSENTIELS

Les herbes céréalières ne peuvent malheureusement pas pousser dans des bocaux ou des germoirs, car elles ont besoin de davantage d'éléments nutritifs. Ça se cultive un peu comme de l'herbe à chat, un peu de terreau suffit.

Et pour ceux qui ne souhaitent pas tout de suite investir dans une centrifugeuse spécifique, il est possible aussi de mixer les herbes dans un blender avec un peu d'eau et de terminer en extrayant le jus avec une étamine ou un torchon en coton fin.

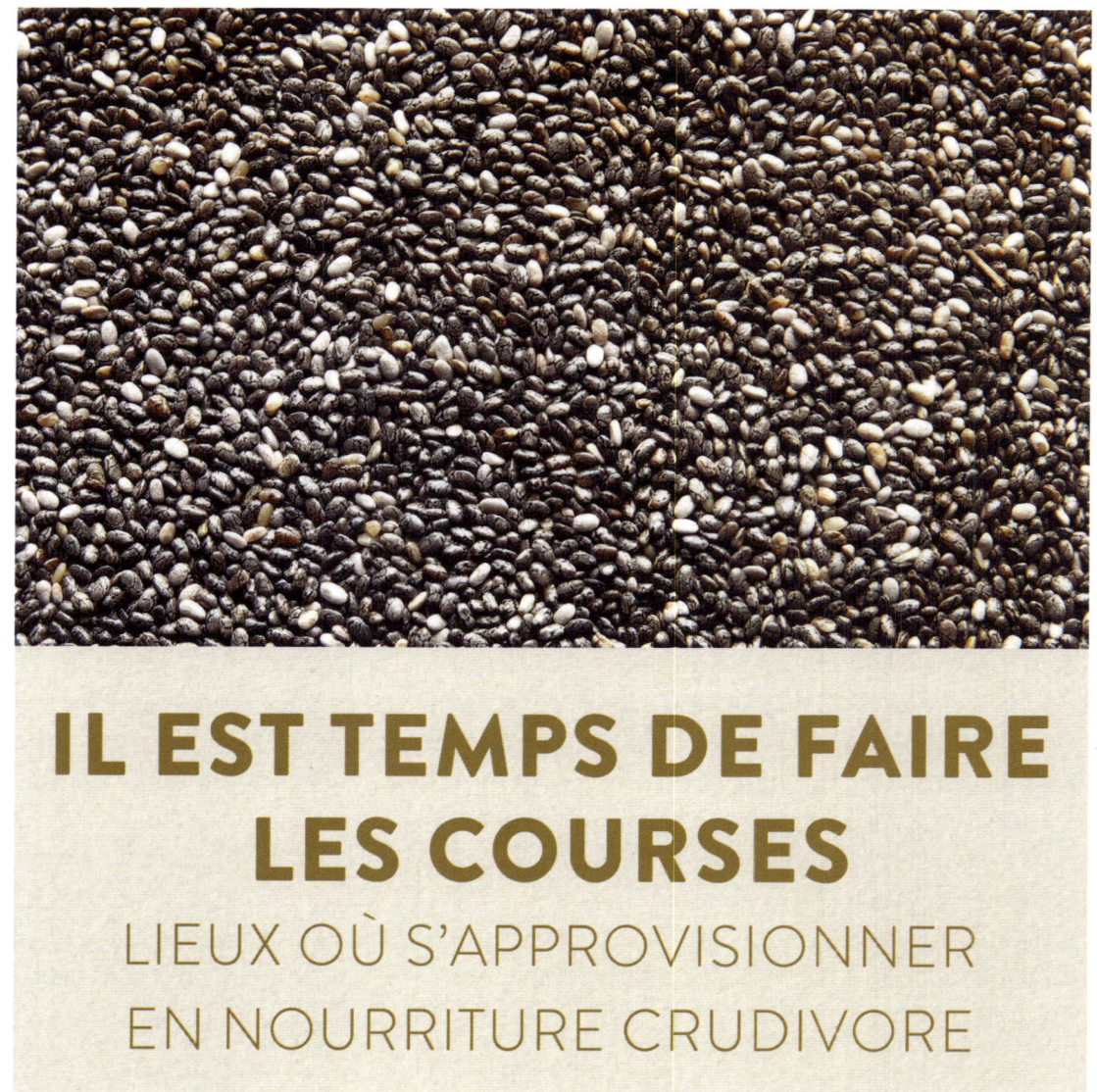

IL EST TEMPS DE FAIRE LES COURSES
LIEUX OÙ S'APPROVISIONNER EN NOURRITURE CRUDIVORE

La modification de votre alimentation implique évidemment un changement dans vos habitudes de consommateur. Une fois devenu crudivore plus ou moins assidu, vous vous mettrez à délaisser 80 % des rayonnages d'un supermarché ordinaire, notamment les allées de boîtes de conserve aussi bien que le rayon sucreries. Au lieu de ça, vous remplirez surtout votre chariot d'aliments tels que fruits et légumes, noix et graines, huiles et herbes aromatiques. Mais il faut bien l'avouer aussi : dans de nombreux supermarchés, la qualité des fruits et légumes frais laisse plutôt à désirer, hélas. Il est fréquent qu'ils ne répondent pas aux exigences d'un crudivorisme complet. Car notre alimentation repose sur l'aspiration à prodiguer à notre corps la meilleure et la plus naturelle des nourritures afin qu'il puisse se renforcer et se régénérer de manière optimale. C'est pourquoi la qualité des aliments est aussi importante dans un mode de vie crudivore. Votre corps ne peut se construire que sur la base de ce que vous lui offrez.

LES MEILLEURES ADRESSES POUR MANGER CRU

Bien sûr, vous savez où vous achetez votre nourriture, mais en passant à une alimentation crudivore, ou du moins en mangeant davantage cru, quelques adresses auxquelles vous ne prêtiez presque pas attention jusque-là pourraient aussi s'avérer intéressantes.

LE MARCHAND DE FRUITS ET LÉGUMES

Certes, les fruits et légumes qui y sont proposés sont assez classiques en général, mais c'est le meilleur endroit où trouver des produits de saison à bas prix.
Petit conseil : en plus du frais, il y a souvent des produits turcs et arabes de bonne qualité comme le tahini (une crème de sésame) ou des figues séchées.

LE MARCHÉ HEBDOMADAIRE

Il offre la possibilité de comparer directement la qualité des différents fournisseurs. De plus, il est souvent possible de goûter la nourriture.
Petit conseil : en y allant peu de temps avant la fin du marché, vous pourrez profiter de nombreux prix réduits, que ce soit pour les fruits et légumes ordinaires comme pour les produits bio.

LES MAGASINS BIO

La plupart du temps, il y a un large choix de fruits et légumes frais et non traités, de céréales, de noix et de graines hautement nutritives. Presque toutes les enseignes proposent une grande diversité de produits locaux et de saison.

NOUVEAU DÉPART

Les premières grosses courses liées au passage au crudivorisme peuvent être l'occasion idéale de faire le ménage dans les placards de la cuisine. Si personne dans votre foyer n'y voit d'objection, rangez dans le cellier ce qui est le plus susceptible de vous donner envie de cuire votre nourriture. Encore mieux : sortez ces ustensiles de votre maison, par exemple en les offrant à des amis à qui cela pourrait faire plaisir. Vous réduirez ainsi le risque de céder à d'anciennes petites envies.

Petit conseil : beaucoup de magasins bio changent les prix des fruits et légumes chaque semaine, ce qui peut avoir un effet considérable sur votre budget.

SUPERMARCHÉS, DISCOUNTERS

Ce sont souvent les magasins les plus proches de chez nous et, dans bien des cas, des lieux fiables et pratiquant en outre de bons prix sur les fruits et légumes comme les noix et les graines.

Petit conseil : les supermarchés traditionnels proposent de plus en plus souvent des produits bio et issus du commerce équitable à des prix abordables. Ils offrent ainsi un bon moyen de ne pas être obligé de renoncer totalement à la qualité bio quand on a un petit budget.

LES COOPÉRATIVES BIO

Sous ce terme générique se concentrent une multitude d'initiatives communautaires structurées comme une société coopérative. Que ce soit dans les magasins participants, les coopératives autosuffisantes ou les groupements d'achats, les membres de ce réseau s'impliquent bien davantage que ce que l'on a coutume de voir dans le commerce traditionnel.

Soit les fruits et légumes sont cultivés par les marchands eux-mêmes, soit ils viennent directement des fermes de la région et sont redistribués aux magasins participants. Les coopératives s'intéressent constamment aux procédés de fabrication écologiques et équitables, et elles favorisent l'échange social entre les membres qui se rencontrent régulièrement ou qui participent à la récolte ou au transport des produits.

Petit conseil : depuis quelques années, on trouve des coopératives dans toutes les régions. Comparez le principe d'organisation des différentes initiatives pour trouver celle qui correspond le mieux à vos attentes.

LES ABONNEMENTS AUX PANIERS DE LÉGUMES

Un peu comme dans les coopératives, vous pouvez vous faire livrer ou venir chercher chaque semaine un assortiment de fruits et légumes, en général de saison. On vous propose souvent des caisses de légumes de différentes tailles de sorte que tout le monde trouve la formule qui lui convient, du célibataire à la famille nombreuse en passant par les colocataires.

Cependant, cela ôte l'aspect social de la coopérative. La plupart du temps, les paniers sont composés dans des exploitations bio locales sans que le client puisse spécialement intervenir sur le choix des produits. Mais depuis peu, il existe aussi de nombreuses exploitations agricoles et horticoles auprès desquelles on peut commander exactement ce qu'on voudrait parmi les offres disponibles.

Petit conseil : veillez à trouver un abonnement direct du producteur au consommateur, car il est fréquent que des grossistes proposent également la livraison en ligne de fruits et légumes.

LES VENTES À LA FERME ET LES CUEILLETTES DANS LES EXPLOITATIONS

Que vous viviez à la campagne ou que vous prévoyiez de temps à autre un week-end au vert, cueillir des fraises directement dans le champ par une belle journée d'été est une véritable source de plaisir pour toute la famille. Et si vous manquez de temps pour la cueillette des fruits, les magasins de fermes et la vente directe offrent la possibilité de se procurer sur place des produits locaux tout en respirant un peu l'air de la campagne.

Petit conseil : malgré le recours toujours plus important à la technologie, l'agriculture exige énormément de travail et de temps. C'est pourquoi beaucoup de petites exploitations ne sont pas présentes sur Internet. Dans les régions agricoles, la meilleure façon de les trouver est de repérer les panneaux indiquant les fermes ou d'écouter les conseils de l'une ou l'autre de vos connaissances.

LES MAGASINS SPÉCIALISÉS DANS L'ALIMENTATION CRUE

Depuis quelques années, il commence à apparaître dans certaines grandes villes de France des magasins spécialisés uniquement dans la vente de produits crudivores, ou du moins qui ont largement développé leur rayon consacré à l'alimentation crue, en raison d'une demande toujours croissante.

Petit conseil : la plupart des boutiques crudivores, qui sont d'ailleurs très récentes, possèdent un site Web et peuvent facilement se trouver. Vous avez souvent la possibilité de demander des conseils concernant votre région en passant par des réseaux et des forums en ligne (vous pourrez trouver quelques adresses dans ce livre à la page 222).

LA CULTURE EN CONTENEURS

La culture en conteneurs consiste à semer les graines horticoles dans des pots et non à même le sol. Cette méthode permet de cultiver les herbes et les variétés de légumes les plus diverses aussi bien là où la terre n'est pas assez fertile que dans des lieux où l'on manque de place. Les jardinières de fleurs sont déjà une forme bien connue de culture en conteneurs. Cependant, il faut souvent faire preuve de créativité pour utiliser de manière optimale la place disponible. Ainsi, de vieux pneus deviennent des boîtes à épinards, de petits chariots mis au rebut se transforment en caisses à légumes à roues, et même les bottes en caoutchouc peuvent être reconverties en pots à herbes aromatiques. La seule chose qui importe est de faire ses plantations en fonction de l'espace dont chaque plante a besoin, d'utiliser du terreau suffisamment riche et de ne pas oublier de percer les récipients afin que l'eau puisse s'écouler.

LA VENTE EN LIGNE

Des ingrédients spécifiques au crudivorisme tels que le cacao cru, la poudre de maca ou la spiruline, mais aussi des snacks et des sucreries crus tout comme certains fruits particulièrement rares, se commandent malheureusement uniquement sur Internet dans certaines régions.

Petit conseil : dans ce cas, ça vaut la peine de consacrer un peu de temps à comparer les prix et la qualité des sites. Vous pourrez également trouver quelques adresses pour commencer à la page 222.

FAIRE SES PROPRES CULTURES

Parfois, il n'est pas du tout nécessaire de sortir de chez soi pour apporter des aliments frais sur la table. Les herbes aromatiques et les tomates peuvent être cultivées dans le plus petit des appartements, et n'importe quel balcon peut se transformer en miniferme grâce au principe de la culture en conteneurs. Et si, malgré tout, il vous faut plus de place, les jardins communautaires poussent un peu partout sur le sol des grandes villes.

Petit conseil : mieux vaut commencer simplement avec quelques semences d'herbes aromatiques et des jardinières de fleurs, pour se lancer dans la culture en conteneurs dès qu'on se sent les pouces verts. Les jardins communautaires ont parfois de longues listes d'attente et il faudra donc vous armer de patience.

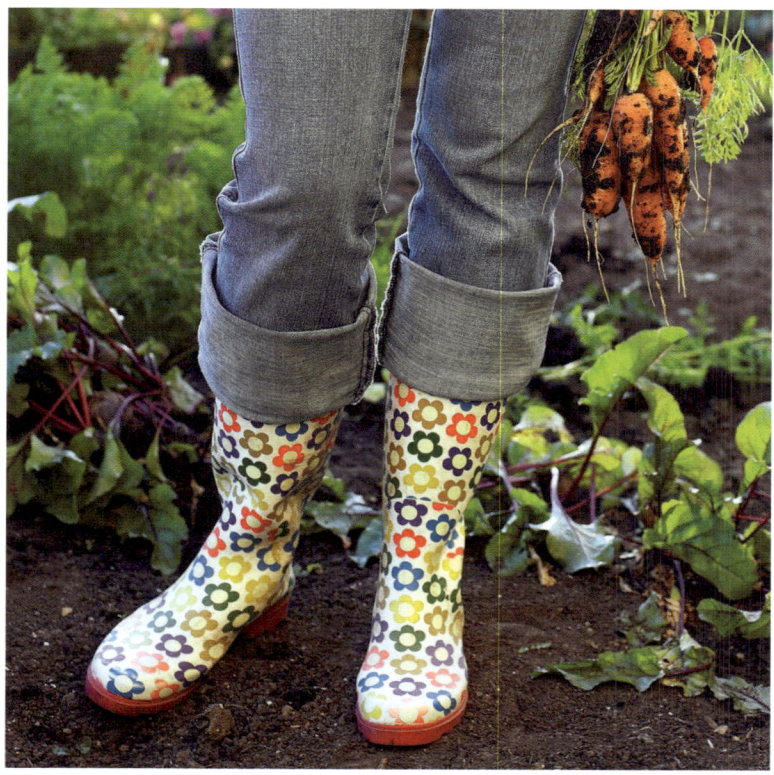

LA NOURRITURE GRATUITE : LES HERBES FOLLES ET LES FRUITS DES VERGERS TOMBÉS DE LEURS ARBRES

Beaucoup de choses qui poussent en liberté dans la nature sont non seulement gratuites mais aussi très saines. Même les prétendues mauvaises herbes telles que l'ortie ou le pissenlit regorgent de nutriments essentiels. Par ailleurs, on trouve même en périphérie des grandes villes des vergers abandonnés et de délicieux mûriers sauvages.

Petit conseil : depuis peu, il existe aussi des sites Internet qui vous permettent d'en savoir plus sur la cueillette sauvage, proposant même des listes des plantes comestibles (voir page 222) ; c'est une bonne opportunité de découvrir la nature qui vous entoure d'un œil nouveau.

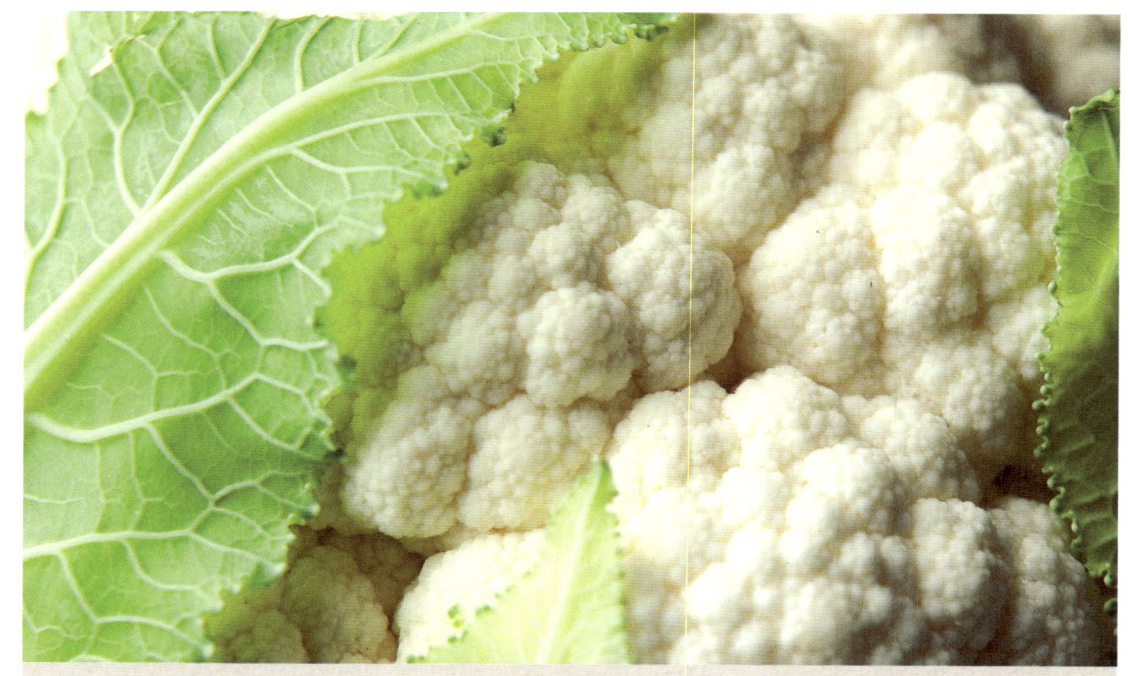

COUTEAUX, MIXEURS & CO.
L'ÉQUIPEMENT ET LES USTENSILES DE LA CUISINE CRUDIVORE

Au fond, pour manger cru, il vous suffit de deux mains, d'un plat creux, d'une planche à découper et d'un bon couteau. Vous pourriez sans problème vous nourrir pendant des semaines sans aucun autre ustensile et créer une multitude de salades et de repas simples. Mais avec un équipement un peu plus complet, vous accédez bien sûr à davantage de plaisir et de saveurs.

Il n'existe pas un « seul et unique véritable paradis crudivore » dans lequel ce mode alimentaire peut être pratiqué convenablement. Chacun se crée son propre monde du cru selon ses souhaits personnels et son propre

PETITS ROBOTS, GRANDES PUISSANCES

Dotés de moteurs d'environ 1 500 Watts, les power-blenders offrent une énergie et une longévité maximales. Ils peuvent réduire en purée sans problème des légumes très durs comme la betterave ou la patate douce, et transforment en quelques secondes des fruits congelés en sorbets crémeux. Avec 600 € à l'achat en moyenne, cette puissance exceptionnelle a cependant un sacré prix.

budget – avec exactement les ustensiles et les petits accessoires qu'il aimerait utiliser. En changeant d'alimentation, on n'est absolument pas obligé de bazarder complètement la cuisine dont on se servait jusque-là. Il suffit de ranger ailleurs les ustensiles de cuisine dont on ne se sert pas temporairement, comme le four à micro-ondes ou encore le gaufrier. De cette manière, vous obtenez souvent de nouveaux plans de travail qui permettent, même dans de petites cuisines, de se lancer sans compter dans les innombrables préparations crues.

LES STARS DU MONDE CRUDIVORE

Il y a certains ustensiles qui non seulement sont indispensables pour réaliser de nombreuses recettes, mais vous facilitent aussi considérablement la vie. Les ustensiles de bonne qualité tiennent la plupart du temps plusieurs années, si bien que vous pouvez vous procurer à petits prix des modèles un peu anciens et toujours fonctionnels, souvent même en occasion, en passant par des personnes de votre entourage ou des enchères sur Internet.

LE ROBOT MÉNAGER

L'instrument le plus polyvalent de la cuisine crudivore. Il coupe, hache, mélange et réduit en purée les fruits et légumes, transforme les noix en bouillie ou en farine et hache les herbes. Une vraie merveille dans tous les domaines, quasiment incontournable quand on prépare régulièrement des produits frais !
Ce dont il faut tenir compte à l'achat : le plus important est que la machine soit robuste et possède un moteur puissant. Mieux vaut éviter les robots ménagers aux pièces détachables compliquées à nettoyer ou au moteur d'une puissance inférieure à 500 Watts.

LE BLENDER

Sans lui aussi, la cruvolution devient très difficile. Il est idéal pour toutes les préparations plutôt liquides comme les smoothies (verts ou aux fruits exclusivement), les cocktails, les sauces, les assaisonnements et les soupes.
Ce dont il faut tenir compte à l'achat : là encore, il vaut mieux choisir un moteur puissant et une bonne finition, car on fait beaucoup plus usage du blender dans le crudivorisme que d'habitude. C'est pourquoi un

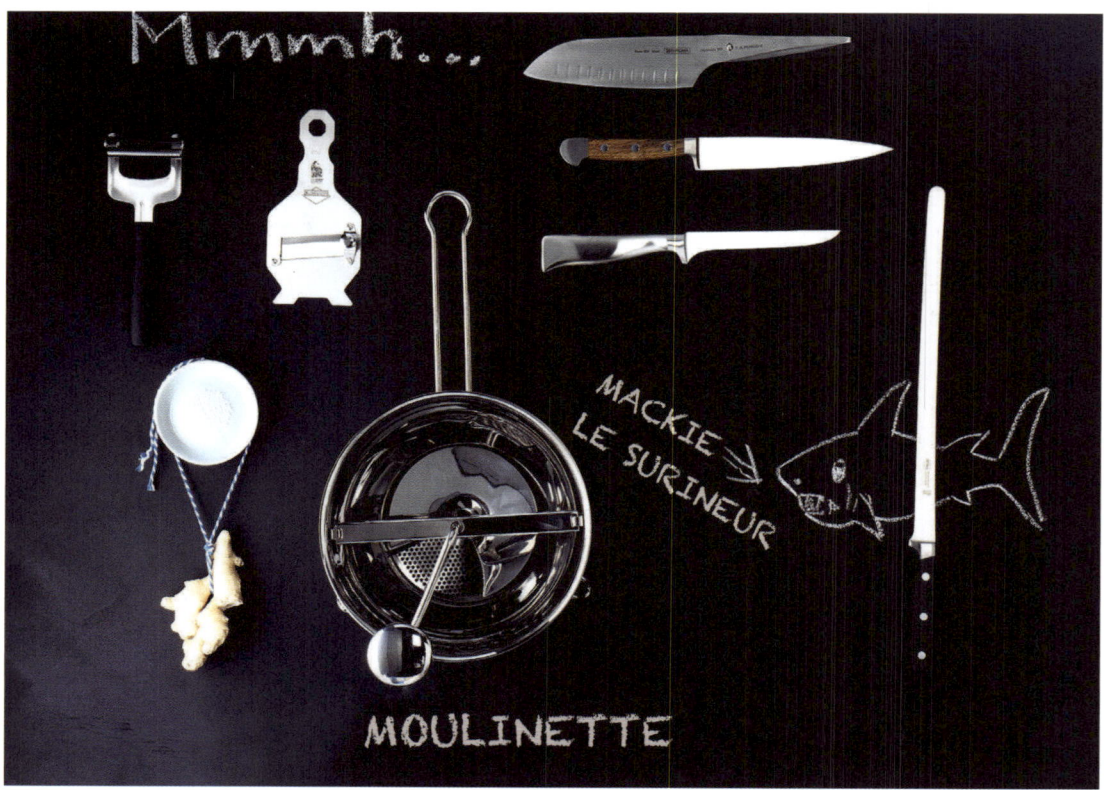

blender convenable doit compter une puissance d'au moins 700 Watts et une contenance d'un litre ou plus. Il est important également qu'il soit doté d'un régulateur qui puisse permettre d'adapter différentes vitesses.

LES COUTEAUX ET LA PLANCHE À DÉCOUPER

Dans la cuisine crue en particulier, on peut faire des étincelles avec des couteaux bien aiguisés et parfaitement adaptés à chaque tâche. Pour cela, il n'est pas nécessaire d'avoir toute une valise de couteaux à sa disposition : deux à trois pièces de qualité de différentes sortes suffisent amplement.

Les planches à découper représentent le pendant en bois du couteau et ne doivent être utilisées que pour les fruits et légumes, de préférence, afin d'éviter la formation de bactéries et le transfert d'odeurs.

Ce dont il faut tenir compte à l'achat : qu'ils soient tout en acier ou en céramique, de confection asiatique ou européenne – les préférences d'achat en matière de couteaux sont aussi personnelles que lorsqu'on fait du shopping pour choisir des chaussures –, il est raisonnable de commencer par un couteau de chef ainsi qu'un couteau à légumes, petit ou grand.

En ce qui concerne les planches à découper, celles en bois ou en bambou ont fait leurs preuves. Comme c'est un matériau plutôt souple, les couteaux ne s'usent pas autant que sur du verre ou de la pierre. Par ailleurs, l'acide tannique contenu naturellement dans le bois prévient la formation de bactéries.

LES ACCESSOIRES UTILES

Outre les ustensiles rigoureusement indispensables, il en est d'autres qui peuvent simplifier le travail dans la cuisine crudivore et la rendre plus créative.

LE PIED MIXEUR OU LE PIED PRESSE-PURÉE

Tout à fait abordable, le pied mixeur permet de préparer de petites quantités de sauces et d'assaisonnements et de réduire en purée des fruits et légumes assez mous.

Ce dont il faut tenir compte à l'achat : le réglage de la vitesse et la tête métallique sont les signes d'un pied mixeur de bonne qualité.

LA CENTRIFUGEUSE

Elle extrait l'essence des fruits, des légumes, verts ou autres, à l'état liquide et vous procure en un tour de main un cocktail aux vertus nutritives exceptionnelles.

Ce dont il faut tenir compte à l'achat : une bonne centrifugeuse est composée de parties peu nombreuses, très bien travaillées et relativement simples à nettoyer. Elle dispose par ailleurs d'un moteur puissant de 700 Watts minimum. Si vous ne voulez pas investir tout de suite dans une centrifugeuse, vous pouvez aussi mixer des fruits et des légumes dans un pied presse-purée en ajoutant un peu d'eau et en passant le résultat à travers une étamine ou un torchon en coton.

LE COUTEAU À JULIENNE, L'ÉCONOME ET LA MANDOLINE

Grâce à eux, vous pouvez créer de minces bandes de légumes de différentes largeurs.

Ce dont il faut tenir compte à l'achat : ici aussi, une bonne confection est requise. Choisissez des produits sans plastique ou avec une poignée grossièrement collée.

LE PRESSE-AGRUMES

On peut facilement presser à la main un citron pour l'assaisonnement ou un citron vert pour le dessert. Mais en grandes quantités, l'acquisition d'un presse-agrumes vaut le coup.

Ce dont il faut tenir compte à l'achat : en général, des presse-agrumes en plastique bon marché suffisent. Ceux en acier sont certes plus esthétiques et plus efficaces, mais aussi plus chers. Les variantes électroniques ne trouvent leur place que dans de grands foyers, et encore.

LE MOULIN

Une des nombreuses manières de moudre les noix et les graines est de se servir d'un moulin à grains. Vous pouvez également utiliser un moulin à café, ou encore un moulin adaptable sur robots ménagers ou sur mixeurs.

Ce dont il faut tenir compte à l'achat : pensez d'abord à vérifier s'il existe ou non un accessoire pour votre mixeur ou votre robot.

LE GERMOIR

Grâce à lui, vous pouvez faire germer des jeunes pousses riches en nutriments même en hiver (plus d'infos à la page 90).

LE DÉSHYDRATEUR

C'est le symbole du crudivorisme gastronomique. Sous sa forme qui rappelle souvent celle d'un petit four, il permet de chauffer en douceur et de sécher des fruits, des légumes, mais aussi des plats entiers sur plusieurs grilles ou plaques. Cela ouvre aux crudivores une palette plus large de préparations possibles, et ça facilite également l'entrée dans le crudivorisme, car cet appareil arrive très bien à imiter la consistance aussi bien que la température d'aliments cuits. Pain cru, fruits secs, biscuits, crackers et chips : toutes sortes de choses délicieuses sont réalisables avec cet ustensile.

Ce dont il faut tenir compte à l'achat : ce qui est important, c'est qu'on puisse régler la température et sécher à 42 °C maximum.

LA SORBETIÈRE

Elle permet de rendre la glace crue plus crémeuse et de prendre beaucoup de plaisir à la confection de ce dessert aussi sain que succulent !

Ce dont il faut tenir compte à l'achat : veillez à ce que le récipient de la sorbetière n'ait pas à être refroidi plusieurs heures avant l'utilisation. Vous gardez ainsi votre spontanéité.

PAS DE SÉCHOIR ?

Pour sécher vos aliments, vous pouvez aussi recourir à une des méthodes suivantes.

Le four ou le minifour : allumez le four au minimum et laissez la porte entrebâillée, de sorte que l'ouverture fasse à peu près la largeur de la main. La chaleur tournante est le meilleur programme pour le séchage, car ça réduit le temps de déshydratation. C'est pourquoi il vaut mieux vérifier régulièrement l'état des aliments en train de sécher.

Déshydrater avec le soleil : c'est le moyen de sécher le plus efficace sur le plan énergétique. En été, vous pouvez simplement déshydrater votre pain en le laissant au soleil. En recourant à cette méthode, il vaut mieux utiliser comme support un tissu à mailles fines ou une plaque de cuisson afin que l'air puisse bien circuler. Recouvrez d'une étamine au cas où des insectes s'approcheraient.

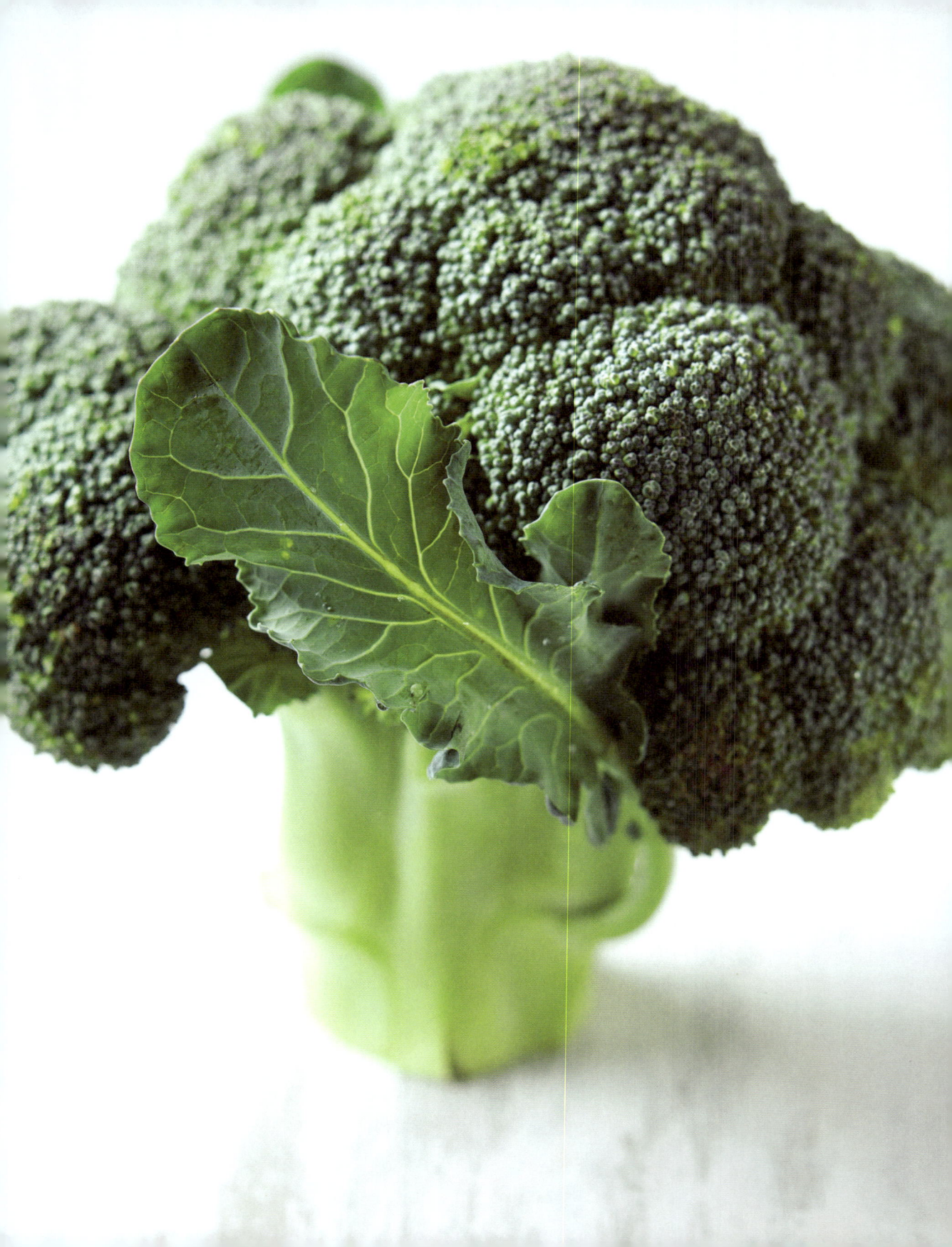

LA MISE EN PRATIQUE
PROGRAMMES D'INITIATION

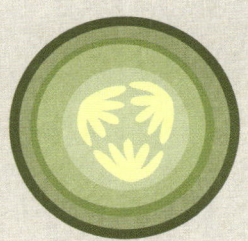

Beaucoup de chemins mènent à Rome… et il en est de même pour le crudivorisme. Il n'existe pas d'entrée en matière standard, pas plus qu'une technique unique et universellement admise de l'alimentation crue. Bien au contraire, il existe d'innombrables façons de commencer qui peuvent toutes vous apporter plus de bien-être, plus de vitalité et une meilleure santé. Vous trouverez dans ce chapitre les différents programmes pour une entrée en matière particulièrement douce et extrêmement agréable.

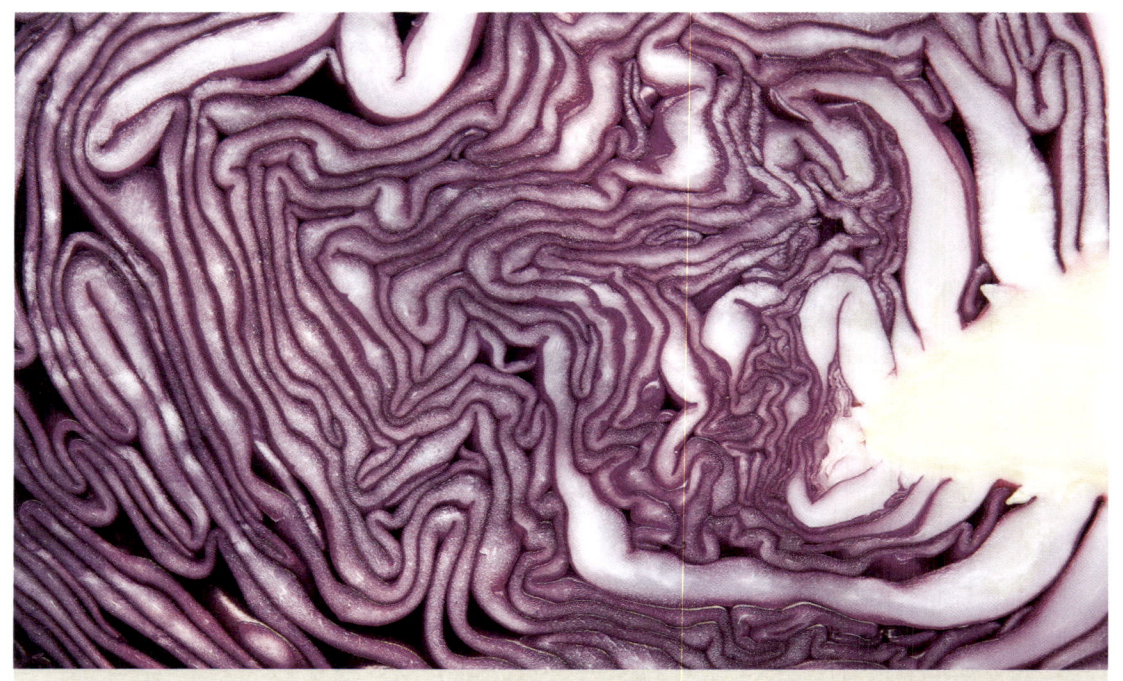

UN DÉBUT OPTIMAL
PASSER TOUT DE SUITE AU CRU, DE 0 À 100 % ?

Commençons par dire ceci afin de détendre tout le monde : passer de zéro à cent, ce n'est pas notre façon de procéder. D'un point de vue global, les extrêmes ne sont pas nécessaires pour faire sa cruvolution. Certains adeptes du crudivorisme pensent, il est vrai, qu'une rupture totale avec ses habitudes alimentaires et de mode de vie est la seule manière de se débarrasser de modèles comportementaux destructeurs. Mais en général, c'est un peu comme la cigarette : la grande majorité des anciens fumeurs se sont déshabitués de leur vice graduellement, en diminuant peu à peu leur consommation de nicotine. Il en va de même pour l'alimentation crue : vivre d'un seul coup en mangeant cru à 100 % ne peut marcher que pour une faible minorité. En outre, une transition aussi brutale serait un défi absolument énorme pour le corps. De mauvaises habitudes alimentaires acquises au fil des ans, ça laisse des traces. Notre corps est souvent obligé de combattre ces péchés de gourmandise par l'hyperacidité et en stockant ce qu'il ne peut assimiler. Le meilleur moyen de lui venir en aide est de passer petit à petit à une alimentation de plus en plus crudivore.

LA TRANSITION EN DOUCEUR

Beaucoup de ceux qui aujourd'hui se nourrissent exclusivement ou en grande partie d'aliments crus y sont parvenus progressivement. Un grand nombre d'entre eux ont pris comme point de départ une cure détox pour donner ensuite à leur alimentation une orientation davantage tournée vers des effets positifs sur la santé plutôt que sur le train-train et le plaisir immédiat. En résumé, on essaie ici d'associer d'emblée de bonnes décisions pour la santé avec le plaisir. Comme le crudivorisme peut prendre une foule de formes différentes, il y a une solution pour tout le monde. La cruvolution vous aide à trouver le modèle taillé sur mesure pour vous, que ce soit une demi-pastèque suivie de deux avocats au déjeuner ou un menu exclusif à trois plats crus végétaliens.

C'EST VOUS QUI TRACEZ VOTRE CHEMIN

Une alimentation crue équilibrée telle qu'elle est pratiquée avec la cruvolution est loin d'être soumise à des dogmes. Au lieu d'objectifs précis à atteindre, elle met en valeur le rôle des goûts personnels et des besoins de chacun. Aussi, il n'y a rien d'interdit en soi. Mais avant de choisir ce que vous allez manger, pensez toujours à l'effet que ça peut produire sur votre corps. Celui qui préférerait manger des *chicken wings* et une grosse portion de frites plutôt que la salade proposée dans le programme doit l'assumer seul, en accord avec sa responsabilité sur son propre corps.

NOUVEAU COMPORTEMENT ALIMENTAIRE, NOUVELLE SENSATION

Plus que n'importe quoi d'autre, le crudivorisme nous oblige à nous confronter à nos habitudes à table. La décision de manger majoritairement cru va à l'encontre de beaucoup de principes alimentaires d'après lesquels nous vivons souvent depuis des décennies, voire depuis plusieurs générations. On compte parmi eux des heures fixes pour manger et des tailles de portions déterminées, mais aussi la conception de nos plats, établie en fonction de la société ou de la famille. L'idée reçue selon laquelle nous avons toujours besoin d'au moins un repas chaud par jour est un de ces préceptes qui nous retiennent de donner une vraie chance au crudivorisme.

OUI AU CRU !

Chacune de nos décisions provient d'une idée simple. Tant que notre esprit est imprégné de préjugés contre le crudivorisme, il l'empêchera de se développer. C'est pourquoi, au lieu de fermer les yeux sur de telles angoisses, il est important de s'informer en détail sur le crudivorisme afin de les contrer avec des connaissances solides

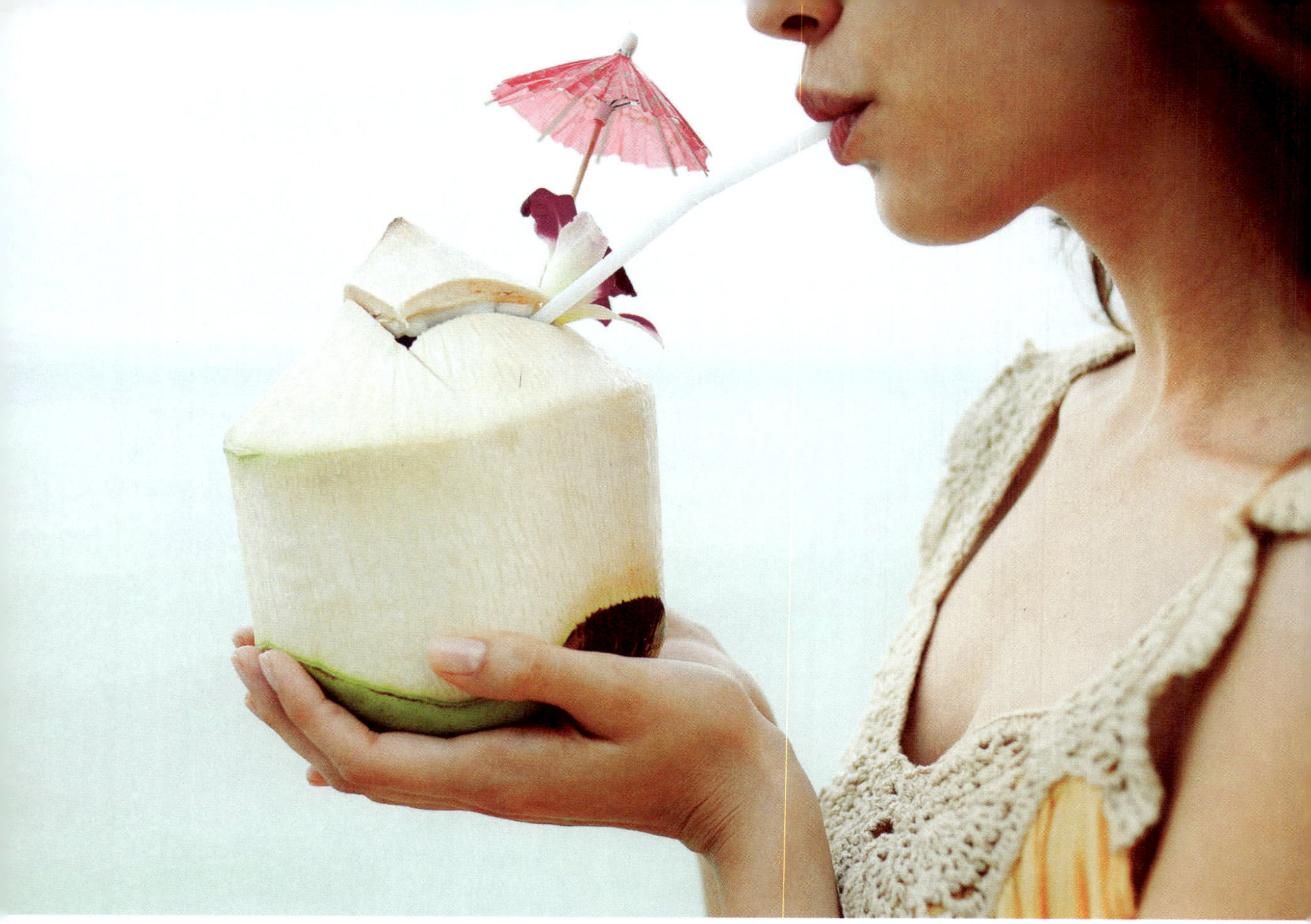

– ce que vous faites déjà en lisant ce livre. De là, il n'y a plus qu'un pas à peine avant de se décider concrètement. Pour cela, il faut voir dans le crudivorisme un cadeau que nous nous faisons à nous-mêmes et à notre bien-être plutôt que de l'interpréter à tort comme une forme de privation.

DIRE CLAIREMENT LES CHOSES

La transparence et l'honnêteté font des miracles. Informez les autres que vous vous nourrissez maintenant en grande partie d'aliments crus. Faites-le savoir également avant de vous rendre à des fêtes ou à d'autres réceptions où vous avez été invité. Et profitez-en pour proposer dans la foulée un gâteau cru ou quelque chose de cru à grignoter, ça pique la curiosité et ouvre aussi naturellement la porte à des discussions ouvertes sur ce nouveau style de vie.

LES TROIS ÉTAPES VERS LE CRUDIVORISME

Étape 1 : dites oui au crudivorisme et ainsi à la confrontation volontaire de l'alimentation avec les besoins particuliers de votre propre corps.

Étape 2 : associez vos proches à votre démarche en leur demandant leur soutien. Cela fait souvent plaisir aux enfants quand on leur permet de participer à la préparation du repas, qu'il s'agisse de laver la salade ou de râper des carottes. Peut-être qu'une copine ou un collègue aura envie de vous accompagner, un jour par semaine, dans l'aventure crudivore. Et pour pouvoir partager avec tout le monde les joies de l'alimentation crue, organisez donc une soirée smoothies avec les amies et la famille !

Étape 3 : vous vous connaissez par cœur et êtes parfaitement conscient de vos propres capacités. Choisissez un moment pour votre transition alimentaire qui corresponde à votre rythme. Si cela vous est possible, et nécessaire, faites une pause dans vos tâches quotidiennes, ou prenez même des vacances afin de faciliter votre entrée dans le monde crudivore.

LE CHANGEMENT A BESOIN DE SOUTIEN

De la même façon que nous ne vivons pas dans le vide, nous ne mangeons pas non plus dans un espace désert. Ces deux choses se passent en contact avec d'autres personnes, dans la famille, le cercle d'amis et de collègues. À cela s'ajoutent divers éléments de notre vie qui nous façonnent, notre travail, les fêtes d'anniversaire ou un club sportif. Il est d'autant plus important de se former un cadre tout à fait favorable à sa transition alimentaire. Vous ne devez pas perdre de vue que les personnes qui vous sont proches ne souhaitent que ce qu'il y a de mieux pour vous. Mais vous seul savez ou êtes capable de trouver « ce qu'il y a de mieux pour vous ». Si vous expliquez clairement que vous avez décidé de tenter l'aventure du crudivorisme, alors la plupart des personnes de votre entourage vous soutiendront certainement avec joie et enthousiasme.

EST-CE LE BON MOMENT ?

Souvent, les changements que nous voulons opérer dans notre vie échouent non pas par manque de volonté mais parce que le moment est mal choisi. Le moment où vous vous lancez dans le crudivorisme doit être choisi après mûre réflexion. Glisser l'expérience de l'alimentation crue dans un emploi du temps déjà trop chargé peut causer davantage de stress pour notre mental, notre façon de gérer le temps mais aussi pour notre corps.

C'est pourquoi il faudrait débuter, dans l'idéal, à un moment où vous vous trouvez davantage disposé à faire des changements dans votre vie, que ce soit parce que vous traversez une période creuse ou parce que vous êtes plus libre de vos charges professionnelles et familiales.

Bien entendu, on peut aussi introduire la cruvolution dans une période plutôt rythmée, car elle surprend justement par sa compatibilité avec la vie quotidienne et sa faculté à s'adapter sur mesure à chacun de nos besoins. Cependant, il est important également de se laisser un peu d'espace pour se rendre compte de son action sur son propre corps. Autrement, une légère crise de détox, sous la forme de maux de tête ou de mauvaise humeur, peut être prise à tort comme le signe que ce régime ne vous convient pas.

LE JEÛNE : LA MEILLEURE FAÇON DE COMMENCER

Difficile d'imaginer une vie sans pause. L'appareil digestif aussi en a besoin. En théorie, le sommeil de la nuit est justement censé remplir cette mission : en faisant une pause dans l'absorption de nourriture, vous permettez également au processus de digestion de faire une pause. Mais dans la pratique, l'ensemble de notre organisme passe toute la nuit à assimiler non seulement de la nourriture lourde à digérer, mais aussi les impacts environnementaux sur notre corps. Cela provoque une instabilité, aussi il y a une chose qui permet de retrouver l'équilibre : le jeûne. C'est le point de départ idéal pour opérer une transition alimentaire vers plus de crudivorisme.

NOTRE CORPS EN PÉRIODE DE JEÛNE

La digestion est un marathon quotidien pour notre corps. Après un repas lourd, notre estomac tourne à plein régime, et le cœur s'emploie à lui faciliter la tâche en pompant plus de sang dans le système gastro-intestinal. La digestion est la fonction la plus énergivore de notre corps et, bien entendu, nous avons l'occasion de le ressentir surtout après des repas trop copieux.

Avec le jeûne, on soulage le corps d'un poids considérable. Pendant quelques jours, le fardeau que représente la digestion lui est retiré, il peut éliminer ce qui reste dans les intestins et les toxines qui se sont accumulées au fil des années, et rééquilibrer son rapport acido-basique.

LE GRAND MÉNAGE DE PRINTEMPS

Dès le troisième jour de jeûne, le programme de purification bat son plein : le corps consacre son activité enzymatique à l'élimination des cellules et tissus attaqués, tumoraux ou morts. Ce n'est pas aussi violent qu'il n'y paraît, mais c'est plutôt un processus vital pour la guérison et la régénération du corps. Et voici le résultat : seules les cellules les plus robustes avec la meilleure énergie vitale survivent, et fondent donc tout naturellement les bases de votre nouveau corps. Le jeûne est réellement un recommencement, même sur le plan moléculaire !

Le jeûne est ainsi un choix pour soi-même avant tout, le choix de placer son propre bien-être à la première place – au-delà de la gêne provisoire qu'il implique. Traverser sa période de jeûne signifie vivre aujourd'hui pour demain et après-demain : un véritable investissement pour votre santé.

UNE BRÈVE DESCRIPTION DU JEÛNE

Dans le crudivorisme moderne, il s'agit toujours en premier lieu de réactiver ses propres pouvoirs de guérison et de développer un nouveau sentiment pour les besoins de son corps. Ainsi, il n'existe pas non plus de directives strictes concernant le jeûne, mais simplement des conseils d'orientation qui peuvent s'avérer utiles au cours de votre aventure.

ÉTAPE N° 1 : PRENDRE LA DÉCISION DE JEÛNER

C'est l'étape capitale : décider soi-même de se lancer dans le jeûne. Tenez-vous-en toujours à cette résolution si vous êtes amené à traverser des crises de guérison, des migraines par exemple.

ÉTAPE N° 2 : CHOISIR SON TYPE DE JEÛNE

Il existe de nombreuses manières d'absorber moins de nourriture qui peuvent représenter un jeûne en douceur. Vous trouverez un peu plus bas (à partir de la page 124) le programme de la cruvolution : se concentrer uniquement sur les smoothies et les soupes durant un certain temps ou encore manger exclusivement des fruits. Cependant, le système digestif ne s'arrête que lorsqu'il n'a vraiment plus rien du tout à assimiler. Le simple jeûne à base d'eau ou de jus permet une détoxication maximale en un minimum de temps. Le jeûne à l'eau est le type de jeûne le plus pur, il consiste à absorber uniquement de l'eau pure et du thé curatif. En revanche, si l'on opte pour le jeûne à jus, des jus fraîchement pressés assurent un apport minimal en énergie et en nutriments essentiels.

IMPORTANT !

Le jeûne est une méthode d'autoguérison à la portée de tous mais qui n'est pas bonne pour la santé de tout le monde. Les femmes enceintes, qui allaitent, les diabétiques, les personnes souffrant de troubles alimentaires ou en sous-poids de plus de cinq kilos doivent s'abstenir de jeûner. Le mieux est d'en parler avant avec son médecin ou un naturopathe.

ÉTAPE N° 3 : PROFITER DE CETTE CURE

En pratique, cette période peut se former sur le modèle suivant :

Jour 1 : la journée d'allégement. De la nourriture légère, exclusivement végétarienne. Le corps et l'esprit prennent le temps de se préparer au jeûne.

Jours 2 à 4 : les journées de jeûne. De l'eau, des infusions, des bouillons de légumes faits maison et éventuellement des jus fraîchement pressés.

Jours 5 à 7 : les journées de reconstruction. Après la rupture du jeûne, on se concentre encore un moment sur des aliments crus faciles à digérer, avant tout des fruits et légumes à forte teneur en eau.

ÉTAPE N° 4 : CONFIRMER LE SUCCÈS DU JEÛNE

C'est la dernière phase, les jours suivant la rupture du jeûne, qui est particulièrement importante pour l'effet du jeûne sur le long terme. Plus vous lui accordez d'attention, plus les conséquences positives sur votre santé sont profondes.

Dans l'idéal, le jeûne est considéré comme un nouveau départ dans son alimentation. Profitez de l'occasion pour vous engager un peu plus dans le crudivorisme. Le jeûne est alors le début d'un processus salutaire pour la santé qui permet au corps de retrouver son équilibre ainsi que son poids idéal.

LES 10 MEILLEURS CONSEILS POUR UN SUCCÈS ASSURÉ

- **Se vider les intestins avant le jeûne :** on peut vite passer cette étape avec du sel de Glauber ou une poire à lavement.
- **De l'eau, de l'eau, de l'eau :** il faut absolument en boire 2 à 3 litres par jour.
- **Du jus, au jugé :** en consommer 750 ml à 1 litre par jour est considéré comme une bonne base.
- **Des jus verts aux superpouvoirs :** les légumes verts sont vos meilleurs amis ! Sous forme liquide, le mieux est d'y ajouter des plantes médicinales purifiantes comme des orties, des pissenlits, de l'herbe de blé ou de l'ail des ours.
- **De la créativité :** des jus composés simplement de fruits ou de légumes agissent plus efficacement, cependant un cocktail est souvent plus goûteux – par exemple des orties avec de l'ananas et un peu de gingembre.
- *Do it yourself* : toute la force vitale des fruits et légumes crus se trouve seulement dans des jus fraîchement pressés.
- **Mâcher le jus :** la mastication amplifie l'exploitation des nutriments car il y a dans la salive des enzymes appropriées.
- **Un filtre pour le jus plutôt qu'un filtre à café :** les jus fraîchement pressés contiennent encore des fibres provenant de la pulpe. Elles réactiveraient l'appareil digestif, ce qui n'est évidemment pas souhaitable en période de jeûne. C'est pourquoi il faut faire passer les jus dans un tamis fin.
- **Bouger :** ça stimule le métabolisme, renforce l'oxygénation et la circulation du sang et donc la détoxication. Marcher, se promener et nager sont des activités idéales.
- **Le jeûne n'est pas une science :** arrangez votre période de jeûne de façon à ce que vous y preniez le plus de plaisir possible. Et si ça se passe un peu moins bien un jour, soyez patient avec vous-même : vous êtes sur la bonne voie, et la voie est le but.

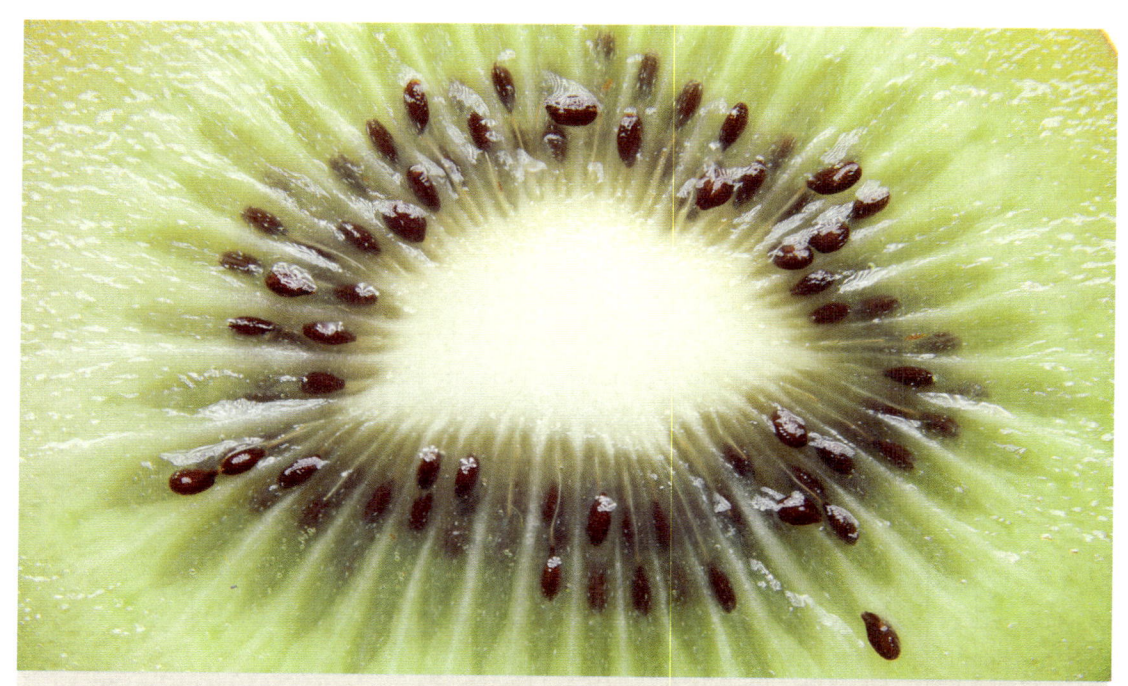

LE TEMPS DE LA CRUVOLUTION
UN APERÇU DES DEUX PROGRAMMES D'INITIATION

Même si vous ne voulez pas directement jeûner, la cruvolution commence naturellement par une phase de purification intérieure et de détoxication. Dans ce chapitre, vous allez découvrir deux programmes qui vont justement vous y aider. Choisissez l'un d'eux pour poursuivre votre cure de jeûne ou pour commencer tout de suite un mode de vie plus sain. Celui qui souhaite plutôt une cure de détoxication express ou qui recherche une première incursion plus prudente dans la vie crudivore peut suivre un programme détox d'une semaine spécialement développé pour ce cas. Pour tous ceux qui y prennent goût ou qui veulent avoir suffisamment de temps pour mettre en place des changements profonds, on peut recommander le programme Lifestyle de

21 jours qui se fonde sur le programme détox. Pour résumer, l'objectif du programme détox est de vous débarrasser de vos toxines et de vous aider à vous engager dans un mode de vie qui laisse une large place à l'alimentation crue. Dans le programme Lifestyle, les bases sont complétées par davantage d'expériences pratiques, de profondeur et de plaisir dans la vie de tous les jours et dans l'assiette.

7 OU 21 JOURS ?

Le programme court vous propose un premier test pour voir si le crudivorisme vous plaît ou non. Pendant une semaine, il est uniquement question de détoxication et de recommencement. Si, à la fin, vous avez envie de plus, vous pouvez continuer sur votre lancée. Un nouveau programme a besoin de 21 jours pour devenir une véritable habitude. C'est pourquoi vous pouvez vous appuyer sur les succès de la semaine de détox pour poursuivre deux autres semaines. Les descriptions données à partir de la page 132 proposent également une journée d'allégement, une journée de jeûne et, si vous le souhaitez, une journée dans la nature.

LES PRINCIPES DE BASE

Quelques règles font de la cruvolution ce qu'elle est : une transition alimentaire qui agit sur le long terme, qui est bonne pour la santé et très agréable.

La règle des deux tiers

Il n'y a pas de cruvolution sans aliments crus ! C'est pourquoi ils doivent représenter au moins les deux tiers de ce que vous mangez. Cela laisse de la place pour des petits festins cuits et comprend en même temps tous les apports bénéfiques pour votre santé.

Fruits et légumes crus : la grande majorité

Un jour sans fruits, légumes et légumes-feuilles verts frais n'existe pas dans la cruvolution. Ces trois éléments doivent impérativement composer la base de votre alimentation.

LE PLAISIR AVANT TOUT

Le programme comprend aussi des légumes cuits – à la vapeur, pour être exact. Si vous avez l'impression qu'une alimentation exclusivement crue est la meilleure décision à prendre pour vous, rien ne vous empêche, évidemment, de remplacer les repas cuits par des crus.

De l'eau, de l'eau, de l'eau

En remplaçant simplement tous les nectars de fruits, limonades et boissons énergétiques possibles et imaginables par de l'eau, des infusions, des smoothies et des jus frais, vous rendez un immense service à votre corps. La cru-volution continue même quand vous n'êtes pas chez vous : jamais sans ma bouteille d'eau ! Buvez abondamment.

Le temps de la réflexion

Examiner de manière approfondie le rapport entre son propre corps et sa façon de manger est un élément indispensable du programme détox. Prenez le temps nécessaire pour vous et pour comprendre vos besoins. Noter vos pensées dans un journal peut vous aider (page 130).

LES ÉLÉMENTS MODIFIABLES

Vous pouvez agencer les paramètres suivants en toute liberté, selon vos propres souhaits, de façon à vous sentir bien.

La part de cru et de cuit

La règle des deux tiers assure un minimum en alimentation crue, aucune limite n'est fixée au-delà. Si, un jour, vous avez envie de tout manger cru, pour essayer, alors allez-y ! De même, les propositions de repas cuits le soir ne sont que des suggestions qui vous laissent suffisamment de marge. Tâchez, dans la mesure du possible, de renoncer aussi aux produits d'origine animale dans la nourriture cuite, car ces générateurs d'acide nuiraient aux effets positifs du programme.

La composition du menu

L'idée, derrière la conception du menu, est de ne pas manger de repas lourds à digérer pendant la phase la plus productive de la journée (page 80). Cependant, n'hésitez pas à intervertir vos repas si votre quotidien l'exige. Il en va de même pour chaque plat pris séparément : si vous ne tolérez pas les noix ou si vous détestez les brocolis, remplacez l'ingrédient que vous n'aimez pas par un produit cru que vous appréciez, de la même catégorie.

La taille des portions

Des indications sur le volume des portions ne vous sont pas constamment livrées dans le programme de cru-volution, car elles ne vous aident pas à apprendre à écouter les signaux de votre corps mais vous imposent, au contraire, un standard arbitraire de quantité de nourriture. Or, vous n'avez pas un corps standard mais des besoins qui vous sont propres. Les doses proposées ne doivent être prises que comme des valeurs indicatives, votre corps seul fait autorité.

Les recettes que vous trouverez à partir de la page 151 sont conçues pour deux (grosses) parts environ. Mais si personne ne vous accompagne dans l'aventure crudivore, vous pouvez diviser les quantités par deux.

Les superaliments

Il est recommandé de compléter le programme de cruvolution par des superaliments. À l'exception de l'herbe de blé et des baies de goji, elles ne sont pas intégrées au programme quotidien car leur prix pourrait être rédhibitoire. Mais ceux qui voudraient découvrir les effets des superaliments sur notre bien-être en trouvent un aperçu à partir de la page 97.

Le café, l'alcool et le tabac

Vous profiterez au maximum des bienfaits du programme si, pendant sa durée, vous renoncez à ces gros dévoreurs d'énergie. Essayez au moins de réduire votre consommation habituelle sans que cela vous paraisse trop restrictif. Si vous choisissez cette option, alors savourez pleinement votre verre de vin rouge ou votre expresso !

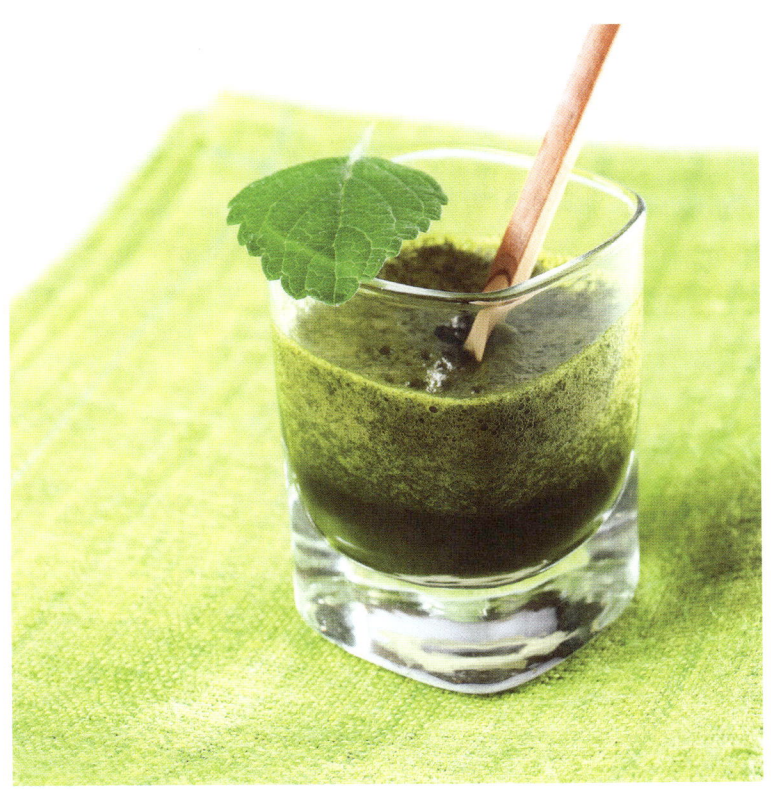

PROVISIONS ET PRODUITS FRAIS

Avant de commencer le programme de la cruvolution, il est préférable d'acheter de grosses provisions des aliments de longue conservation dont vous aurez besoin. Avec des armoires remplies de denrées crudivores dans votre cuisine, vous n'aurez plus d'excuse, même en cas de petit creux ou de grosse faim subite, pour avaler des plats préparés ou du fast-food. Voici une sélection de base.

LES NOIX, GRAINES ET FRUITS SECS
- Amandes, noisettes, noix, noix de cajou
- Raisins, abricots, dattes, figues, mangues et ananas secs
- Graines de tournesol, sésame, graines de lin et de chanvre

À FAIRE GERMER
- Épeautre, quinoa, avoine, sarrasin et lentilles (il y a par ailleurs les haricots mungo et/ou les graines de luzerne)

LES ÉDULCORANTS
- Sirop d'agave, éventuellement du miel
- Stévia
- Raisins secs ou dattes

LES ÉPICES, LES VINAIGRES ET LES HUILES
- Huile d'olive extra-vierge, huile de lin ou de chanvre
- Vinaigre de cidre
- Moutarde
- Nama Shoyu ou sauce soja, pâte miso, feuilles de nori
- Sel de mer ou sel de l'Himalaya
- Poivre en grains frais, poivre de Cayenne, poudre de curry, cannelle
- Ail, piments, gingembre
- Gousses de vanille fraîches, poudre de caroube ou de cacao cru

LES SUPERALIMENTS
- Herbe de blé en poudre ou fraîche
- Baies de goji
- Spiruline (facultatif)

LES LÉGUMES

Que ce soit au marché, au magasin bio ou au supermarché, vous devez acheter le plus régulièrement possible des légumes tels que :

- Épinards, salades
- Brocolis, carottes, champignons, céleri en branches
- Avocats
- Tomates, poivrons
- Choux (rouges, blancs, verts, chinois ou cœur-de-bœuf)
- Herbes aromatiques, par exemple le basilic, le persil, la menthe, l'aneth, le romarin

LES FRUITS

Vous devez acheter le plus régulièrement possible des fruits tels que :

- Citrons, oranges
- Pommes, bananes
- Baies, raisins

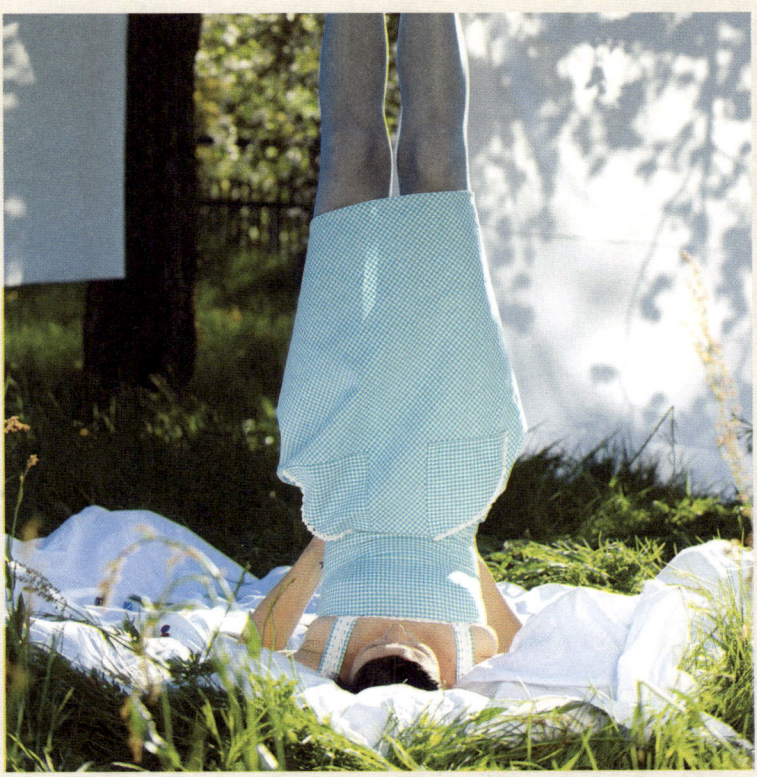

LE CORPS, L'ÂME ET L'ESPRIT

Faites de votre cruvolution une révolution pour votre santé en replaçant la joie, la vitalité et le bien-être au premier plan ! Naturellement, cela signifie aussi que vous ne vous contentez pas d'un simple changement de vos habitudes alimentaires.

IL NE S'AGIT PAS SEULEMENT DE NOURRITURE

Les deux programmes de cruvolution reposent sur le fait que le bien-être physique est indissociable de l'équilibre psychique et intellectuel, comme l'atteste notamment l'impact du stress sur le rapport acido-basique du corps. C'est pourquoi vous devriez mettre à profit ces une ou trois semaines – selon le programme choisi –, non seulement pour manger plus sainement, mais aussi pour intégrer les exercices physiques et une réflexion sur votre corps dans votre vie de tous les jours.

DES ACTIVITÉS PHYSIQUES ET INTELLECTUELLES

La cruvolution réussit d'autant mieux si vous vous octroyez des activités agréables, et quotidiennes si possible. Le choix est énorme : promenades, expéditions en montagne, marche, jogging, yoga, un peu d'haltères, danse, natation, tout ce qui vous fait plaisir, à vous et à votre corps.

LE MASSAGE À LA BROSSE TOUS LES MATINS

Un massage à la brosse chaque jour devrait également être une partie intégrante du programme de cruvolution. Cela enrichit le pouvoir détoxifiant du menu quotidien. Il s'agit de masser tout le corps avec une brosse pendant dix à quinze minutes, en décrivant des mouvements circulaires toujours en direction du cœur. Commencez par les pieds et remontez le long de tout votre corps en passant par les cuisses, les mains, les bras, la poitrine et le dos en effectuant des mouvements puissants mais sans vous faire mal. De cette façon, vous éliminez les cellules mortes de votre peau et stimulez la circulation du sang autant que l'ensemble du système nerveux et lymphatique.

PRENDRE DES NOTES

En tant que programme global, la cruvolution vous invite à vous pencher également sur vous-même et à examiner comment vous allez – en ce moment, pendant la cure, et dans la vie en général. C'est pourquoi il est recommandé de tenir un journal durant cette période. Notez ce qui vous vient à l'esprit, ce qui vous cause de la joie ou plutôt du tourment, comment vous vous sentez et l'impression que vous donne le crudivorisme. À la fin des 7 ou 21 jours, vous pouvez volontiers prolonger cette habitude afin de confronter votre propre bien-être avec vos besoins et vos souhaits au quotidien. Ces notes pourront vous servir à l'avenir à vous souvenir de quoi vous êtes capable avec de la volonté et le choix délibéré de prendre soin de votre santé. À des périodes où, justement, de mauvaises habitudes cherchent encore à s'imposer de plus belle, ce que vous avez écrit dans votre journal peut servir de motivation pour garder une vie saine.

CONSEILS POUR BIEN BROSSER

Ne vous massez jamais à la brosse après la douche ou le bain. D'ailleurs, utilisez la brosse aux poils naturels uniquement pour vous masser, non pour vous laver ou pour faire une séance de sauna. Laissez de côté les endroits où la peau est irritée ou blessée, ainsi que votre visage.

ÉVALUER SA VITALITÉ

Terminez vos journées par une évaluation de votre vitalité qui vous permet de suivre l'évolution de votre bien-être le long de l'expérience crudivore. Estimez votre niveau de vitalité chaque jour sur une échelle de 1 à 10. Pour juger cette valeur, vous pouvez prendre en compte votre degré d'énergie, votre état de santé, votre état émotionnel, votre satisfaction intérieure et votre équilibre. Cette évaluation vous aide également à trouver par quoi est davantage influencé votre niveau de vitalité. Vos notes et les fiches qui débutent à la page 132 représenteront une boussole fort utile.

QUESTIONS À SE POSER À SOI-MÊME

Vous poser chaque jour des questions vous aide à donner à votre bien-être un champ d'expression plus large. Il existe pour cela d'innombrables questions :
- **Sur le programme lui-même...** Quelles sont vos attentes et vos craintes quant à votre expérience du crudivorisme ? Quel est votre objectif à long terme pour votre corps ? Qu'est-ce que ça fait de renoncer à vos mauvaises habitudes, ou d'en réduire fortement la consommation ? Est-ce difficile pour vous ? Qu'est-ce qui vous fait plaisir, qu'aimez-vous manger ? Quel genre de nourriture cuite vous manque ? Est-ce une véritable faim physique ou plutôt un petit creux lié à une situation spécifique, par exemple le fait de regarder la télévision, le stress ou la frustration ?
- **Sur votre vie en général...** Qu'est-ce qui vous rend heureux et qu'est-ce qui aspire votre énergie au quotidien ? Quelles sont les choses, les personnes, les activités et les situations qui vous procurent de la joie ? Quelles sont celles qui vous épuisent, au contraire, et ne vous font pas de bien ?
- **Et vers la fin...** Que gardez-vous de votre période de cruvolution ? Quelles pratiques et habitudes alimentaires voudriez-vous conserver et appliquer sur le long terme ?

PROGRAMME DÉTOX

JOUR 1

PRÉPARATIFS

Faire tremper 50 g de sarrasin, 50 g d'épeautre ainsi que 4 c. à s. de haricots mungo pour les faire germer ; faire tremper une poignée de noix au choix.

ÉVALUATION DE VITALITÉ

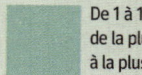

De 1 à 10, de la plus basse à la plus élevée.

PETIT DÉJEUNER — De l'eau citronnée (le jus d'un citron dilué dans un demi-litre d'eau). Finir par un « Goûter des ours » (voir page 160).

DÉJEUNER — Une variante des pâtes crues au pesto (page 194) accompagnée d'une salade « Do it yourself » (page 188).

DÎNER — Des légumes à la vapeur (par exemple 1 courgette et 3 carottes) avec le pesto cru restant du déjeuner. En cas de grosse faim, vous pouvez ajouter des céréales cuites en accompagnement (par exemple du quinoa ou du riz sauvage).

EN-CAS — Des fruits (par exemple 3 pommes et 2 bananes), des fruits secs (par exemple une poignée de raisins secs et des abricots séchés). Si vous avez très faim, vous pouvez prendre un avocat ou un smoothie de temps en temps. Éventuellement un verre de jus d'herbe de blé.

JOUR 2

PRÉPARATIFS

Le matin, vider l'eau dans laquelle les jeunes pousses ont trempé et humidifier les pousses pour les faire germer. Vider également l'eau des noix, puis les laver. Préparer le sorbet à l'ananas (page 210). Le soir, arroser de nouveau les pousses.

ÉVALUATION DE VITALITÉ

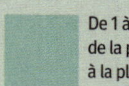

De 1 à 10, de la plus basse à la plus élevée.

PETIT DÉJEUNER — De l'eau citronnée (comme au jour 1), puis la salade de fruits verte (page 166).

DÉJEUNER — Du bortsch (page 180) avec une salade « Do it yourself » (page 188).

DÎNER — Des légumes à la vapeur (par exemple un poireau, 200 g de champignons et 3 carottes) avec du houmous végétarien (page 172) et de la salade verte. Ajouter des lentilles ou des pois chiches en accompagnement si vous avez vraiment très faim. Du sorbet à l'ananas.

EN-CAS — Des fruits (par exemple 2 poires, 1/3 d'ananas et 1 banane), des noix macérées. Un avocat ou un smoothie entre-temps en cas de grosse faim. Éventuellement un verre de jus d'herbe de blé.

JOURS 1 À 4

JOUR 3

PRÉPARATIFS

Arroser d'eau fraîche les pousses, matin et soir, pour faire d'autres germes. Faire tremper le soir une poignée de noix, le type que vous voulez.

ÉVALUATION DE VITALITÉ

De 1 à 10, de la plus basse à la plus élevée.

PETIT DÉJEUNER	De l'eau citronnée (comme au jour 1). Finir par une crème légère pomme-céleri (page 169) avec une poignée de jeunes pousses de sarrasin en garniture.
DÉJEUNER	Du riz de chou-fleur au curry (page 197).
DÎNER	Une poêlée de légumes : faire revenir par exemple 1 poivron, 2 carottes, ½ courgette et ½ chou chinois dans 1 c. à s. d'huile, assaisonner avec de la sauce soja, 1 c. à s. de miel, un peu d'ail et de piment, ajouter des lentilles et une poignée de pousses d'épeautre, tout cela suivi d'une salade verte avec une vinaigrette au choix (à partir de la page 184). Un « Green Monster » (page 210).
EN-CAS	Des fruits (par exemple 200 g de fraises, ¼ de pastèque et 1 banane), des fruits secs (par exemple une poignée de mangues séchées). En cas de grosse faim, un avocat ou un smoothie entre-temps. Éventuellement un verre de jus d'herbe de blé.

JOUR 4

PRÉPARATIFS

Le matin, arroser les pousses pour obtenir d'autres graines germées. Faire mariner du chou cœur-de-bœuf pour faire des légumes aigres-doux (page 200). Le soir, faire tremper 50 g d'épeautre ainsi que 4 c. à s. de haricots mungo à faire germer.

ÉVALUATION DE VITALITÉ

De 1 à 10, de la plus basse à la plus élevée.

PETIT DÉJEUNER	Une boisson au vinaigre de cidre (mélanger 2 c. à c. de vinaigre de cidre et, si vous le souhaitez, 1 c. à c. de miel dans un verre d'eau). Puis un verre d'eau pure. Une salade de fruits de votre choix, coupés finement, sucrée avec du sirop d'agave et garnie de graines de lin et de raisins secs.
DÉJEUNER	Des légumes aigres-doux.
DÎNER	Des légumes à la vapeur (par exemple 150 g de brocolis et 100 g de champignons). Ajouter une salade faite avec le reste des pousses, des tranches de concombre et de la salade verte ou des épinards avec une sauce au miel et à la moutarde (page 186). Une poignée de fruits secs.
EN-CAS	Des fruits (par exemple 3 nectarines et 4 prunes), des noix marinées, des bâtonnets de légumes (comme du céleri ou des blettes) trempés dans une sauce verte du bonheur (page 170). En cas de grosse faim, prenez un avocat ou un smoothie.

PROGRAMME DÉTOX

JOUR 5 — jour d'allégement

PRÉPARATIFS

Le matin, vider l'eau dans laquelle les pousses ont mariné et humidifier celles-ci pour les faire germer, recommencer le soir. Avant d'aller dormir, absorber éventuellement du sel de Glauber en respectant les doses prescrites afin d'exploiter au maximum le potentiel de détoxication de la journée de jeûne qui s'annonce.

ÉVALUATION DE VITALITÉ

De 1 à 10, de la plus basse à la plus élevée.

PETIT DÉJEUNER — Une boisson au vinaigre de cidre (comme au jour 4). Un smoothie vert, par exemple « Hulk » (page 160).

DÉJEUNER — Une salade d'asperges (page 193).

DÎNER — Une soupe de tomate épicée (page 181). Ajouter à cela une salade verte avec une sauce aigre-douce (page 184).

EN-CAS — Des fruits (par exemple 2 poires, 200 g de fraises et 1/3 d'ananas). En cas de grosse faim, manger à l'occasion un avocat ou boire un smoothie concombre-kiwi (page 157). Éventuellement un verre d'herbe de blé.

JOUR 6 — jour de jeûne

PRÉPARATIFS

Alimenter les jeunes pousses en eau fraîche matin et soir.

ÉVALUATION DE VITALITÉ

De 1 à 10, de la plus basse à la plus élevée.

PETIT DÉJEUNER — Une boisson au vinaigre de cidre (comme au jour 4).

AU COURS DE LA JOURNÉE — Buvez exclusivement des jus fraîchement pressés, préparés soit dans votre propre cuisine, soit dans un bar à jus. En ce qui concerne les doses, laissez-vous guider par votre faim et votre soif ; 1 à 2 litres, c'est l'idéal. Boire en plus énormément d'eau.

PROPOSITION DE MENU DE JUS — Le matin, un grand verre de « Clarté et énergie » (page 153). De temps à autre, une double dose de jus d'herbe de blé. À midi, le « Jus des sauvages » (page 156). Le soir, « Purple Rain » (page 153). Si, pour des raisons de santé, vous ne devez pas jeûner, complétez les jus avec des smoothies et des fruits.

JOURS 5 À 7

JOUR 7

PRÉPARATIFS

Le matin et le soir, humidifier les jeunes pousses.
Si vous poursuivez avec le programme de 21 jours : mettre à tremper le soir 50 g d'herbe de blé, 100 g d'épeautre ainsi que 4 c. à s. de haricots mungo ou de luzerne à faire germer. Mettre à tremper 100 g de noisettes et 50 g de noix de cajou.

ÉVALUATION DE VITALITÉ

 De 1 à 10, de la plus basse à la plus élevée.

PETIT DÉJEUNER De l'eau citronnée (comme au jour 1). Une salade « Wake-up » (page 168).

DÉJEUNER Une salade composée de feuilles d'épinards en profusion, de pousses de haricots mungo, d'une tomate coupée en dés et de quelques tranches de concombre. Assaisonnez à votre convenance (à partir de la page 184).

DÎNER Un avocat, des légumes à la vapeur (par exemple 300 g de choux de Bruxelles et 2 poivrons rouges) et des pousses d'épeautre. Une crème mangue et fraise (page 214).

EN-CAS Des fruits (par exemple 200 g de cerises, 2 pommes et 2 bananes), des bâtonnets de légumes (comme du chou-rave) et du guacamole « Bollywood » (page 171). Prendre de temps en temps un smoothie en cas de grosse faim. Éventuellement un verre de jus d'herbe de blé.

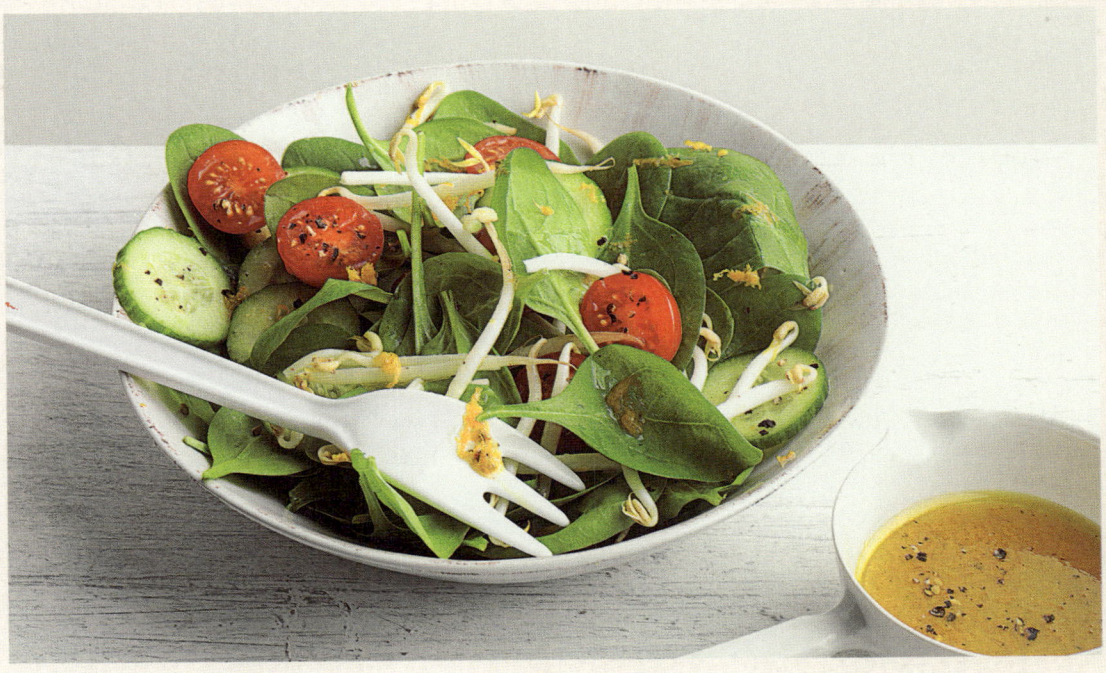

PROGRAMME LIFESTYLE

JOUR 8

PRÉPARATIFS

Le matin, vider l'eau dans laquelle les pousses ont macéré pendant la nuit et humidifier de nouveau les jeunes pousses pour les faire germer. Vider également l'eau des noix et les rincer. Le soir, arroser de nouveau les jeunes pousses et faire tremper 80 g d'avoine en plus.

ÉVALUATION DE VITALITÉ

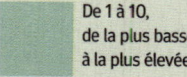 De 1 à 10, de la plus basse à la plus élevée.

PETIT DÉJEUNER	De l'eau citronnée (comme au jour 1). Une « Piña Crolada » (page 158).
DÉJEUNER	Une soupe miso au chou-fleur (page 183) accompagnée d'une salade « Do it yourself » (page 188).
DÎNER	Une poêlée de légumes (avec des courgettes, des champignons et des poivrons, par exemple) et de la semoule. En accompagnement : une salade verte avec une sauce à l'avocat (page 184).
EN-CAS	Des fruits (par exemple 3 pêches, 1/2 melon et 1 banane), des boulettes énergisantes de goji (page 215). Boire un smoothie de temps en temps en cas de grosse faim. Éventuellement un verre de jus d'herbe de blé.

JOUR 9

PRÉPARATIFS

Donner de l'eau aux jeunes pousses matin et soir. Le soir, faites tremper également 100 g d'amandes.

ÉVALUATION DE VITALITÉ

De 1 à 10, de la plus basse à la plus élevée.

PETIT DÉJEUNER	Une boisson au vinaigre de cidre (comme au jour 4). Puis un porridge aux bananes (page 164).
DÉJEUNER	Des cannellonis de courgettes (page 204) accompagnés d'une salade verte avec une vinaigrette au choix (à partir de la page 184).
DÎNER	De la choucroute et des pommes de terre, avec la sauce verte du bonheur (page 170).
EN-CAS	Des fruits (par exemple 4 prunes, 2 pommes et 1 banane), des boulettes énergisantes de goji. En cas de grosse faim, prenez un avocat ou un smoothie de temps en temps. Éventuellement un verre de jus d'herbe de blé.

JOURS 8 À 11

JOUR 10

PRÉPARATIFS

Arroser les pousses matin et soir. Faire tremper 100 g de pois chiches le matin et 100 g de noix de cajou le soir.

ÉVALUATION DE VITALITÉ

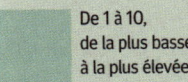 De 1 à 10, de la plus basse à la plus élevée.

PETIT DÉJEUNER — Une boisson au vinaigre de cidre (comme au jour 4), suivie d'un « Goûter des ours » (page 160) garni d'une poignée de jeunes pousses de sarrasin.

DÉJEUNER — Des makis « amis des poissons » (page 201) avec une salade de 2 carottes râpées et une vinaigrette orange-graines de potiron (page 185).

DÎNER — Des légumes à la vapeur (par exemple 300 g d'épinards et 100 g de champignons) avec des pois chiches marinés puis cuits.

EN-CAS — Des fruits (par exemple 2 poires, 1 mangue et 2 bananes), un petit morceau de chocolat noir (30 g maximum). Si vous avez très faim, prenez un avocat ou un smoothie de temps en temps. Éventuellement un verre de jus d'herbe de blé.

JOUR 11

PRÉPARATIFS

Toujours prendre soin des jeunes pousses. Le soir, faire tremper 80 g de quinoa ainsi que 4 c. à s. de haricots mungo ou de luzerne à faire germer. Faire également macérer 200 g d'amandes.

ÉVALUATION DE VITALITÉ

De 1 à 10, de la plus basse à la plus élevée.

PETIT DÉJEUNER — Une boisson au vinaigre de cidre (comme au jour 4). Puis une salade de fruits verte (page 166) avec des graines germées.

DÉJEUNER — Une soupe de tomate épicée (page 181) garnie du reste de jeunes pousses. Des pâtes crues avec du pesto selon vos goûts (page 194).

DÎNER — Une poêlée de courgettes : faire revenir 2 courgettes dans une poêle avec 1 c. à s. d'huile, assaisonner avec un peu d'ail, de piment, de sel et de poivre, et accompagner de semoule et d'une poignée de jeunes pousses. Des quartiers de pommes du paradis (page 219).

EN-CAS — Des fruits (par exemple 4 oranges, 2 kakis et 1 banane), des fruits secs (par exemple une poignée de figues et d'abricots secs). Prendre un avocat ou un smoothie de temps en temps en cas de grosse faim. Éventuellement un verre de jus d'herbe de blé.

PROGRAMME LIFESTYLE

JOUR 12

PRÉPARATIFS

Continuer à cultiver ses jeunes pousses. Le soir, faire tremper en plus 250 g de graines de lin, 200 g de noix de cajou et 200 g d'amandes.

ÉVALUATION DE VITALITÉ

De 1 à 10, de la plus basse à la plus élevée.

PETIT DÉJEUNER	De l'eau citronnée (comme au jour 1), suivie de lait d'amande (page 155) et de 2 bananes.
DÉJEUNER	« Lady in red » – mâche fruitée (page 189).
DÎNER	Du brocoli à la vapeur avec des pommes de terre ou des patates douces cuites. Une salade verte avec un assaisonnement au choix (page 184). Un pudding de chia avec le reste de lait d'amande (page 208).
EN-CAS	Des fruits (par exemple 3 pommes et 500 g de raisin), des bâtonnets de légumes (par exemple du radis) et de l'houmous végétarien (page 172). Un avocat ou un smoothie de temps en temps si vous avez très faim. Éventuellement un verre de jus d'herbe de blé.

JOUR 13

PRÉPARATIFS

Continuer à cultiver les jeunes pousses. Préparer les supercrackers pour les jours à venir (page 176). Le soir, faire tremper 60 g de sarrasin.

ÉVALUATION DE VITALITÉ

De 1 à 10, de la plus basse à la plus élevée.

PETIT DÉJEUNER	De l'eau citronnée (comme au jour 1), puis un « Hulk » (page 160).
DÉJEUNER	Des légumes aux trois farces (page 198).
DÎNER	Fêtez avec vos amis et votre famille votre parcours crudivore jusque-là sans faille avec le meilleur menu de fête : un carpaccio de betterave (page 173), des lasagnes du bonheur (page 203) et de la glace cerise-pavot (page 209).
EN-CAS	Des fruits (par exemple 3 pommes, 200 g de fraises et 1 banane), des fruits secs (par exemple une poignée d'ananas et de raisins secs). Un avocat ou un smoothie de temps en temps en cas de grosse faim. Éventuellement un verre de jus d'herbe de blé.

JOURS 12 À 14

JOUR 14

PRÉPARATIFS

S'occuper encore des pousses deux fois dans la journée. Le soir, faire tremper 50 g de sarrasin, 80 g de lentilles ainsi que 4 c. à s. de haricots mungo à faire germer.

ÉVALUATION DE VITALITÉ

 De 1 à 10, de la plus basse à la plus élevée.

PETIT DÉJEUNER De l'eau citronnée (comme au jour 1), puis une mousse chocolat-cerise (page 164).

DÉJEUNER Une salade « Do it yourself » (page 188) avec le reste de pousses (idéal comme plat à emporter en excursion – dans ce cas, emballer la sauce séparément). Puis des supercrackers.

DÎNER Des épinards à la vapeur avec des pousses de haricots mungo et des graines de tournesol, de la semoule en accompagnement. Des boulettes énergisantes de goji (page 215).

EN-CAS Des fruits (par exemple 5 abricots, 1/3 d'ananas et 2 bananes), des supercrackers au choix. Prendre un avocat ou un smoothie de temps en temps en cas de grosse faim. Éventuellement un verre de jus d'herbe de blé.

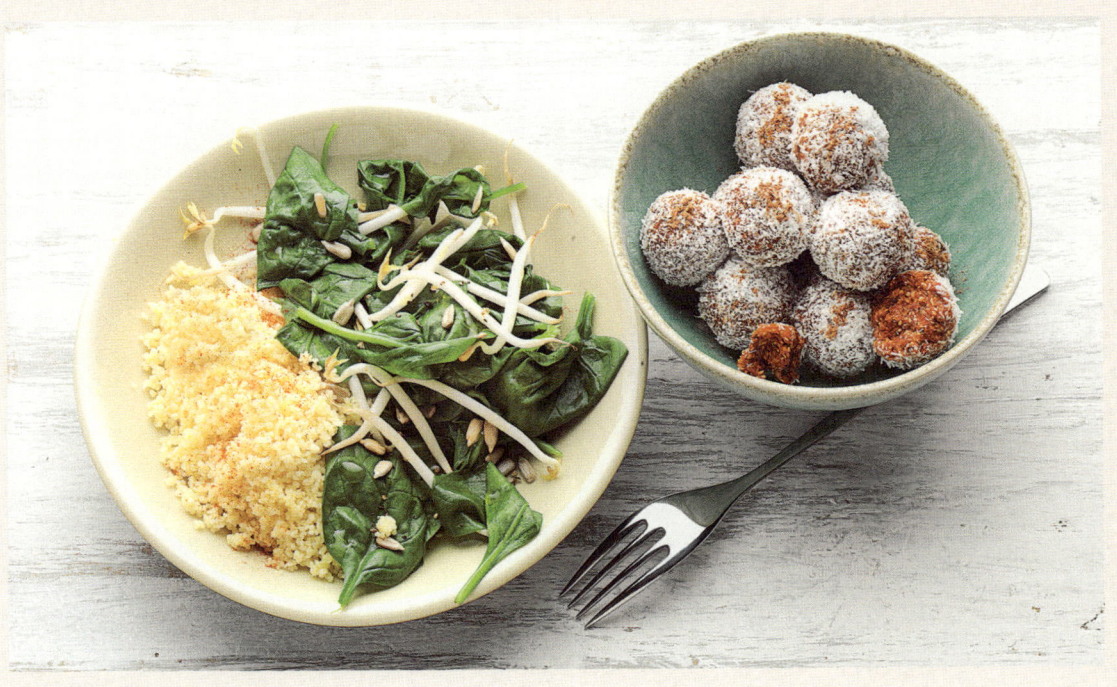

PROGRAMME LIFESTYLE

JOUR 15

PRÉPARATIFS

Continuer à cultiver les jeunes pousses. En outre, faire tremper 150 g de pistaches le soir.

ÉVALUATION DE VITALITÉ

De 1 à 10, de la plus basse à la plus élevée.

PETIT DÉJEUNER	De l'eau citronnée (comme au jour 1). Puis une « Piña Crolada » (page 158).
DÉJEUNER	Des wraps gourmands (page 206).
DÎNER	Une soupe de légumes avec lentilles et supercrackers.
EN-CAS	Des fruits (par exemple 2 poires, 200 g de litchis et 2 bananes), un morceau de chocolat noir (30 g maximum). Un avocat ou un smoothie de temps en temps en cas de grosse faim. Éventuellement un verre de jus d'herbe de blé.

JOUR 16

PRÉPARATIFS

Continuer la culture des jeunes pousses. Préparer le sorbet à l'ananas tôt ou plus tard dans la matinée (page 210). Faire tremper 200 g de noix de cajou le soir.

ÉVALUATION DE VITALITÉ

De 1 à 10, de la plus basse à la plus élevée.

PETIT DÉJEUNER	De l'eau citronnée (comme au jour 1), puis une crème légère pomme-céleri (page 169) avec des jeunes pousses de sarrasin.
DÉJEUNER	Des champignons portobello farcis à la pistache (page 174) accompagnés d'une salade d'asperges (page 193).
DÎNER	Un bortsch crudivore (page 180), un peu de légumes à la vapeur (par exemple 300 g d'épinards et 2 poivrons) avec du blé de Khorasan. Du sorbet à l'ananas.
EN-CAS	Des fruits (par exemple 4 pêches, 200 g de baies et 1 banane), des bâtonnets de légumes (comme des carottes ou du céleri) trempés dans du guacamole Bollywood (page 171). Prendre un avocat ou un smoothie de temps en temps en cas de grosse faim. Éventuellement un verre de jus d'herbe de blé.

JOURS 15 À 18

JOUR 17

PRÉPARATIFS

Continuer la culture des jeunes pousses. Faire tremper le soir 50 g de noix de cajou et 50 g d'amandes.

ÉVALUATION DE VITALITÉ

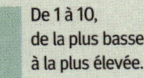 De 1 à 10, de la plus basse à la plus élevée.

PETIT DÉJEUNER   Une boisson au vinaigre de cidre (comme au jour 4). Puis un « Purple Rain » (page 153) et 2 pommes coupées en quartiers.

DÉJEUNER   Une salade de lentilles bigarrée (page 192).

DÎNER   Des champignons à la poêle avec du riz cuit et une ricotta aux épinards (page 179). Un « Green Monster » (page 210).

EN-CAS   Des fruits (par exemple 200 g de raisin, 1/2 melon Cantaloup et 1 banane), des fruits secs (comme une poignée de figues séchées). Prendre un avocat ou un smoothie de temps en temps en cas de grosse faim. Éventuellement un verre de jus d'herbe de blé.

JOUR 18

PRÉPARATIFS

Cultiver les pousses. Le matin, faire mariner du chou cœur-de-bœuf pour les légumes aigres-doux. Le soir, faire tremper 4 c. à s. de haricots mungo ou de graines de luzerne à faire germer. Faire la même chose avec 300 g de sarrasin et une poignée de noix selon vos goûts.

ÉVALUATION DE VITALITÉ

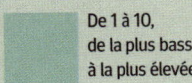 De 1 à 10, de la plus basse à la plus élevée.

PETIT DÉJEUNER   Une boisson au vinaigre de cidre (comme au jour 4). Puis un choco-sésame magique (page 157).

DÉJEUNER   Des légumes aigres-doux (page 200) avec le reste des jeunes pousses.

DÎNER   Faire revenir dans une cuillerée d'huile 1 poivron, 1 fenouil, 1/2 courgette et 1/2 aubergine, assaisonner avec de la sauce soja, 1 c. à s. de miel et un peu d'ail. Une salade verte avec vinaigrette au choix (à partir de la page 184). Des brochettes de banane (page 213).

EN-CAS   Des fruits (par exemple 4 kiwis, 1 poire et 2 bananes), des bâtonnets de légumes (comme des carottes ou du céleri) avec une sauce aux herbes « pour amateurs » (page 172). Un avocat ou un smoothie de temps en temps en cas de grosse faim. Éventuellement un verre de jus d'herbe de blé.

PROGRAMME LIFESTYLE

★

JOUR 19

PRÉPARATIFS

Continuer la culture des jeunes pousses. Préparer tôt, ou plus tard dans la matinée, le « granola des ronchons du matin » pour les jours à venir (page 162). Le soir, faire tremper 80 g de noix.

ÉVALUATION DE VITALITÉ

De 1 à 10, de la plus basse à la plus élevée.

PETIT DÉJEUNER   Une boisson au vinaigre de cidre (comme au jour 4). Une salade « Wake-up » (page 168).

DÉJEUNER   Du chou rouge et une purée de « pomme de terre » avec sauce aux champignons (page 202). Avec en outre une salade verte avec assaisonnement au choix (à partir de la page 184).

DÎNER   Des légumes à la vapeur (par exemple 1 aubergine et 2 tiges de poireaux, avec de l'épeautre et des graines de potiron.

EN-CAS   Des fruits (par exemple 3 pommes, 200 g de cerises et 1 banane), un petit morceau de chocolat noir (maximum 30 g). Un avocat ou un smoothie de temps en temps en cas de grosse faim. Éventuellement un verre de jus d'herbe de blé.

JOUR 20

PRÉPARATIFS

Continuer à cultiver les pousses. Le soir, faire tremper aussi 200 g de noix.

ÉVALUATION DE VITALITÉ

De 1 à 10, de la plus basse à la plus élevée.

PETIT DÉJEUNER   De l'eau citronnée (comme au jour 1). Puis un « granola des ronchons du matin » (page 162).

DÉJEUNER   Un carpaccio de betterave (page 173). Une soupe de poivron aux noix (page 182).

DÎNER   Du chou frisé à la vapeur, 2 poivrons coupés en petits morceaux et du riz avec le reste des pousses de haricots mungo ou de luzerne. Une crème mangue et fraise (page 214).

EN-CAS   Des fruits (par exemple 500 g de fraises, 1 poire et 1 banane). Des fruits secs (par exemple une poignée de mangues séchées). Un avocat ou un smoothie de temps en temps en cas de grosse faim. Éventuellement un verre de jus d'herbe de blé.

JOURS 19 À 21

JOUR 21

PRÉPARATIFS

Le matin, préparer du pain aux courgettes et aux oignons (page 175) et des brownies aux superaliments (page 216).

ÉVALUATION DE VITALITÉ

De 1 à 10, de la plus basse à la plus élevée.

PETIT DÉJEUNER   De l'eau citronnée (comme au jour 1), puis du « granola des ronchons du matin » (page 162).

DÉJEUNER   Des cannellonis à la courgette (page 204) accompagnés d'une salade « Do it yourself » (page 188).

DÎNER   Des épinards à la vapeur, du pain aux courgettes et aux oignons avec un guacamole Bollywood (page 171) et des tomates. Des brownies aux superaliments (page 216).

EN-CAS   Des fruits (par exemple 3 pommes, 1/4 de pastèque et 1 banane), des bâtonnets de légumes (comme des carottes ou du céleri) avec du guacamole Bollywood (page 171). Un avocat ou un smoothie de temps en temps en cas de grosse faim. Éventuellement un verre de jus d'herbe de blé.

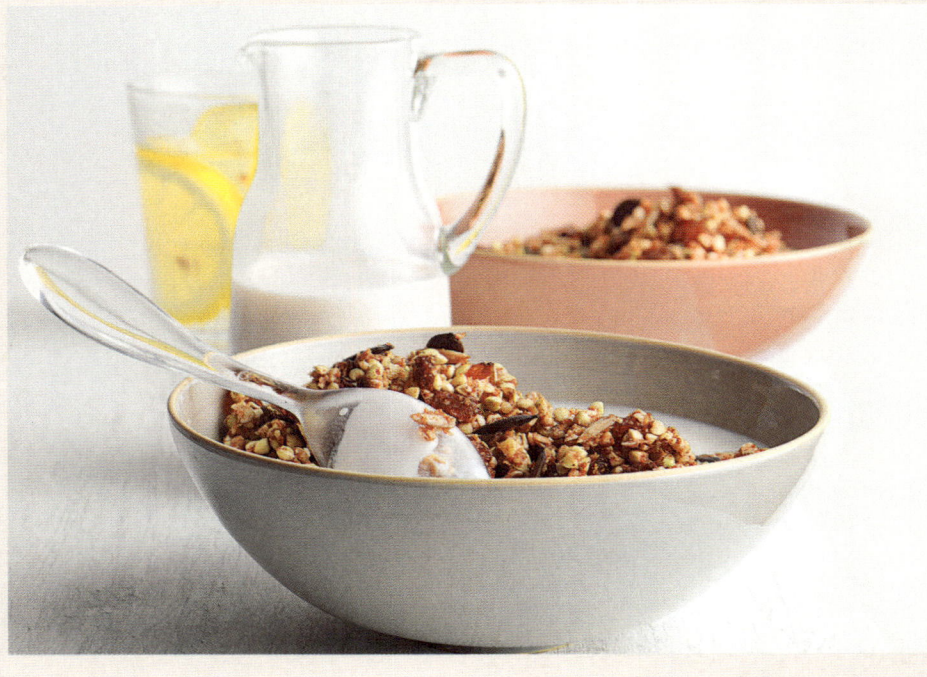

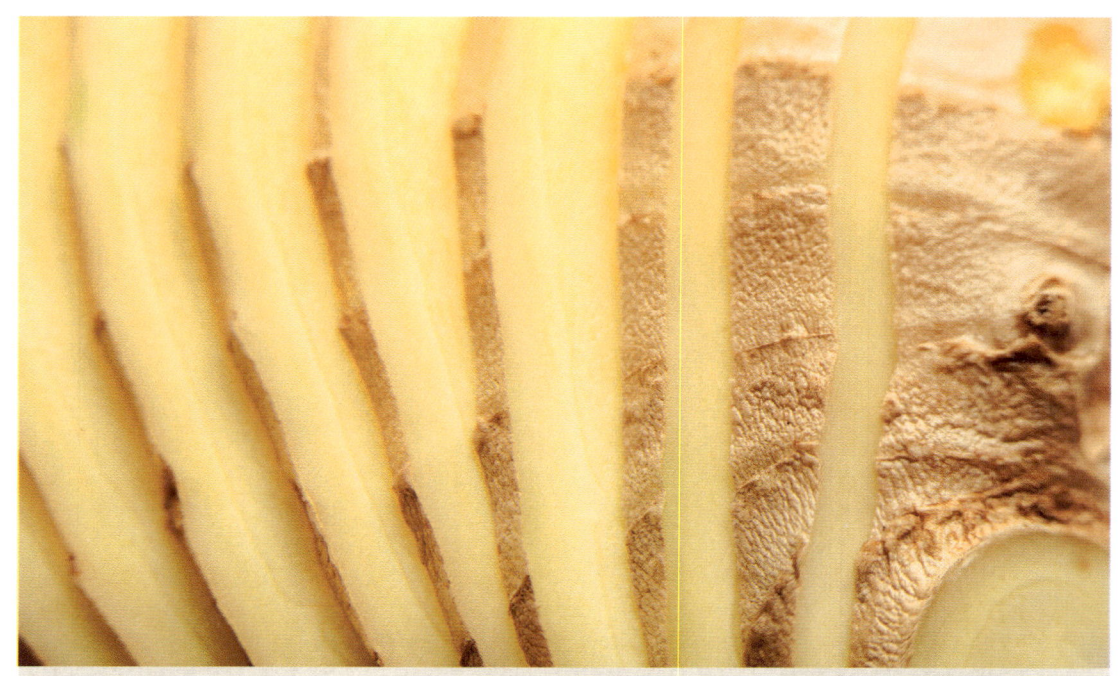

ET APRÈS ?
GARDER CE MODE ALIMENTAIRE UNE FOIS PASSÉE LA CRUVOLUTION

Que vous ayez opté pour une semaine de détox ou trois semaines de Lifestyle crudivore, vous avez conclu brillamment votre programme cruvolutionnaire et il ne vous reste plus qu'à réussir la transition dans votre vie quotidienne.

Vous avez probablement appris ces derniers jours, ou dernières semaines, à quel moment il vous est facile de suivre un régime crudivore, et quand vous nourrir sainement avec des fruits et légumes frais paraît difficile ou quasi impossible. Vous connaissez à présent quelques-unes de vos préférences dans la cuisine crue et pouvez maîtriser certains modes de préparation. Par ailleurs, vous avez eu un premier aperçu de comment et dans quelle mesure intégrer le crudivorisme dans votre vie.

Sur la base de ces deux connaissances, vous pouvez partir de la fin de la cruvolution pour entamer un nouveau départ. Car c'est exactement ce que représente le dernier jour du programme : la possibilité de continuer à mener à sa façon une vie raisonnée et suivre une alimentation saine – avec autant d'aliments crus que vous le souhaitez !

LE PASSAGE À LA VIE QUOTIDIENNE

Ne voyez pas dans la fin de votre cruvolution une carte blanche pour manger n'importe quoi. La tentation peut être grande de dévorer le plus vite possible toutes les choses que vous deviez éviter ces dernières semaines, du fast-food aux sucreries en passant par la caféine et le tabac. Restez concentré ! Avec un peu d'engagement, la période qui suit la cruvolution peut se transformer en révolution à vie, menée par deux guides d'égale importance : votre santé et votre plaisir !

VOUS PRÉFÉREZ RETROUVER LA CUISINE CUITE ?

Si tel est votre choix, vous pouvez néanmoins changer une ou deux choses à vos habitudes d'avant la cruvolution. Des desserts et du grignotage que vous adorez mais qui sont mauvais pour votre santé ? Considérez-les simplement comme un petit plaisir occasionnel et continuez à préférer majoritairement des alternatives crudivores. Dans la phase transitoire, mangez le plus possible d'aliments à valeur basique (page 48) afin de compenser la nouvelle absorption d'acidifiants. Si, avant chaque repas, vous prenez par exemple une salade ou une soupe crue, vous faites déjà le plein de nutriments avant même le plat proprement dit et, en outre, vous poursuivez sur la cuisine cuite l'estomac à moitié plein.

CONSERVEZ LE PLAISIR DE MANGER CRU

Si vous voulez continuer à vivre en adoptant massivement le crudivorisme, vous pourriez bientôt vous heurter à cette phrase : « Oh non, pas encore de la salade ! » Comme pour la plupart des choses dans la vie, vous risquez aussi de tomber dans la routine avec le crudivorisme. Il en découle du mécontentement ou de l'ennui. Mais pas de panique, il existe contre la routine de vieilles méthodes qui ont fait leurs preuves.

CHACUN SON CHEMIN

Retenez des programmes crudivores tout ce qui vous donne du plaisir et est bon pour votre santé. Il n'y a aucune raison d'abandonner tout ce qui vous apporte de la vitalité et de l'énergie simplement parce que vous ne souhaitez pas devenir un « vrai » crudivore. Modifiez les choses qui ne fonctionnent pas chez vous et conservez le reste du programme. Ainsi va naître un mode de vie sain, parfaitement taillé pour vous, et que vous pourrez aussi suivre sur le long terme.

MIX IT UP !

Apportez un nouvel élan à votre vie crudivore ! Essayez de nouveaux aliments crus, grignotage ou même produits sucrés, goûtez des variétés de fruits jusque-là inconnus (comme le durian, la pitaya ou l'igname) et trouvez l'inspiration dans des recettes créatives. Le crudivorisme offre une telle profusion d'ingrédients, de plats et de variétés gustatives qu'il ne tient qu'à nous de les découvrir.

FAITES UNE PAUSE

Parfois, l'indisposition liée à la routine alimentaire n'est que le symptôme précis d'un malaise encore plus grand. Dans ce cas, il peut souvent être utile de s'arrêter un instant et de s'accorder une pause afin de définir exactement d'où vient cette frustration. Le jeûne permet ce genre de période de réflexion. Pour cela, on n'est pas obligé de renoncer complètement à toute nourriture solide, il est possible aussi de jeûner avec des fruits ou des légumes et de se déconnecter de certaines distractions comme les réseaux sociaux ou la télé. Souvent, on sort de la période de jeûne non seulement avec une nouvelle énergie pour aborder le quotidien, mais aussi avec un enthousiasme renouvelé pour le crudivorisme et l'alimentation saine (conseils de jeûne page 120).

POTLUCKS ET RENCONTRES AMICALES ENTRE CRUDIVORES

Au fil des jours, nous pouvons facilement perdre de vue la raison pour laquelle nous avons décidé de changer d'alimentation. Cela a d'autant plus de chance d'arriver si personne dans notre entourage pratique également ce style de vie. Pour y remédier, il faut trouver des adeptes du crudivorisme en dehors du cercle familial et des amis. Depuis quelques années, au moins un *potluck* est organisé régulièrement dans les grandes villes et presque toujours à leurs limites. La tendance crudivore s'est même installée depuis longtemps dans les petites villes et les zones rurales. Certains sites Internet peuvent vous aider à trouver des *potlucks*, mais si vous n'en voyez pas à proximité de votre ville, vous n'avez qu'à lancer vous-même des rencontres entre crudivores ! Il suffit souvent de laisser une affiche dans le magasin bio local ou d'envoyer un mail à des organisations régionales de défense de l'environnement pour rassembler un petit groupe de crudivores convaincus.

RENCONTRES ENTRE CRUDIVORES

L'idée du *potluck* cru est simple : quelques adeptes du crudivorisme se rejoignent pour un pique-nique, dans un appartement privé ou une salle louée. Chacun apporte un plat cru qu'il a fait lui-même, que ce soit une salade, une pizza crue, une tarte, un smoothie, des petites choses crues à grignoter ou simplement une sauce avec quelques bâtonnets de légumes. Les ingrédients présents sont laissés au libre choix des participants, mais vous n'aurez pas à attendre longtemps pour profiter de conversations agréables et de conseils stimulants.

CONSEILS SPÉCIFIQUES POUR L'HIVER

C'est un des soucis les plus récurrents des personnes qui commencent à s'intéresser au crudivorisme et aimeraient modifier leur alimentation : comment supporter l'hiver quand on ne peut absolument rien manger de chaud ? Mais ne vous inquiétez pas, l'étude du crudivorisme en tant que forme originelle de l'alimentation humaine nous procure une prise de conscience nouvelle de notre corps et de nos besoins. Cela nous permet aussi d'adapter parfaitement notre alimentation à nos besoins, et nous ne sommes plus obligés de nous soumettre à des idéologies figées.

C'est pourquoi l'alimentation de nombreux crudivores varie fortement d'une saison à l'autre. Quand dehors le temps est froid et inhospitalier, nous avons naturellement envie de chaleur et de confort, dans le ventre aussi. Mais même avec le crudivorisme, on peut supporter l'hiver dans la bonne humeur et en bonne santé.

DES LÉGUMES QUI RÉCHAUFFENT

L'hiver, nous pouvons utiliser à bon escient l'effet que le piment ou le poivre de Cayenne, par exemple, produisent sur nous : assaisonnez votre plat – et votre vie – avec quelques ingrédients qui « brûlent » ! Voici d'autres épices délicieuses qui réchauffent notre organisme : gingembre, ail, curry, menthe, anis et cardamome.

CHAUFFER LÉGÈREMENT SES REPAS

Manger cru ne signifie en aucun cas à la température du frigo. Les enzymes, qu'on considère souvent comme des marqueurs de vitalité dans la nourriture, ne se perdent qu'au-delà de 47,8 °C. C'est pourquoi les aliments crus peuvent sans problème, quoiqu'avec circonspection, être légèrement chauffés en hiver sans rien perdre de leur vitalité.

Une manière douce de le faire est de verser des soupes crues dans un bocal et les tiédir ensuite au bain-marie. Le simple fait de chauffer à l'avance les bols et les assiettes crée une grosse différence, que l'on aime sa nourriture froide ou agréablement tempérée. Si vous possédez un déshydrateur, vous pouvez aussi vous en servir pour chauffer tout doucement vos plats jusqu'à 45 °C.

Et si vous voulez aller un peu plus vite : utilisez de l'eau chaude pour préparer vos soupes et vos boissons au mixeur.

CHAUD, CHAUD, CHAUD !

Avec le crudivorisme, vous n'êtes pas non plus obligé de renoncer à ce qui réchauffe parfaitement en hiver : les thés, infusions et bouillons de légumes ne sont pas crus, c'est vrai, mais ils réchauffent bien en hiver et offrent par ailleurs quelques nutriments – c'est pourquoi ce sont des consommations habituelles même après la cruvolution. L'hiver, beaucoup de crudivores mangent aussi des soupes miso chaudes, qu'ils apprécient en raison de leur effet probiotique. Cependant, les bactéries lactiques qu'elles renferment ne sont conservées qu'à condition que la soupe soit chauffée en douceur et en aucun cas bouillie.

RESTER ACTIF

Si justement vous êtes beaucoup assis durant la journée, un peu d'exercice dans le froid de l'hiver peut faire des merveilles. Rien qu'avec dix minutes de corde à sauter, de marche rapide ou d'exercices simples de temps en temps, vous donnez un coup de fouet à votre circulation sanguine. En faisant cela, vous ne faites pas que brûler quelques calories et vous dessiner de beaux muscles : vous prenez vous-même en main le réchauffement de votre corps.

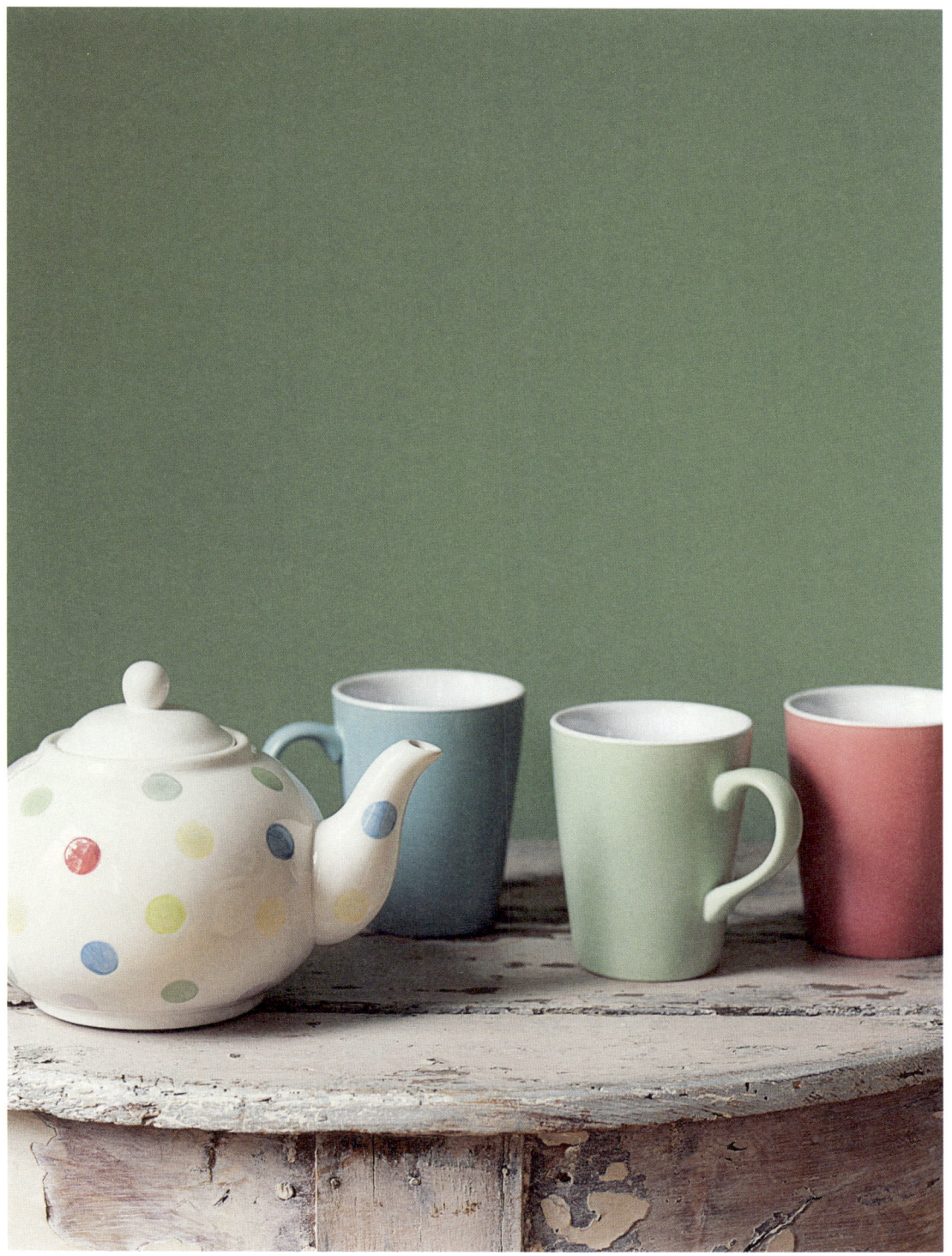

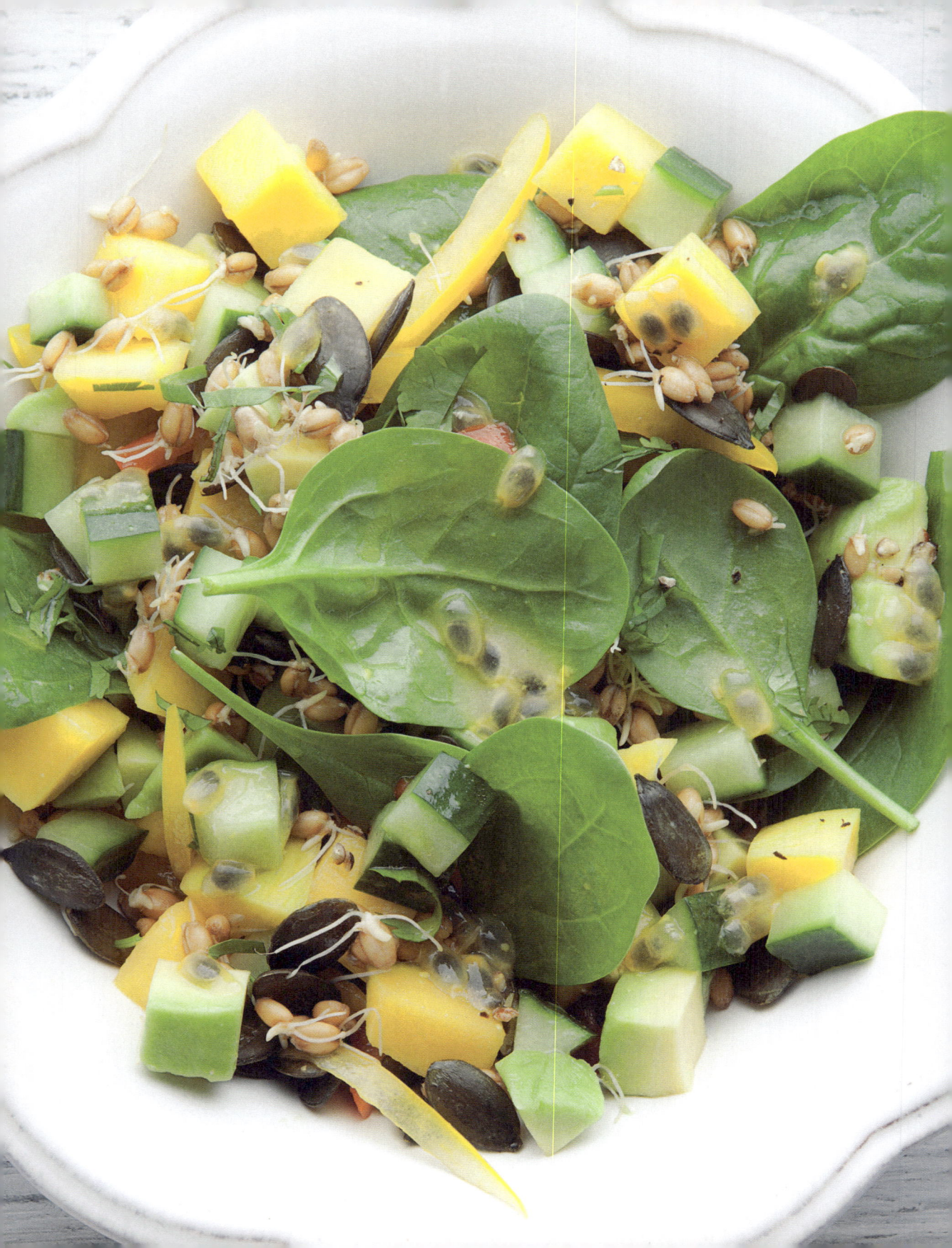

RECETTES À SAVOURER
LA DIVERSITÉ CRUDIVORE

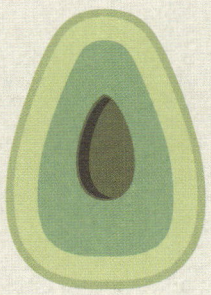

Des jus, smoothies et cocktails aux plats principaux et aux desserts rassasiants en passant par les sauces, les en-cas, les salades et les soupes, le crudivorisme offre tout ce que désirent le cœur, le palais et l'estomac. Les recettes rassemblées ici en sont la preuve : la cruvolution est savoureuse et saine, donne du plaisir et peut vraiment s'appliquer tous les jours. Bon appétit !

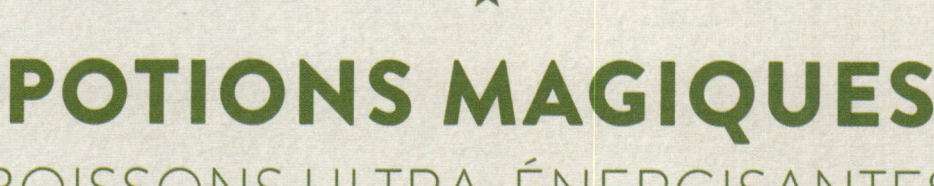

POTIONS MAGIQUES
BOISSONS ULTRA-ÉNERGISANTES

Vous pouvez ici jouer avec vos goûts personnels. Par exemple, tout est possible en matière de consistance des smoothies (à partir de la page 157), qui peut aller de crémeuse à très liquide – il suffit d'ajouter la quantité d'eau suffisante. En raison de leurs composants bénéfiques pour la santé, tous ces cocktails représentent un repas complet et nourrissant. Par ailleurs, ils sont faciles à digérer : c'est idéal le matin.

À PRÉPARER EN GÉNÉRAL

- Couper les fruits et légumes en morceaux assez petits pour qu'ils puissent passer dans l'ouverture de la machine à jus de fruits. Si possible, extraire le jus des fruits en laissant leur peau, car elle est riche en nutriments essentiels. Même les melons et les agrumes peuvent passer en entier dans la centrifugeuse s'ils sont issus de la culture bio.

- Retirer les pépins et noyaux durs afin de ne pas endommager la machine. Les pépins des pommes, des melons, des raisins ou des poires peuvent être ajoutés sans problème.

- Préparer tous les ingrédients. Boire le jus frais si possible, car il perd rapidement ses valeurs nutritives avec l'oxydation.

- Il faut savourer chaque gorgée de jus frais. Ne pas oublier de mâcher afin que le jus se mélange avec les enzymes dans la salive, ce qui le rend encore plus facile à assimiler pour notre corps.

Si, au début, vous trouvez le goût et les effets des jus trop forts, vous pouvez les diluer dans l'eau avec en moyenne 2 volumes de jus pour 1 volume d'eau.

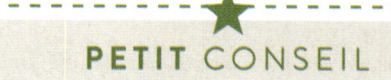

PETIT CONSEIL

Pas de centrifugeuse à la maison ? Alors réduisez en purée les fruits et les légumes en ajoutant un peu d'eau, et filtrez le tout à travers un torchon.

Détox
CLARTÉ ET ÉNERGIE

1 concombre
2 pommes
½ citron bio

• Temps de préparation : environ 5 minutes

Une combinaison très purifiante aussi bénéfique pour la clarté intellectuelle que pour le drainage et une belle peau.

Rapide et bête comme chou
DÉSALTÉRANT

¼ de pastèque
250 g de raisins noirs

• Temps de préparation : environ 5 minutes

Acheter si possible une pastèque bio afin que son écorce aussi puisse être utilisée pour le jus. Celle-ci renferme 95 % des nutriments.

Sain et délicieux !
PURPLE RAIN

4 betteraves
1/3 d'ananas
1 pomme
¼ de citron
1 petit morceau de gingembre

• Temps de préparation : à peu près 10 minutes

Un jus très énergétique avec une forte teneur en fer. Il favorise la formation des globules sanguins et développe la joie de vivre.

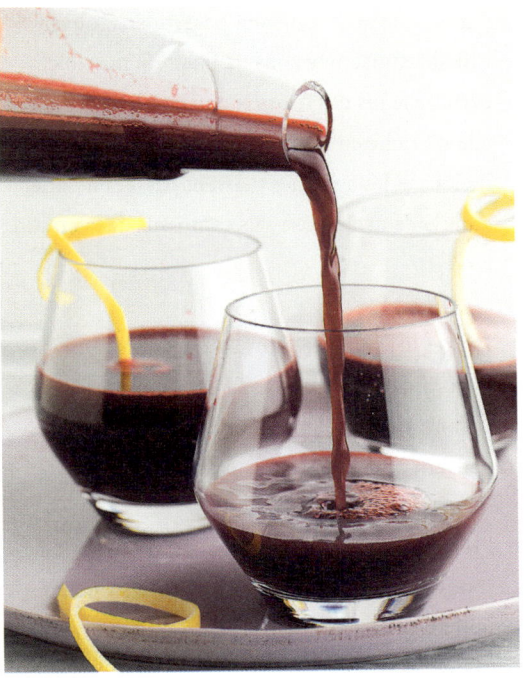

LES HERBES SAUVAGES

Les herbes sauvages sont de véritables artistes de la survie. Elles ne sont pas soignées à coup d'engrais et de produits phytosanitaires comme nos légumes cultivés. Par ailleurs, elles doivent se contenter de l'eau dont dispose la nature tout en s'imposant contre une masse considérable de concurrents afin de pouvoir prétendre à leur place. Toutes ces particularités se reflètent dans leur valeur nutritive : on y trouve tout ce qu'il faut pour survivre ! Ainsi, les orties renferment par exemple 50 fois plus de fer, 30 fois plus de vitamine C et 20 fois plus de provitamine A que la salade.

CONSEILS DE CUEILLETTE

Les meilleurs coins se trouvent bien loin des sentiers battus connus de tous. En recherchant vos aliments sauvages, évitez les régions fortement polluées tout comme les routes très fréquentées et les champs pulvérisés aux pesticides, ainsi que les endroits appréciés par les propriétaires de chiens. Les ballasts des RER et autres trains régionaux, les lisières, les prés et les haies gardent cachés de nombreux trésors. Profitez de l'occasion pour redécouvrir votre propre ville ou sa banlieue. Cantonnez-vous aux herbes simples à identifier. C'est un jeu d'enfant de reconnaître les pissenlits, les mûriers, la camomille, les pâquerettes, les plantains lancéolés et les trèfles, la cueillette de ces plantes est donc d'autant plus sûre. Il existe de nombreux livres qui vous aideront à découvrir également pour votre table des herbes sauvages inconnues. En revanche, la prudence est de

À N'IMPORTE QUELLE PÉRIODE DE L'ANNÉE

Les herbes sauvages sont vraiment des dures à cuire, beaucoup de variétés résistent même à l'hiver. Vous pouvez trouver des orties, des pissenlits ou des oxalides sous une épaisse couche de neige par des températures en dessous de zéro. Celui qui accomplit sa récolte en été peut encore faire sécher ses herbes, ou les utiliser pour faire des tisanes.

mise pour tout ce que vous ne connaissez pas, car on trouve aussi des plantes toxiques en pleine nature. La devise est : on ne mange que ce qu'on est sûr de connaître !

UN ÉQUIPEMENT MINIMAL

Un petit couteau ou un sécateur, un panier ou un sachet, et vous pouvez y aller, vous n'avez besoin de rien d'autre. Ne jouez pas les Rambo en faisant votre cueillette et laissez toujours quelques feuilles après votre passage, afin que la plante puisse se régénérer. En outre, les herbes sauvages ne se gardent pas fraîches plus d'un ou deux jours, c'est pourquoi il vaut mieux récolter de petites quantités régulièrement plutôt que de raser la moitié de la prairie.

Un classique du cru

LE LAIT D'AMANDE

200 g d'amandes
60 g de dattes dénoyautées
Environ 500 ml d'eau
La pulpe d'une gousse de vanille
1 pincée de sel de mer

- Temps de trempage (facultatif) : 8 heures
- Temps de préparation : environ 10 minutes

- Si possible, faire tremper les amandes pendant la nuit. Vider l'eau le matin et rincer brièvement les amandes.
- Passer tous les ingrédients au blender jusqu'à obtenir un liquide crémeux.

Selon vos goûts, vous pouvez boire le lait directement ou le filtrer à travers une étamine pour une consistance plus légère. C'est le plus parfait des substituts au lait de vache et il peut aussi bien être utilisé avec du muesli que servir de base pour une crème crue. Il se garde jusqu'à 4 jours au réfrigérateur.

PRODUITS FINIS

Il faut du temps pour produire du lait d'amande. Si vous en avez besoin dans les recettes qui suivent, vous pouvez aussi acheter des produits déjà prêts dans un magasin bio. Ce lait n'est pas cru, mais il présente néanmoins une bonne alternative.

Sain et délicieux !
LE JUS DES SAUVAGES

- 500 g d'herbes sauvages comme des pissenlits, des trèfles, des orties et de l'oseille
- 2 oranges
- 1 pamplemousse

• Temps de préparation : environ 10 minutes

On peut aimer l'amertume, mais le pamplemousse peut aussi être remplacé par 2 poires si vous trouvez ce mélange trop fort.

Ce jus est à conseiller exclusivement aux personnes aguerries et très attentives à leur santé. Grâce aux herbes sauvages, il délivre une quantité particulièrement élevée de sels minéraux qui s'ajoutent aux nombreuses vitamines des agrumes. Cette boisson a des vertus dépuratives, antioxydantes, antimicrobiennes et anticancéreuses.

Sain et délicieux !
LA BOISSON MAGIQUE AUX LÉGUMES

- 3 tomates
- 1 poivron rouge
- 2 carottes (avec ou sans les fanes)
- 3 branches de céleri
- ½ patate douce
- ½ botte de persil
- ½ citron
- 2 gousses d'ail

• Temps de préparation : environ 10 minutes

Le céleri a une valeur basique et des propriétés anti-inflammatoires et favorise la digestion ; les tomates protègent contre les radicaux libres ; les carottes et les patates douces renforcent le système immunitaire grâce à leur taux élevé de bêta-carotène ; le poivron contribue également au bon fonctionnement de nos défenses. L'ail agit comme un antibiotique naturel et a une multitude de vertus bénéfiques pour notre santé. Le persil a, de la même façon, un champ d'action très large sur notre organisme : son taux de manganèse lui confère un effet détoxifiant, il livre également beaucoup de bioflavonoïdes anti-inflammatoires et anticancérigènes et aide tous les organes excréteurs du corps, y compris la peau, à remplir leur fonction.

Ce jus éveille tous vos sens et favorise l'équilibre acido-basique de votre corps. C'est une promenade dans le monde merveilleux des légumes aux vertus curatives.

Pour les gourmets

LE CHOCO-SÉSAME MAGIQUE

50 g de noix de cajou

2 bananes

60 g de dattes dénoyautées

4 c. à s. de tahini (crème de sésame)

2 c. à s. de poudre de caroube ou de cacao (cru, si possible)

La pulpe d'½ gousse de vanille

1 pincée de sel de mer

1 pincée de menthe

Environ 500 ml d'eau

- Temps de trempage (facultatif) : 8 heures
- Temps de préparation : environ 10 minutes

- Si possible, faire tremper les noix de cajou pendant la nuit. Vider l'eau le matin et rincer brièvement les noix. Éplucher les bananes et les couper en deux.
- Passer tous les ingrédients au blender jusqu'à obtenir une masse crémeuse.

Ce cocktail n'est pas seulement un ersatz idéal du cacao, c'est aussi un véritable booster en sels minéraux, riche en calcium (sésame) aussi bien qu'en magnésium et en potassium (bananes).

Détox

SMOOTHIE CONCOMBRE-KIWI

1 concombre

3 kiwis

2 branches de persil

1 citron vert

1 c. à s. de sirop d'agave

3 c. à s. d'eau

- Temps de préparation : environ 10 minutes

- Couper le concombre en gros dés. Éplucher les kiwis et les couper en quatre. Hacher grossièrement le persil. Presser le citron vert.
- Passer tous les ingrédients au blender jusqu'à obtenir un liquide épais.

Une boisson pauvre en calories, riche en vitamines et drainante.

Un classique du cru

LASSI À LA MANGUE

80 g de noix de cajou
2 mangues
60 g de dattes dénoyautées
La pulpe d'une gousse de vanille
400 ml d'eau

- Temps de trempage (facultatif) : 8 heures
- Temps de préparation : environ 10 minutes

- Si possible, faire tremper les noix de cajou pendant la nuit. Vider l'eau le matin et rincer brièvement les noix.

- Éplucher les mangues, enlever les pépins et couper grossièrement la chair en dés.
- Passer tous les ingrédients au blender jusqu'à obtenir un liquide crémeux.

Riche en vitamines, telles que la vitamine C et le bêta-carotène, ainsi qu'en substances minérales et en sélénium, un oligo-élément, ce cocktail protège les cellules du corps des substances nocives et renforce le système immunitaire.

Un classique du cru

LA PIÑA CROLADA

50 g de noix de cajou
½ ananas
1 banane
1 jeune noix de coco (ou du lait de coco en brique, si vous ne trouvez pas)
2 c. à s. de sirop d'agave
1 c. à s. d'huile de coco
La pulpe d'½ gousse de vanille
Environ 300 ml d'eau

- Temps de trempage (facultatif) : 8 heures
- Temps de préparation : environ 10 minutes

- Si possible, faire tremper les noix de cajou pendant la nuit. Vider l'eau le matin et rincer brièvement les noix de cajou.

- Éplucher l'ananas et le couper en gros dés.
- Peler les bananes et les couper en deux.
- Ouvrir la noix de coco et réserver son lait dans un récipient ou le verser directement dans le blender.
- Détacher la chair de la noix de coco avec une cuillère.
- Passer tous les ingrédients au blender jusqu'à obtenir un liquide épais.

Le lait des jeunes noix de coco peut être comparé à une source de jouvence. Il a une valeur basique et est rempli d'électrolytes, ce qui en fait une boisson parfaite pour les sportifs. Les jeunes noix de coco se trouvent surtout dans les magasins asiatiques.

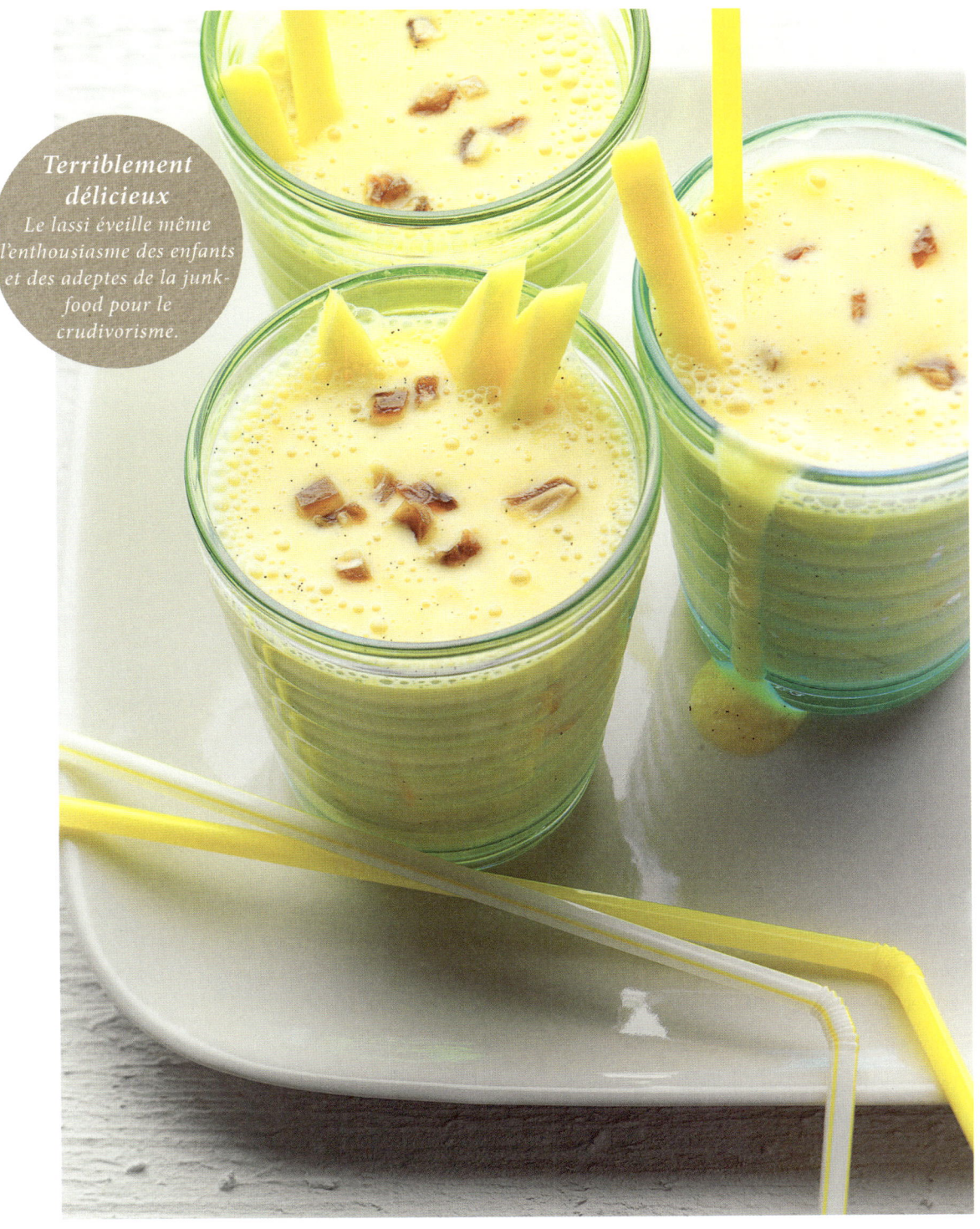

Terriblement délicieux
Le lassi éveille même l'enthousiasme des enfants et des adeptes de la junk-food pour le crudivorisme.

Sain et délicieux !
LE HULK

- 200 g d'épinards
- 1/3 d'ananas
- 1 banane
- ½ pomme
- 3 c. à s. de graines de chanvre
- 1 c. à s. de spiruline ou d'herbe de blé en poudre (facultatif)
- Environ 250 ml d'eau

- Temps de préparation : environ 10 minutes

- Laver soigneusement les épinards et les couper grossièrement. Éplucher l'ananas et le couper en gros dés. Peler les bananes et les couper en deux. Enlever les pépins de la ½ pomme et la couper en quatre.
- Passer tous les ingrédients au blender jusqu'à obtenir un liquide épais.

Le chanvre étant composé à 30 % de protéines et les épinards renfermant quant à eux 3 g de protéines pour 100 g, cette préparation est une saine alternative aux boissons protéinées traditionnelles. Par ailleurs, il a également un effet positif sur le rapport acido-basique et offre une dose importante de chlorophylle sous une forme facile à digérer.

Rapide et bête comme chou
LE GOÛTER DES OURS

- 200 g de framboises, fraîches ou surgelées
- 2 bananes
- 2 c. à s. de raisins secs ou 3 dattes dénoyautées
- 2 c. à s. de graines de tournesol
- 2 c. à c. de menthe
- 300 ml d'eau ou de lait d'amande (recette page 155)

- Temps de préparation : environ 5 minutes

- Si les framboises sont surgelées, les faire décongeler légèrement
- Peler les bananes et les couper en deux.
- Passer tous les ingrédients au blender jusqu'à obtenir un liquide épais.

Gagnant-gagnant pour les papilles, les muscles et tout notre organisme.

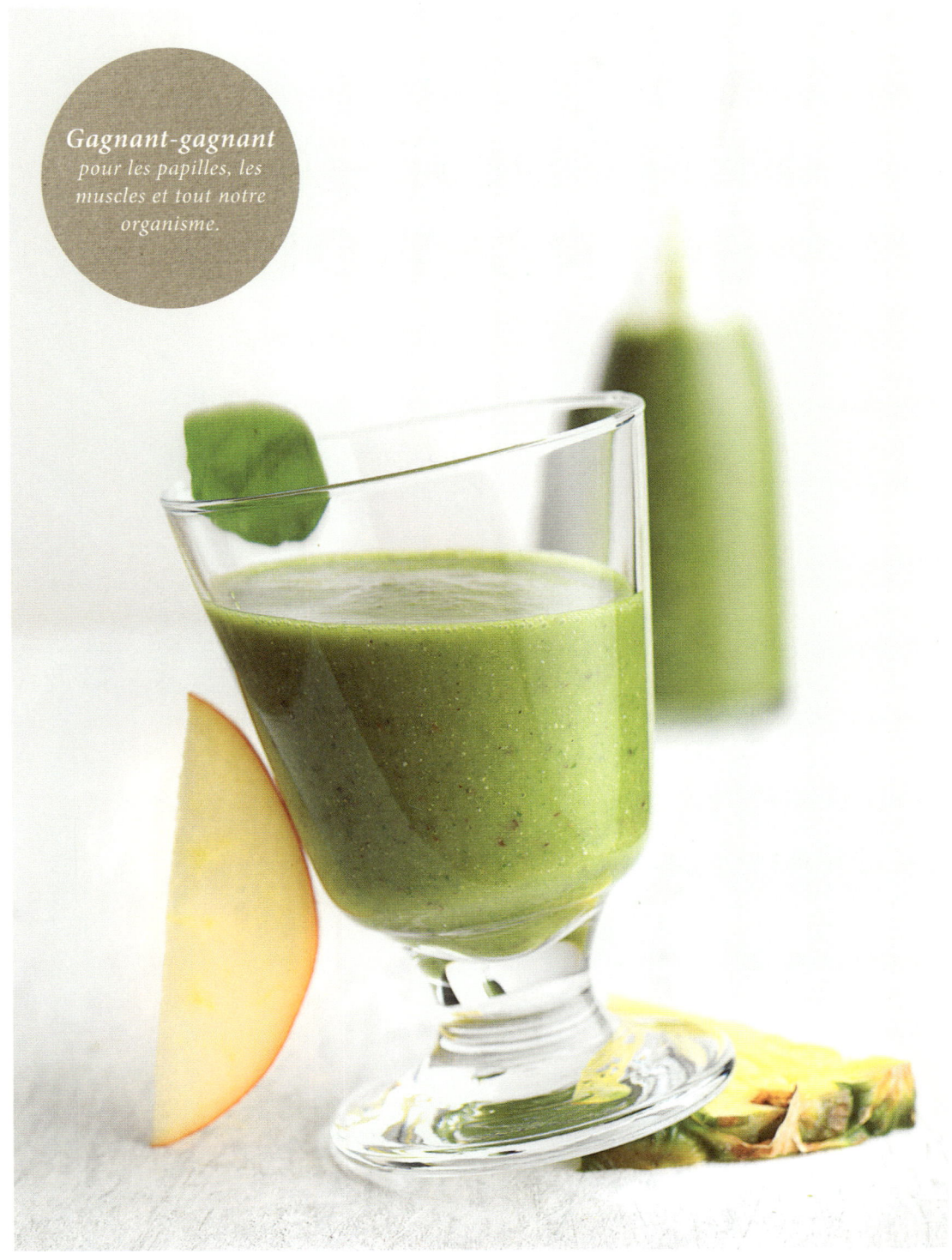

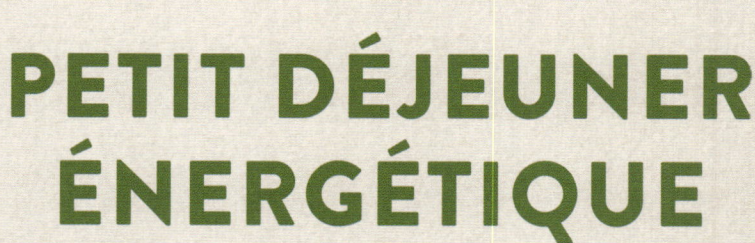

Un repas matinal idéal est facile à digérer et rassasie autant qu'il donne de l'énergie jusqu'au déjeuner. Comme le porridge aux bananes, un vrai petit déjeuner super-énergétique ! Les bananes procurent du fructose disponible immédiatement, vous offrant ainsi beaucoup de dynamisme dès le matin afin de démarrer la journée avec vigueur. En revanche, les glucides que renferme l'avoine ne se libèrent que lentement, ce qui vous fournit une énergie continue qui vous soutient toute la journée, même en cas de programme chargé.

Un classique du cru
LE GRANOLA DES RONCHONS DU MATIN

- 300 g de sarrasin
- 5 c. à s. de graines de lin
- 6 c. à s. de sirop d'agave
- 2 c. à s. d'huile de coco
- 2 c. à c. de menthe
- 1 pincée de noix de muscade
- 1 pincée de sel de mer
- 6 c. à s. de graines de tournesol
- 6 c. à s. de graines de potiron
- 6 c. à s. de raisins secs

- Temps de trempage : 8 heures
- Temps de préparation : environ 15 minutes
- Temps de déshydratation : 10 à 12 heures

Une fois préparée, cette recette doit suffire pour une semaine. Il suffit de conserver la préparation au réfrigérateur, emballée hermétiquement, et vous n'aurez qu'à ajouter du lait d'amande (page 155) les jours suivants pour avoir sur votre table un petit déjeuner plein de vitalité !

- Faire tremper le sarrasin pendant la nuit dans le double de volume d'eau, au moins. Vider l'eau le matin et rincer brièvement le sarrasin.
- Moudre les graines de lin. Pour cela, utiliser soit un mortier, soit un robot ménager, ou un mixeur avec un moulin en accessoire. Les ajouter au sarrasin.
- Ajouter le sirop d'agave, l'huile, les épices et environ 2 c. à s. d'eau. Mélanger vigoureusement. Incorporer les graines et les raisins à la fin.
- Disposer la préparation sur une plaque de four.
- Faire sécher 10 à 12 heures au four ou au déshydrateur.

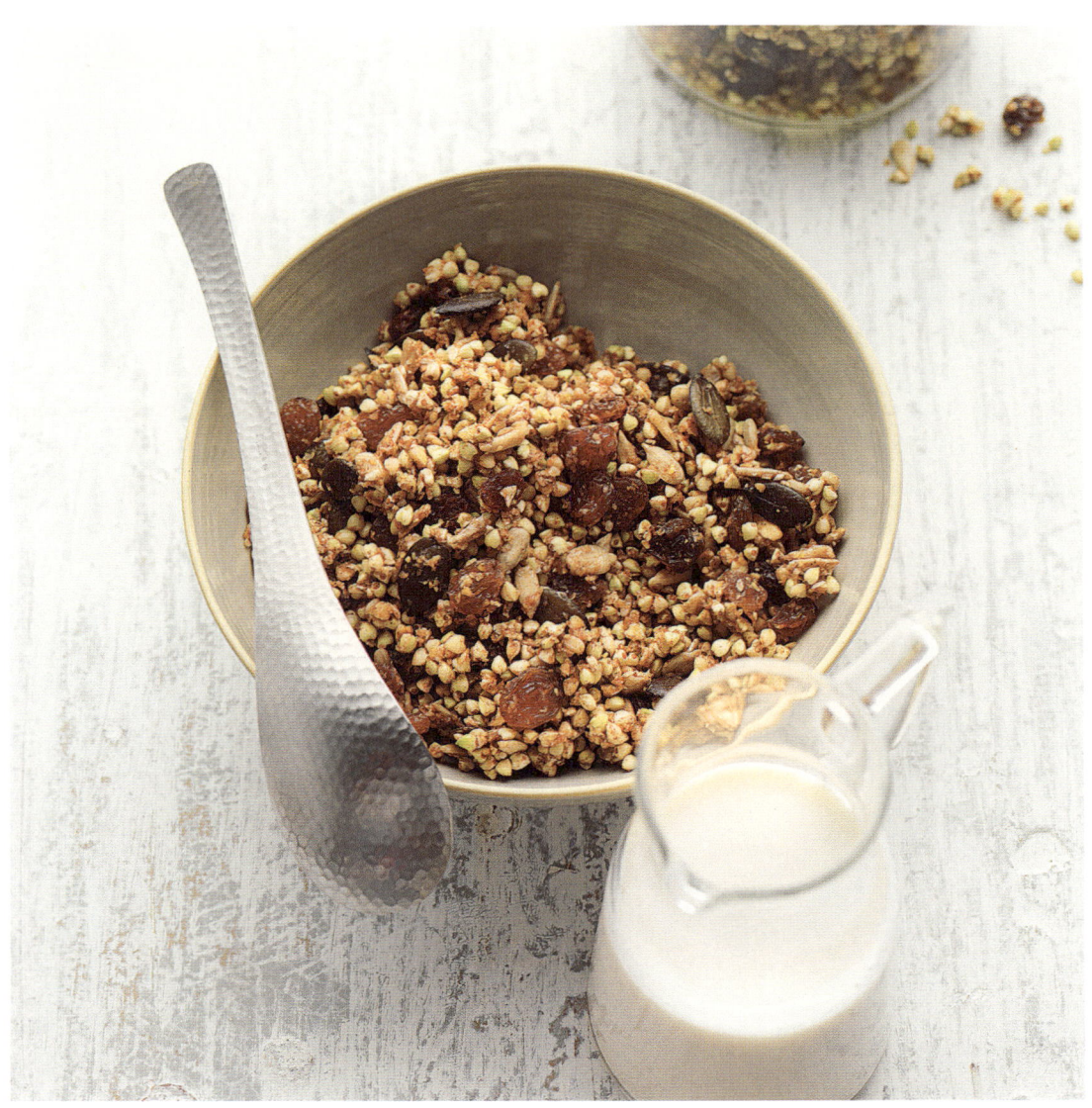

Un classique du cru
PORRIDGE AUX BANANES

80 g d'avoine crue
2 bananes
1 c. à c. de menthe
3 c. à s. d'amandes hachées en petits morceaux
1 pincée de noix de muscade
7 g de raisins secs

- Temps de trempage : 8 heures
- Temps de préparation : environ 10 minutes

- Faire tremper l'avoine pendant la nuit et la rincer soigneusement.
- Peler les bananes et les couper en deux.
- Passer tous les ingrédients, à part les raisins secs, au robot ménager jusqu'à obtenir une bouillie crémeuse.
- Ajouter quelques cuillerées à soupe d'eau si vous préférez une consistance plus douce.
- Ajouter en dernier les raisins secs et les mélanger très brièvement à la préparation avec le robot.

Les flocons d'avoine issus de la production industrielle sont cuits à la vapeur et ne sont donc pas crus, en général. Les grains d'avoine complets sont une bonne alternative pour le crudivorisme.

Pour les gourmets
MOUSSE CHOCOLAT-CERISE

- LA GARNITURE ET LES DIFFÉRENTES COUCHES
  60 g de sarrasin
  1 c. à s. de sirop d'agave
  150 g de cerises
  2 c. à s. de graines de chanvre
  1 pincée de menthe
- LA CRÈME AU CHOCOLAT
  ½ avocat
  1 banane
  100 g de cerises
  5 dattes dénoyautées
  La pulpe d'½ gousse de vanille
  2 c. à s. de poudre de caroube ou de cacao
  (cru, si possible)

- Temps de trempage : 8 heures
- Temps de préparation : environ 20 minutes

- Faire tremper le sarrasin pendant la nuit dans le double de volume d'eau au moins. Vider l'eau le matin et rincer brièvement le sarrasin. Incorporer le sirop d'agave et réserver.
- Éplucher et dénoyauter les avocats puis les couper en quartiers. Peler les bananes et les couper en deux. Couper également les cerises en deux et retirer les noyaux.
- Passer tous les ingrédients pour faire la crème au blender ou au mixeur à pied avec 3 c. à s. d'eau jusqu'à obtenir un liquide épais.

PETIT DÉJEUNER ÉNERGÉTIQUE

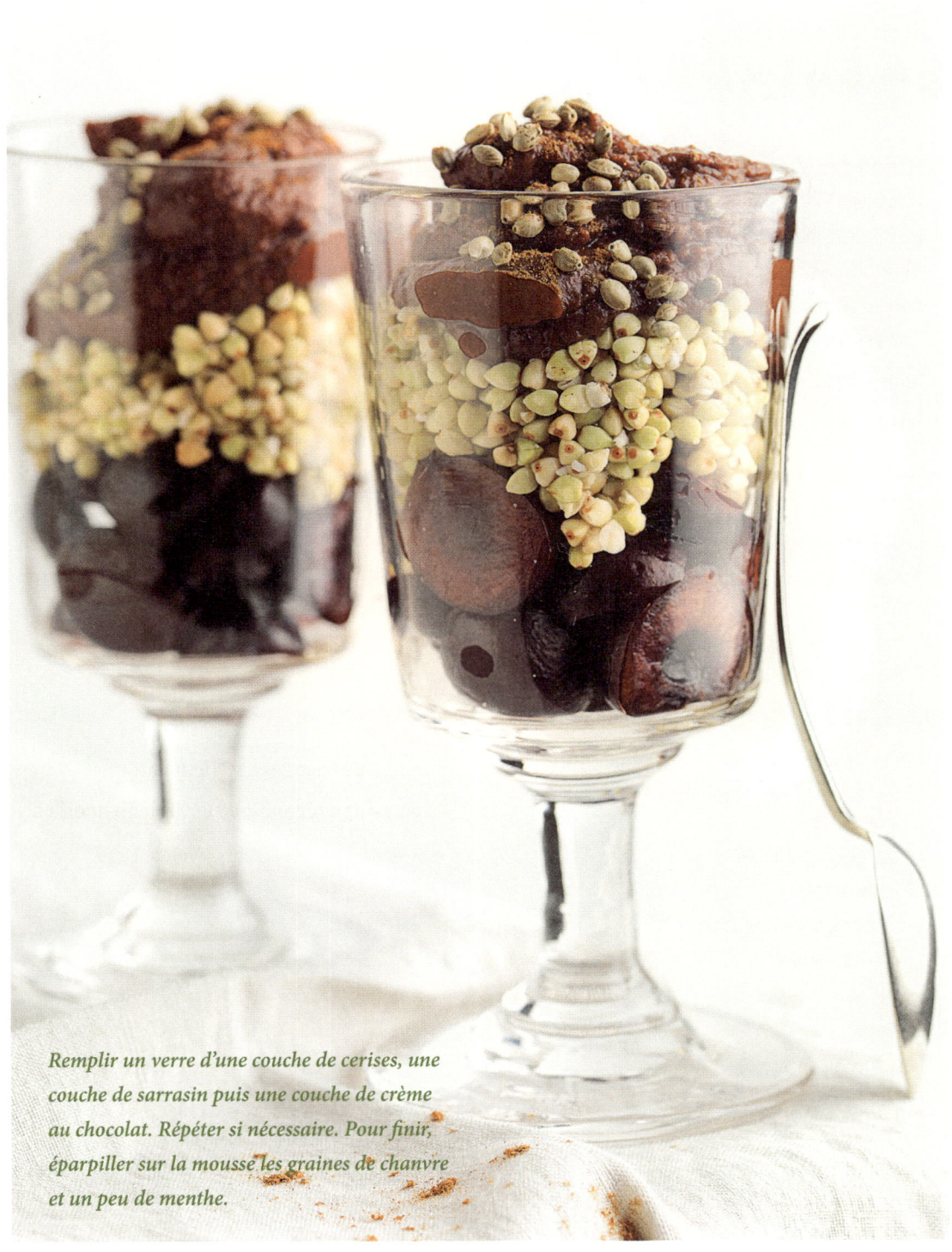

Remplir un verre d'une couche de cerises, une couche de sarrasin puis une couche de crème au chocolat. Répéter si nécessaire. Pour finir, éparpiller sur la mousse les graines de chanvre et un peu de menthe.

Détox
LA SALADE DE FRUITS VERTE

- **LA SALADE**

    3 c. à s. de noix de cajou

    100 g de mâche

    2 pommes

    1 banane

    1 orange

    1/3 d'ananas

    D'autres fruits selon vos goûts (par exemple 6 raisins ou fraises)

    2 c. à s. de raisins secs

- **L'ASSAISONNEMENT**

    Un petit morceau de gingembre frais

    1 orange

    1 citron vert

    1 c. à s. de sirop d'agave

    1 c. à c. de menthe

- **Temps de trempage (facultatif) : 8 heures**
- **Temps de préparation : environ 15 minutes**

- Si possible, faire tremper les noix de cajou pendant la nuit. Vider l'eau le matin et rincer.
- Laver la mâche et l'essorer au panier à salade pour la sécher. Puis la disposer dans un saladier.
- Laver les fruits, retirer les pépins ou les noyaux s'il y a besoin, puis tous les couper en petits morceaux.
- Verser les fruits, les noix de cajou et les raisins secs dans le saladier.
- Pour l'assaisonnement, râper le gingembre ou le couper en tout petits morceaux. Presser les agrumes. Ajouter le sirop d'agave, la menthe, le gingembre et environ 3 c. à s. d'eau puis remuer.
- Verser l'assaisonnement sur la salade et mélanger de nouveau le tout.

La salade est encore meilleure quand elle s'est bien imprégnée de la douceur de l'assaisonnement, c'est pourquoi il est préférable de la laisser reposer 30 minutes avant de servir. Bien entendu, elle peut aussi être consommée tout de suite.

PETIT DÉJEUNER ÉNERGÉTIQUE

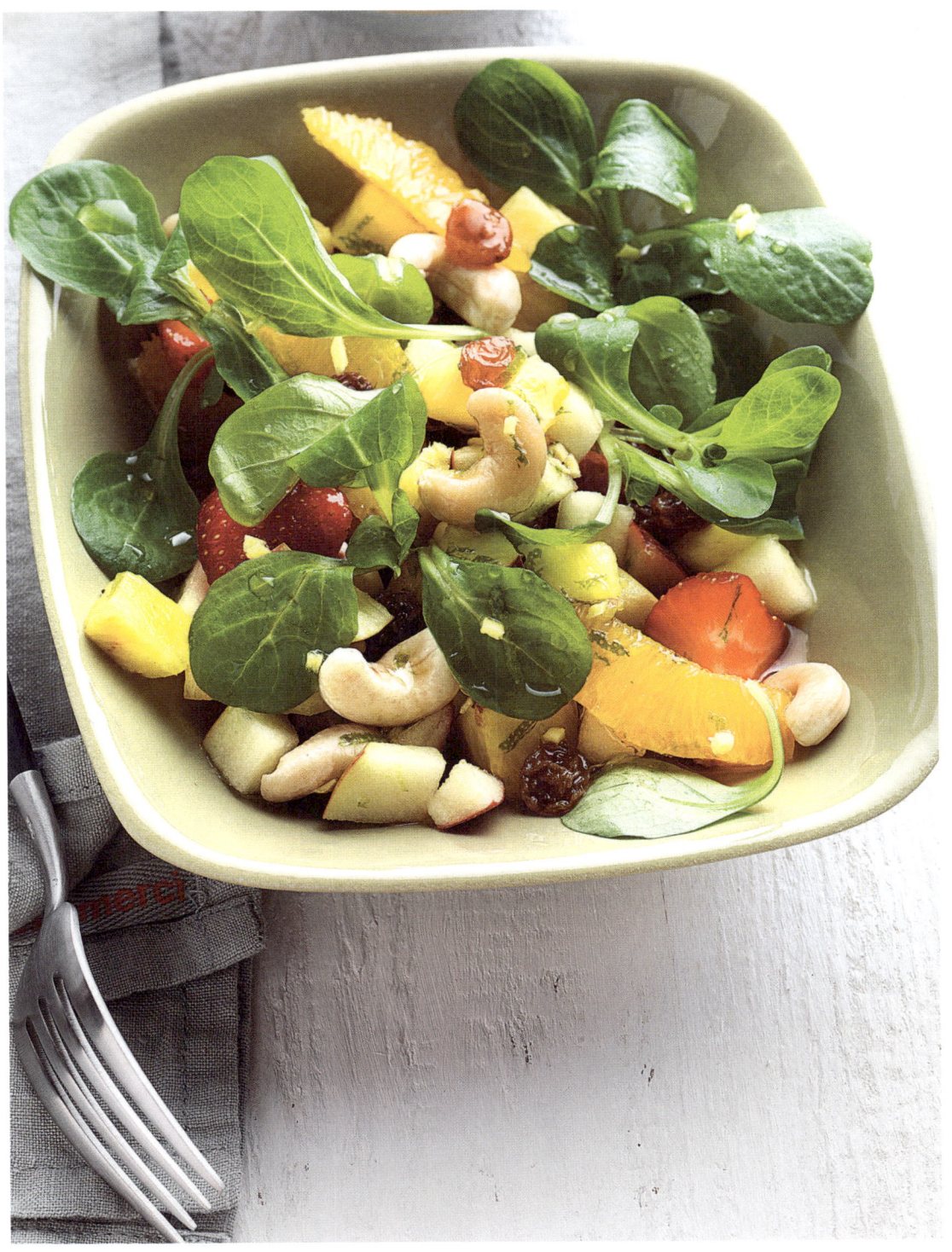

Détox
LA SALADE WAKE-UP

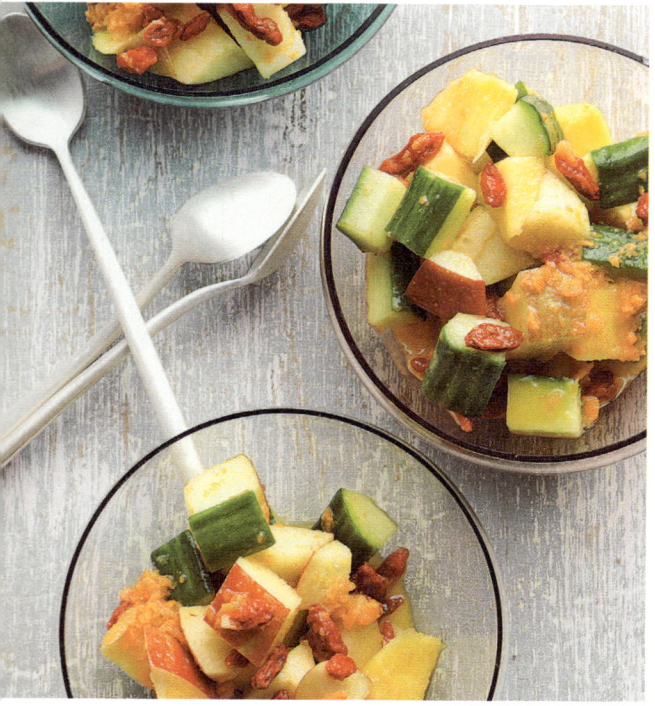

Donnez un peu de temps à la sauce pour imprégner la salade : elle n'en sera que meilleure !

- **LA SALADE**
  2 pommes
  1 concombre
  1 mangue
  2 c. à s. de baies de goji
- **L'ASSAISONNEMENT**
  1 carotte de taille moyenne, râpée
  1 morceau de gingembre
  1 c. à s. de sirop d'agave
  3 c. à s. de vinaigre de cidre
  3 c. à s. d'huile de chanvre

- **Temps de préparation : environ 15 minutes**

- Épépiner les pommes et les couper en dés.
- Couper le concombre en dés.
- Éplucher la mangue, retirer le noyau et découper la chair en morceaux épais.
- Verser tous les ingrédients pour la salade dans un saladier et mélanger.
- Passer les ingrédients pour l'assaisonnement avec 3 c. à s. d'eau au presse-purée ou au mixeur à pied afin d'obtenir une substance crémeuse.
- Verser l'assaisonnement sur la salade. Bien mélanger et attendre un peu avant de servir.

Une combinaison aussi délicieuse que nutritive pour bien débuter la journée. Peut-être pouvez-vous vous inspirer de ce genre de recette pour créer vous-même de nouveaux plats.

Détox
CRÈME LÉGÈRE POMME-CÉLERI

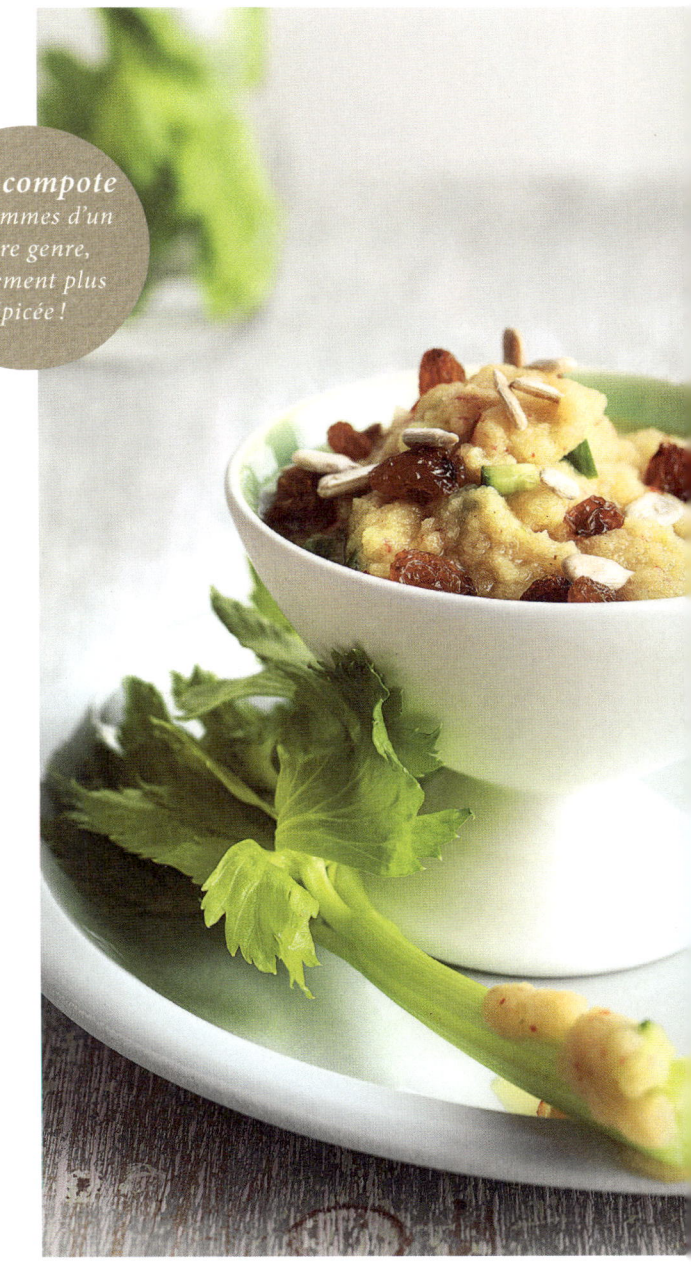

- LA CRÈME

    3 pommes

    1 banane

    2 branches de céleri

    ¼ de concombre

    2 c. à c. de sirop d'agave

    1 c. à c. de gingembre râpé

    1 pincée de menthe

    1 pincée de cumin

- LA GARNITURE

    1 c. à s. de graines de tournesol

    1 c. à s. de raisins secs

- **Temps de préparation : environ 10 minutes**

- Épépiner les pommes et les couper en quartiers. Peler les bananes et les couper en deux.
- Couper grossièrement le céleri. Couper le concombre en dés.
- Passer tous les ingrédients pour la crème avec environ 3 c. à s. d'eau dans le mixeur à pied jusqu'à obtenir un liquide épais.
- Verser dans des petits bols et garnir de graines de tournesol et de raisins secs.

L'association du céleri et de la pomme a un effet fortement alcalinisant sur le corps – le petit déjeuner détox idéal !

Une compote de pommes d'un autre genre, nettement plus épicée !

EN-CAS ET ENTRÉES
BÂTONNETS DE CAROTTES REVISITÉS ET SAUCES EN TOUT GENRE

Festoyez sans gêne ! De délicieux en-cas occasionnels, ou pris avant le repas principal, peuvent être réellement bons pour la santé et nutritifs. Avec des bâtonnets de carottes ou de concombres, des branches de céleri ou des tranches de chou-rave, des crackers ou du pain crudivores (à partir de la page 175), ces sauces sont, par exemple, idéales à déguster en promenade ou le soir, confortablement installé sur le canapé.

Sain et délicieux !

LA SAUCE VERTE DU BONHEUR

200 g de brocoli
½ carotte
½ botte de persil
½ avocat
1 gousse d'ail
2 c. à c. de flocons de levure
Sel de mer
1 pincée de poivre de Cayenne
1 pincée de noix de muscade

- Temps de préparation : environ 10 minutes

- Couper grossièrement le brocoli en bouquets. Couper la carotte en tranches épaisses. Détacher les feuilles de persil. Éplucher l'avocat, retirer le noyau et le couper en quatre. Peler la gousse d'ail et la couper en deux.
- Passer tous les ingrédients avec environ 3 c. à s. d'eau au robot ménager ou au mixeur plongeant à forte puissance jusqu'à obtenir un liquide crémeux.

Sain et délicieux !

LE GUACAMOLE BOLLYWOOD

2 tomates
1 grande carotte
½ oignon
2 avocats mûrs
2 gousses d'ail
1 citron vert
1 c. à c. de vinaigre de cidre
1 c. à s. d'huile d'olive
½ piment (selon vos goûts)
1 c. à c. de curry en poudre
1 c. à c. de sirop d'agave
Sel de mer
Poivre de Cayenne
2 branches de coriandre

- Temps de préparation : environ 10 minutes

- Couper les tomates et la carotte en petits morceaux. Éplucher l'oignon et le couper finement. Couper les avocats en deux et enlever les noyaux. Détacher la chair des écorces et l'écraser avec une fourchette. Ajouter les légumes et mélanger.
- Éplucher les gousses d'ail et les détailler ou les broyer. Presser le jus du citron vert. Mélanger soigneusement les deux avec le vinaigre de cidre et l'huile d'olive. Verser sur le guacamole.
- Couper le piment en deux, retirer les pépins et couper en tout petits bouts. Ajouter au guacamole et mélanger énergiquement.
- Assaisonner avec le curry en poudre, le sirop d'agave, le sel de mer et le poivre. Hacher finement la coriandre et verser sur le guacamole.

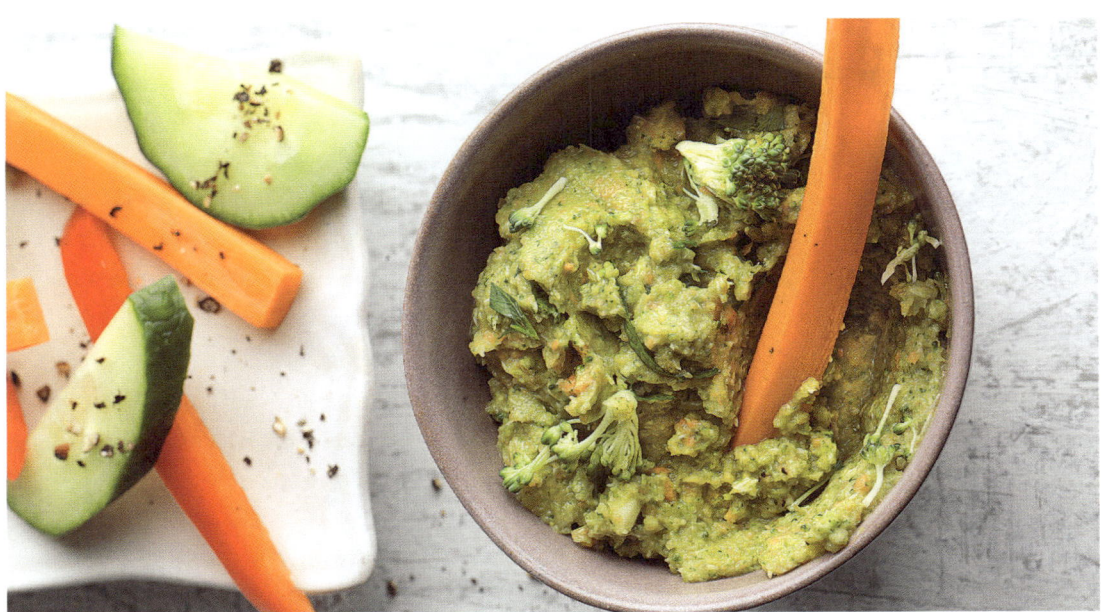

Pour les gourmets

LA SAUCE AUX HERBES POUR AMATEURS

200 g d'amandes
½ botte de basilic
½ botte d'origan
1 poignée de thym
1 poignée de romarin
1 poignée de cresson
2 c. à s. d'huile de chanvre
Sel de mer
Poivre
Environ 4 c. à s. d'eau

- Temps de trempage (facultatif) : 8 heures
- Temps de préparation : environ 15 minutes

• Si possible, faire tremper les amandes pendant la nuit. Vider l'eau le matin et rincer brièvement les amandes.

• Détacher les herbes de leurs tiges et les hacher grossièrement.

• Passer tous les ingrédients avec environ 4 c. à s. d'eau au robot ménager ou au mixeur plongeant à forte puissance jusqu'à obtenir un liquide crémeux.

Un classique du cru

HOUMOUS VÉGÉTARIEN

1 grande courgette
1 gousse d'ail
½ citron
2 branches de persil plat
6 c. à s. de tahini (crème de sésame)
2 c. à s. de sésame
1 pincée de poudre de paprika
Sel de mer
Poivre

- Temps de préparation : environ 10 minutes

• Couper la courgette en gros morceaux. Éplucher la gousse d'ail et la couper en deux.

• Presser le citron. Détacher les feuilles de persil.

• Passer tous les ingrédients avec environ 3 c. à s. d'eau au robot ménager ou au mixeur plongeant à forte puissance jusqu'à obtenir une préparation crémeuse.

Idéal pour tous ceux qui ont du mal à digérer les légumineuses. Cependant, on peut aussi remplacer la courgette par 3 poignées de graines germées de pois chiches et 3 c. à s. d'eau supplémentaires.

Un classique du cru
CARPACCIO DE BETTERAVES

- **LES LÉGUMES ET LA MARINADE**
  2 betteraves avec leurs fanes
  1 c. à s. d'huile d'olive
  2 c. à s. de vinaigre de cidre
  1 c. à s. de sirop d'agave
  Sel de mer
  Poivre
  ½ fenouil
  1 tomate
  1 petite carotte
  5 feuilles de basilic
- **LA VINAIGRETTE**
  2 c. à s. de vinaigre balsamique (ou de vinaigre de cidre, pour avoir une alternative crue)
  3 c. à s. d'huile d'olive
  Sel de mer
  Poivre
- Temps de préparation : environ 20 minutes
- Temps de marinade : 4 heures

- Retirer les fanes des betteraves et les réserver pour un usage ultérieur. Laver soigneusement les betteraves, les couper en deux et en couper des tranches les plus fines possibles – le mieux est d'utiliser une mandoline. Pour cela, il est préférable de porter des gants de cuisine car la betterave tache terriblement.
- Mélanger dans un récipient qui se ferme l'huile, le vinaigre, le sirop d'agave, le sel, le poivre et à peu près 3 c. à s. d'eau. Y ajouter les tranches de légumes et mélanger convenablement. Mettre à mariner quelque temps, si possible quelques heures ou toute la nuit. Cependant, les tranches de betteraves peuvent être utilisées plus tôt si l'on n'a pas le temps de laisser mariner.
- Laver les feuilles des betteraves, les essorer et les couper en petits morceaux.
- Pour la vinaigrette, mélanger le vinaigre balsamique et l'huile d'olive avec un peu de sel et de poivre et verser sur les fanes coupées, faire pénétrer en malaxant et réserver la salade.
- Couper la tomate et le fenouil en petits morceaux, râper la carotte et hacher finement les feuilles de basilic.
- Faire égoutter un peu les tranches de betteraves marinées et les placer sur une grande assiette de manière décorative. Dresser les fanes au centre, disposer les petits morceaux de légumes tout autour, garnir avec le basilic et donner un tour de sel et de poivre.

Pour les gourmets

CHAMPIGNONS PORTOBELLO FARCIS À LA PISTACHE

- LA BASE

    4 portobellos

- LA FARCE

    150 g de pistaches

    3 c. à s. d'huile d'olive

    1 gousse d'ail

    1 poignée de feuilles de basilic

    1 pincée de poivre de Cayenne

    Sel de mer

    4 tomates séchées

- LA GARNITURE

    ¼ de courgette en tranches fines

    8 feuilles de basilic

- Temps de trempage (facultatif) : 8 heures
- Temps de préparation : environ 15 minutes

• Si possible, faire tremper les pistaches pendant la nuit. Vider l'eau le matin et rincer brièvement les pistaches.

• Pour la farce, passer tous les ingrédients au robot ménager, à part les tomates séchées, jusqu'à obtenir une masse homogène. Ajouter pour cela 2 c. à s. d'eau. Verser dans un bol.

• Couper très finement les tomates séchées et les incorporer dans la farce. Mélanger.

• Retirer le pied des champignons et les remplir avec la crème.

• Couper la courgette en fines tranches avec une mandoline ou un économe. Garnir les champignons avec les tranches de courgette et les feuilles de basilic.

Les champignons farcis peuvent aussi être séchés à 40 °C pendant 1 à 2 heures.

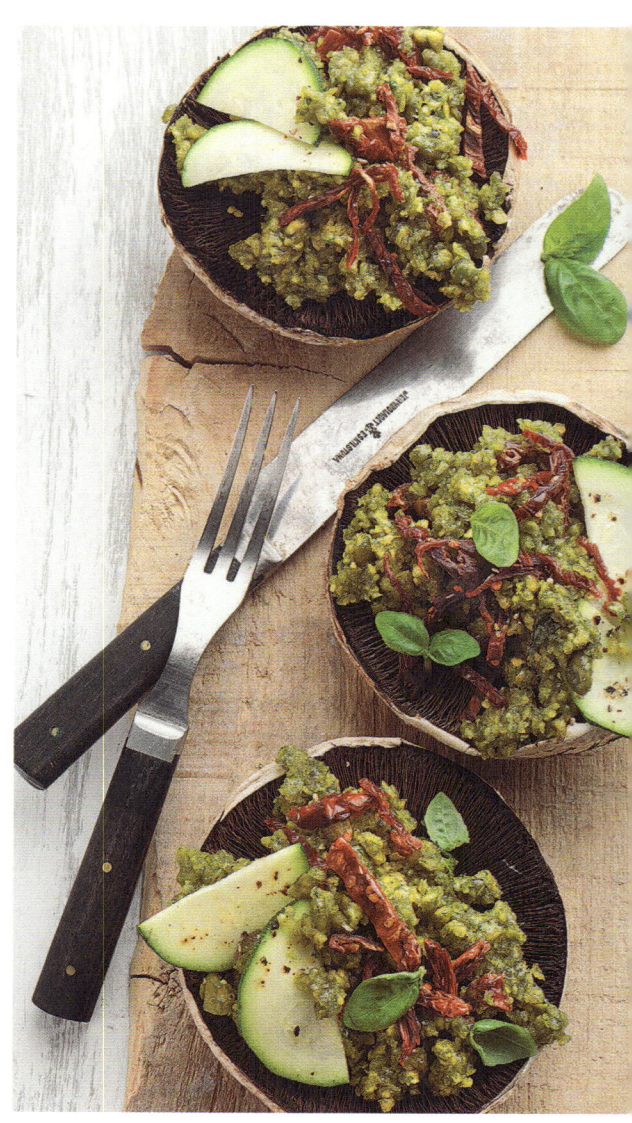

EN-CAS ET ENTRÉES

Pour les gourmets
LE PAIN OIGNON-COURGETTE

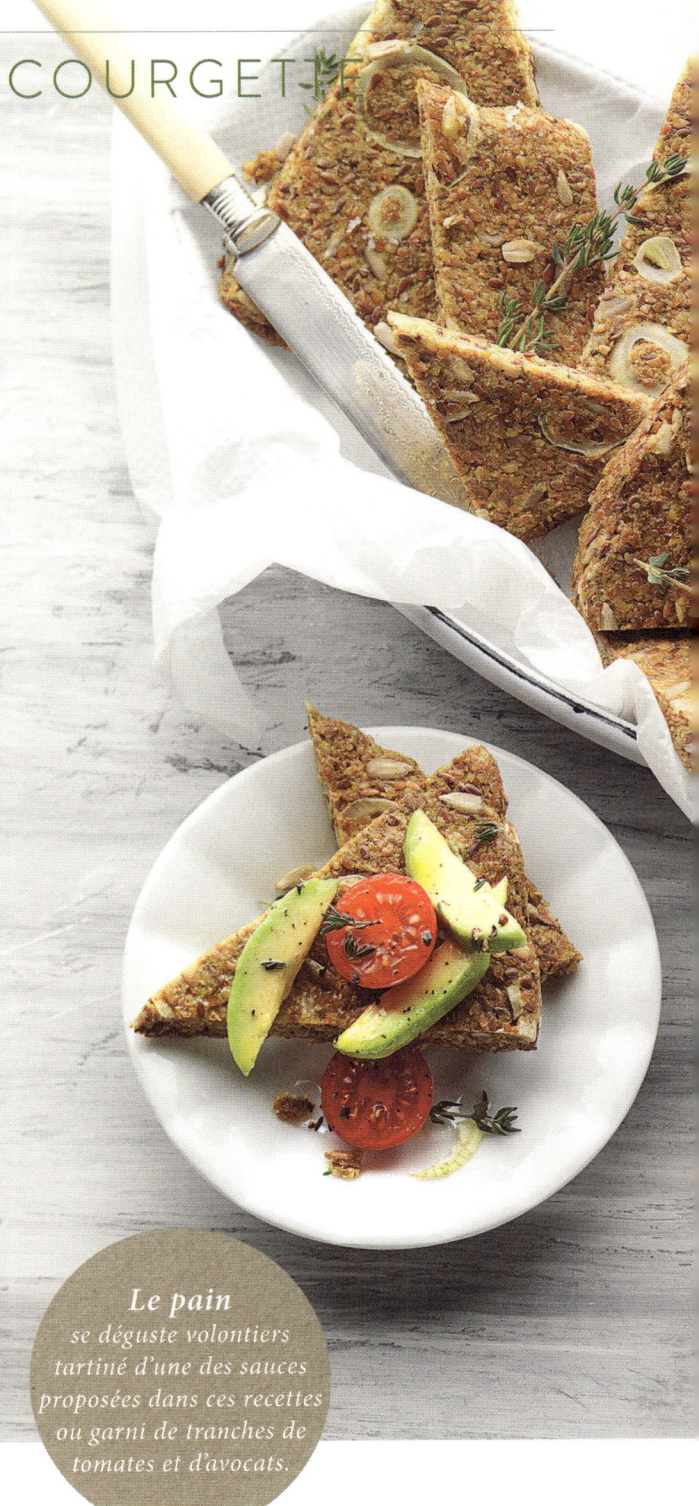

1 grande courgette
1 gousse d'ail
200 g de graines de lin
50 g de graines de tournesol
50 g de graines de lin non concassées
1 pincée de poivre de Cayenne
Sel de mer
2 oignons

- **Temps de préparation :** environ 15 minutes
- **Temps de déshydratation :** 4 à 5 heures

- Couper grossièrement la courgette. Éplucher la gousse d'ail et la couper en deux.
- Moudre les graines de lin. Pour cela, utiliser soit un mortier, soit un robot ménager, ou un mixeur avec un moulin en accessoire.
- Passer lentement la courgette avec 2 c. à s. d'eau, l'ail et les graines de lin moulues jusqu'à obtenir une préparation crémeuse.
- Verser dans un récipient. Incorporer les graines de tournesol et les graines de lin non concassées. Assaisonner selon vos goûts.
- Éplucher les oignons et les couper en rondelles. Les mélanger à la préparation à la courgette.
- Étaler la pâte sur du papier sulfurisé, répartir uniformément sur une épaisseur de 5 mm au moins.
- Faire sécher à 40 °C au four ou au déshydrateur pendant 3 heures. Retourner le pain et faire sécher encore 1 à 2 heures.

Le pain se déguste volontiers tartiné d'une des sauces proposées dans ces recettes ou garni de tranches de tomates et d'avocats.

Un classique du cru
LES SUPERCRACKERS

250 g de graines de lin brun non concassées
2 tomates
2 branches de céleri
½ poivron rouge
½ oignon rouge
1 gousse d'ail
3 tomates séchées
1 poignée de basilic
1 pincée de noix de muscade
Sel de mer et poivre

- Temps de trempage (facultatif) : 8 heures
- Temps de préparation : environ 15 minutes
- Temps de déshydratation : 8 à 10 heures

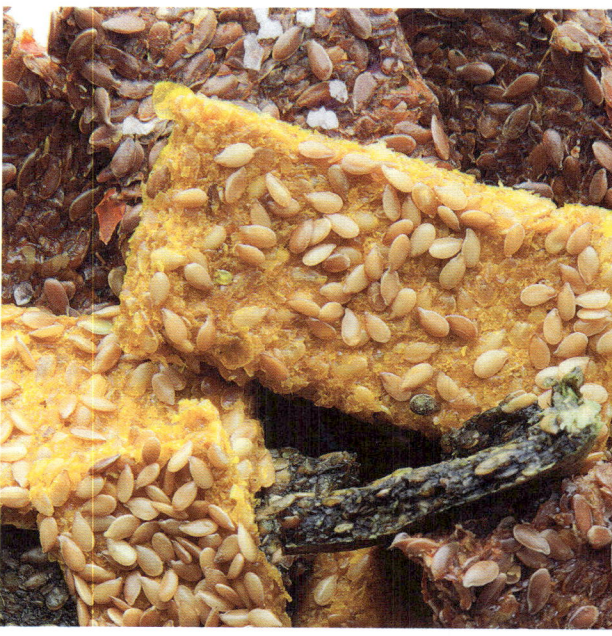

- Faire tremper les graines de lin pendant la nuit ; elles peuvent également être utilisées non trempées. Vider l'eau et rincer brièvement les graines.
- Couper grossièrement les tomates et le céleri. Épépiner le poivron, le couper en gros morceaux. Éplucher la gousse d'ail et la couper en deux.
- Broyer tous les ingrédients, à part les graines de lin, en ajoutant 2 c. à s. d'eau avec un robot ménager. Incorporer la moitié des graines de lin et mixer le tout jusqu'à obtenir une masse souple.
- Verser la préparation dans un récipient et y mélanger le reste des graines de lin.
- Étaler sur une plaque de cuisson, la couche doit être la plus fine possible : 5 mm maximum. Tracer des lignes dans la pâte avec un couteau ou une spatule, là où les crackers se détacheront plus tard.
- Faire sécher 8 à 10 heures au déshydrateur ou au four à moins de 40 °C.

Une fois les crackers parfaitement séchés, ils se conservent plusieurs semaines dans un récipient hermétiquement fermé. En outre, ils peuvent sans problème être congelés. Contrairement à bien d'autres pâtisseries traditionnelles, ces variantes crues ne provoquent pas de paresse intestinale, mais au contraire stimulent fortement la digestion. Ils satisfont brillamment vos envies de pain et compagnie et, dans le même temps, vous fournissent un grand nombre de fibres et d'acides gras non saturés.

VARIANTES DE LA RECETTE

LES CRACKERS DORÉS

250 g de graines de lin dorées, non concassées
2 poivrons jaunes, épépinés et découpés
1 pomme, épépinée et découpée
1 pincée de piment
1 c. à c. de curcuma
1 c. à c. de cumin
Sel de mer
Environ 3 c. à s. d'eau

LES CRACKERS VERTS

250 g de graines de lin dorées, non concassées
200 g de champignons coupés en deux
100 g d'épinards hachés grossièrement
½ oignon rouge
2 gousses d'ail épluchées
1 pincée de piment
1 pincée de noix de muscade
Sel de mer
Poivre

• Préparer ces deux variantes selon la recette précédemment décrite.

LA PIZZA-CRACKER

• « LE FOND DE PIZZA »

Voir la recette des supercrackers

• LA GARNITURE

4 tomates
3 tomates séchées
Sel de mer
Poivre
Légumes au choix, comme de la roquette, des avocats, des champignons
2 c. à s. de flocons de levure

• Préparer la pâte selon la recette expliquée plus haut, mais elle doit être plus épaisse sur la plaque et sécher 4 à 5 heures.

• Réduire en purée en même temps les tomates fraîches et séchées, saler, poivrer. Répartir sur le « fond de pizza ». Garnir selon vos goûts et votre humeur, et faire sécher encore 1 heure ou consommer tout de suite. Enfin, saupoudrer de flocons de levure en guise de parmesan.

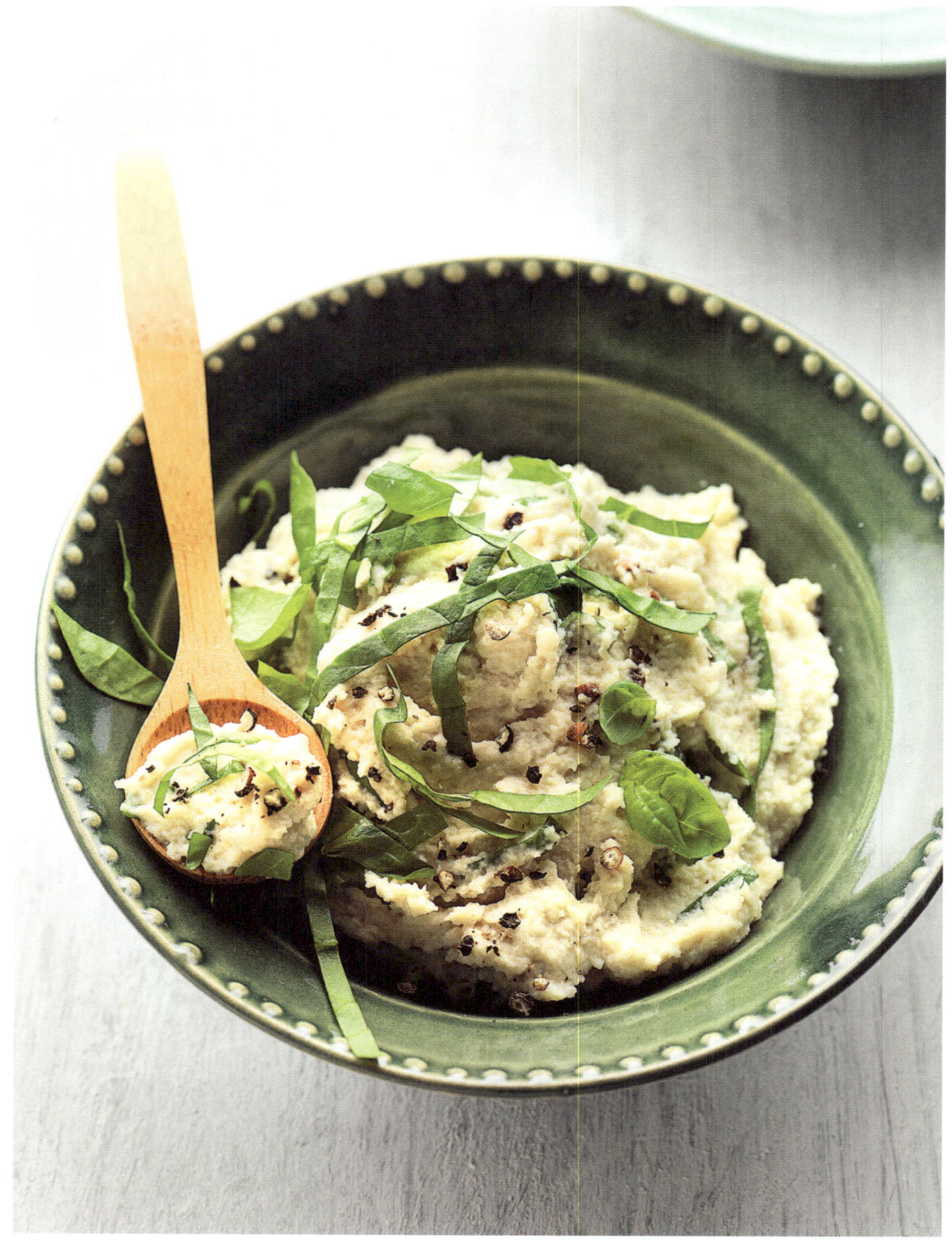

Un classique du cru
RICOTTA AUX ÉPINARDS

200 g de noix de cajou
½ tomate
1 gousse d'ail
½ citron
2 c. à s. d'huile d'olive
Sel de mer
Poivre
1 poignée d'épinards
5 feuilles de basilic

- Temps de trempage (facultatif) : 8 heures
- Temps de préparation : environ 15 minutes

- Si possible, faire tremper les noix de cajou pendant la nuit. Vider l'eau le matin et rincer les noix.
- Couper la tomate en quatre. Éplucher la gousse d'ail et la couper en deux. Presser le citron.
- Passer tous les ingrédients, à l'exception des épinards et du basilic, au robot ménager ou au mixeur plongeant jusqu'à obtenir une préparation crémeuse, ajouter pour cela environ 3 c. à s. d'eau. Hacher les épinards et les feuilles de basilic et mélanger.

LES SOUPES
LES CONCURRENTS SUPER-COOLS AUX GASPACHOS

En période de transition vers le crudivorisme, ces soupes peuvent aussi être légèrement chauffées en les plaçant au four ou au déshydrateur entre 40 et 45 °C dans de petits bols pendant 1 heure, ou en les passant lentement à la casserole à feu doux, presque à température du corps. Mais même froides, ces soupes sont un véritable délice !

Sain et délicieux !

BORTSCH CRUDIVORE

- **LA SOUPE**
  - 4 betteraves
  - 2 carottes moyennes
  - 1 ½ orange
  - 1 avocat
  - 1 oignon nouveau
  - 2 branches d'aneth
  - 2 c. à s. de vinaigre de cidre
  - 2 c. à s. d'huile d'olive
  - Sel de mer et poivre
- **LA GARNITURE**
  - ½ betterave
  - ½ carotte
  - ½ avocat
  - 1 oignon nouveau
  - 1 branche d'aneth
- **Temps de préparation : environ 15 minutes**

- Extraire le jus de la moitié des betteraves et des carottes avec les oranges. Pour cela, couper les ingrédients en petits morceaux afin qu'ils puissent passer dans l'ouverture de la centrifugeuse.
- Couper le reste des betteraves en quartiers et le réduire en purée au blender ou au mixeur plongeant avec le jus frais, la chair de l'avocat, l'oignon nouveau, l'aneth aussi bien que le vinaigre, l'huile et les épices. Verser la soupe dans des bols.
- Pour la garniture, râper la betterave et la carotte, éplucher l'avocat, lui retirer son noyau et le couper en dés. Hacher finement l'oignon printanier et l'aneth et tout verser dans la soupe.

Riche en fer, vitamine C, bêta-carotène et acides gras non saturés. C'est le plat idéal pour se protéger des coups de froid et de la fatigue hivernale.

Sain et délicieux !

SOUPE DE TOMATE ÉPICÉE

- **LA SOUPE**

    500 g de tomates

    4 branches de coriandre

    2 branches de thym

    2 gousses d'ail

    1 oignon nouveau

    ½ piment

    1 orange (non traitée)

    3 tomates séchées

    1 c. à s. d'huile d'olive

    1 pincée de noix de muscade

    1 pincée de cumin

    Sel de mer

    Poivre

- **LA GARNITURE**

    4 tomates cerises

    2 branches de coriandre

- **Temps de préparation : environ 15 minutes**

- Couper les tomates en gros dés. Hacher grossièrement la coriandre et le thym. Éplucher la gousse d'ail et la couper en deux. Couper grossièrement l'oignon nouveau. Partager le piment en deux, l'épépiner et le couper finement.
- Extraire le jus de l'orange. Retirer le zeste d'une moitié d'orange.
- Passer tous les ingrédients au blender ou au mixeur plongeant pour en faire un liquide crémeux.
- Verser la soupe dans de petits bols. Couper les tomates cerises en deux, retirer les feuilles de coriandre et en garnir les bols.

Pour les gourmets

SOUPE DE POIVRON AUX NOIX

- LA SOUPE

    80 g de noix

    2 poivrons rouges

    ½ poivron jaune

    2 tomates

    2 gousses d'ail

    ½ branche de céleri

    2 branches de persil plat

    ½ citron

    3 tomates séchées

    1 c. à s. d'huile d'olive

    1 c. à c. de sirop d'agave

    1 pincée de poudre de poivron

    1 pincée de noix de muscade

    Sel de mer

    1 pincée de poivre de Cayenne

- POUR LE DRESSAGE

    2 poivrons rouges

    ½ poivron jaune

    5 noix

    2 branches de persil plat

- **Temps de trempage (facultatif) : 8 heures**
- **Temps de préparation : environ 15 minutes**

- Si possible, faire tremper les noix pendant la nuit. Avant la préparation, vider l'eau et rincer brièvement les noix.
- Épépiner les poivrons jaune et rouges et les découper grossièrement. Couper les tomates en quartiers. Éplucher les gousses d'ail et les couper en deux. Couper le céleri en gros morceaux. Hacher grossièrement le persil. Presser le citron.
- Pour la soupe, passer les légumes découpés avec le jus de citron et le reste des ingrédients au blender ou au mixeur plongeant jusqu'à obtenir une préparation crémeuse. Ajouter pour cela 5 c. à s. d'eau.
- Pour le service, évider les 2 poivrons rouges.
- Pour la garniture, épépiner le poivron jaune et le découper en fines lamelles, hacher finement les noix et le persil.
- Remplir les poivrons évidés avec la soupe, parsemer de lamelles de poivrons, de noix et de persil.

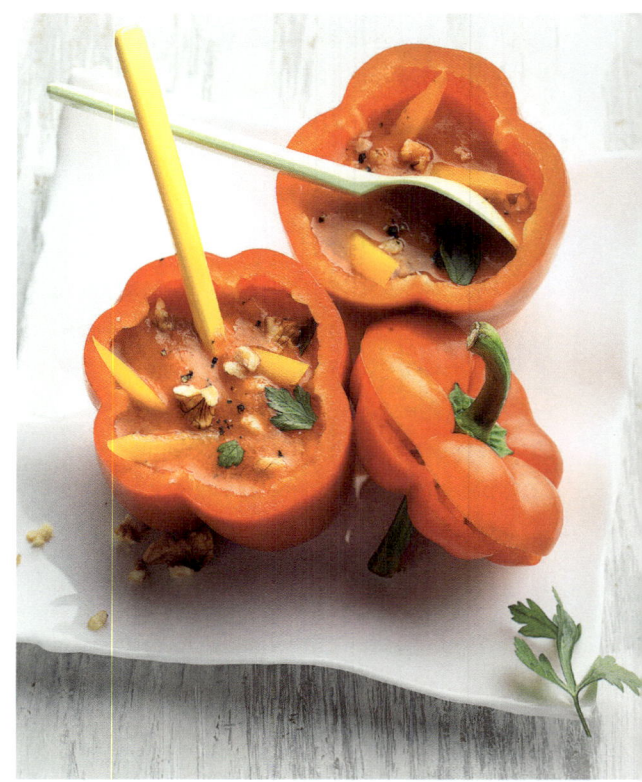

Pour les gourmets

SOUPE MISO AU CHOU-FLEUR AVEC SHIITAKÉS

- **LA GARNITURE**
  1 c. à s. de Nama Shoyu ou de sauce soja
  1 c. à s. d'huile de sésame
  200 g de shiitakés
  1 oignon nouveau
  1 poignée de jeunes pousses de luzerne (germées 2 ou 3 jours, instructions à la page 91)
- **LA SOUPE**
  1 petit chou-fleur
  1 petit morceau de gingembre
  1 gousse d'ail
  1 c. à s. de miso, non pasteurisé si possible
  3 c. à s. d'huile de sésame
  Environ 250 ml d'eau
  1 pincée de poivre de Cayenne

- Temps de marinade : au moins 30 minutes
- Temps de préparation : 20 minutes

- Dans un premier temps, élaborer une marinade avec le Nama Shoyu et l'huile de sésame avec 1 c. à s. d'eau.
- Couper les shiitakés en tranches et les baigner dans la marinade. Mélanger correctement afin de bien faire pénétrer la marinade. Laisser tremper au moins 30 minutes – 60 minutes seraient préférables.
- Couper l'oignon nouveau en fines rondelles. Réserver les pousses de luzerne pour la garniture.
- Couper le chou-fleur en petits bouquets pour la soupe.
- Râper finement le gingembre, éplucher la gousse d'ail et le couper en deux.
- Passer tous les ingrédients pour la soupe au mixeur plongeant ou au blender jusqu'à obtenir une crème onctueuse.
- Verser la soupe dans des petits bols, ajouter l'oignon nouveau, les jeunes pousses et les champignons marinés.

PETIT CONSEIL

La base de la pâte miso est constituée de graines de soja, de riz ou de blé fermentées. Il est préférable d'utiliser des pâtes non pasteurisées, car grâce aux cultures de bactéries vivantes, elles présentent une puissante action probiotique et des enzymes actifs.
On peut en trouver dans des magasins bio et asiatiques ; un petit paquet tient très longtemps.

BYE, BYE, LA LAITUE ICEBERG !
SAUCES ET SALADES

Dans l'élaboration des sauces, mais aussi du vinaigre et de l'huile, il n'y a aucune limite à la créativité ! Une huile pimentée faite maison, un peu de vinaigre de violette ou de l'huile à l'ail des ours donnent à chaque salade une touche toute particulière. Tout ce dont vous avez besoin pour cela, ce sont des bocaux ou des bouteilles en verre propres pouvant se fermer hermétiquement, quelques herbes aromatiques fraîches ainsi que de l'huile ou du vinaigre de haute qualité.

Sain et délicieux !

SAUCES FAITES MAISON

SAUCE AIGRE-DOUCE

1 mangue
¼ de pomme
½ de piment
2 citrons verts (non traités)
2 c. à s. d'huile de sésame
1 c. à s. de vinaigre de cidre
Sel de mer

- Temps de préparation : environ 10 minutes

- Éplucher la mangue, retirer son noyau et la couper en dés. Épépiner la pomme et la couper en petits morceaux.

- Partager le piment en deux, l'épépiner et le couper en petits morceaux. Presser les citrons verts. Râper le zeste d'½ citron vert.

- Mixer tous les ingrédients avec le mixeur plongeant jusqu'à obtenir une consistance crémeuse.

SAUCE AUX AVOCATS

1 avocat

1 gousse d'ail

½ citron

½ piment

2 c. à s. de Nama Shoyu ou de sauce soja

2 c. à s. de flocons de levure

- Temps de préparation : 10 minutes

- Éplucher l'avocat, retirer son noyau et le couper en gros dés. Éplucher la gousse d'ail et la couper en deux. Presser le citron. Couper le piment en deux, l'épépiner et le détailler en petits morceaux.
- Mixer tous les ingrédients avec le mixeur plongeant en ajoutant 4 c. à s. d'eau jusqu'à obtenir une préparation crémeuse.

VINAIGRETTE À L'ORANGE ET AUX GRAINES DE POTIRON

2 oranges (non traitées)

4 c. à s. d'huile de chanvre

2 c. à s. de graines de potiron

2 c. à s. de vinaigre de cidre

1 c. à c. de sirop d'agave

Sel de mer

Poivre

- Temps de préparation : entre 5 et 10 minutes environ

- Presser les oranges et récupérer le zeste d'une orange.
- Mixer tous les ingrédients au mixeur plongeant jusqu'à obtenir une consistance crémeuse.

SAUCE AU MIEL ET À LA MOUTARDE

½ avocat

½ gousse d'ail

3 branches d'aneth

2 c. à s. de moutarde

2 c. à s. de miel

2 c. à s. de vinaigre de cidre

4 c. à s. d'huile d'olive

Sel de mer

Poivre

- Temps de préparation : environ 10 minutes

- Éplucher l'avocat, retirer le noyau et le couper en gros dés.
- Éplucher la gousse d'ail, hacher grossièrement l'aneth.
- Mixer tous les ingrédients au mixeur plongeant en ajoutant à peu près 1 c. à s. d'eau jusqu'à obtenir une consistance crémeuse.

SAUCE CAESAR (EN ENCORE MIEUX)

10 noix de macadamia

½ tige d'un oignon nouveau

1 ½ citron

1 gousse d'ail

2 c. à c. de pâte miso, non pasteurisée si possible

4 c. à c. de vinaigre de cidre

5 c. à s. d'huile d'olive

1 c. à s. de flocons de levure

1 pincée de poivre de Cayenne

1 pincée de noix de muscade

Poivre

- Temps de trempage (facultatif) : 8 heures
- Temps de préparation : environ 10 minutes

- Faire tremper les noix de macadamia pendant toute la nuit. Vider l'eau le matin et les rincer.
- Couper grossièrement l'oignon nouveau. Presser les citrons. Éplucher la gousse d'ail et la couper en deux.
- Passer tous les ingrédients au mixeur plongeant jusqu'à obtenir une consistance crémeuse.

Pour les gourmets

L'HUILE ET LE VINAIGRE FAITS MAISON

VINAIGRE DE FRAMBOISE AUX FLEURS

2 poignées de pétales de roses
1 poignée de pétales de camomille
60 g de framboises
500 ml de vinaigre de cidre

- **Temps de préparation : environ 10 minutes**
- **Temps de maturation : 2 à 3 semaines**

- Laver les fleurs et les faire sécher. Les insérer avec les framboises dans une bouteille propre.
- Verser le vinaigre par-dessus. Tous les éléments solides doivent être recouverts de liquide.
- Laisser reposer 2 à 3 semaines dans un endroit chaud et clair afin que le vinaigre absorbe les essences des ingrédients.
- Filtrer ensuite le vinaigre à travers un tamis et le recueillir. Le reverser dans la bouteille. Conserver au frais et à l'ombre.

HUILE À L'AIL DES OURS

3 bulbes d'ail
5 piments
2 poignées d'ail des ours
500 ml d'huile d'olive

- **Temps de préparation : environ 15 minutes**
- **Temps de maturation : au moins 1 semaine**

- Éplucher l'ail. Épépiner les piments et les couper finement.
- Mettre ces ingrédients avec l'ail des ours dans des bocaux. Ne remplir les bocaux qu'à moitié à chaque fois.
- Verser l'huile d'olive de façon à tout recouvrir. Fermer bien hermétiquement les bocaux.
- Laisser reposer au réfrigérateur au moins une semaine, dans l'idéal 2 à 3 semaines.
- Filtrer et verser dans des bouteilles.

En général, la règle veut qu'une huile aromatique soit toujours associée à un vinaigre neutre, et réciproquement.

Les ingrédients marinés se prêtent merveilleusement à l'assaisonnement de salades ou de soupes. Un véritable délice, en particulier pour les amateurs d'ail !

Rapide et bête comme chou

LA SALADE « DO IT YOURSELF »

100 g de légumes-feuilles verts ou de salade (par exemple de la batavia, des épinards ou de la mâche)
2 poignées de légumes-fruits (comme des tomates, des poivrons ou des concombres)
100 g de légumes-racines (par exemple des carottes, des betteraves ou des radis)
Des alliacées (2 gousses d'ail, 2 oignons nouveaux ou ½ oignon rouge)
2 c. à s. de graines ou de noix (comme des noix, des graines de tournesol ou des graines de sésame)
Des extras (1 petit morceau de gingembre, 50 g de raisins secs ou des baies de goji)
Assaisonnement au choix (voir page 184)

- Temps de préparation : environ 10 minutes

- Laver les légumes-feuilles, les essorer et, le cas échéant, déchirer les feuilles trop grandes.
- Épépiner les légumes-fruits si nécessaire et les couper en petits morceaux. Ajouter aux légumes-feuilles.
- Râper les légumes-racines, éplucher les alliacées et les émincer. Ajouter aux autres ingrédients.
- Répartir les graines ou les noix au-dessus de la salade.
- Si nécessaire, éplucher les produits supplémentaires, les épépiner, les râper ou les couper en petits morceaux, et les ajouter dans le saladier.
- Remuer l'assaisonnement et verser sur la salade.

Une base de recette pour 1 001 salades qui a fait ses preuves, à disposer à votre guise !

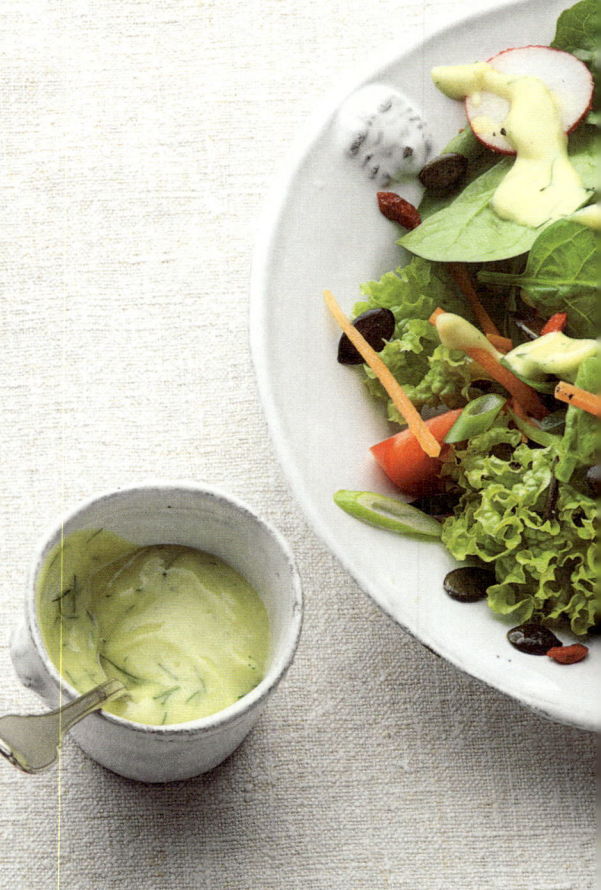

Détox
LADY IN RED
MÂCHE AUX FRUITS

150 g de mâche
1 poire
4 c. à s. de pignons de pin
- LA SAUCE
100 g de fraises
3 c. à s. de vinaigre balsamique ou de vinaigre de cidre
4 c. à s. d'huile d'olive
Sel de mer
Poivre

- Temps de préparation : environ 10 minutes

- Disposer la mâche dans un saladier.
- Couper la poire en fines bandes et éparpiller sur la salade. Ajouter les pignons.
- Pour la sauce, couper les fraises en deux. Mélanger tous les ingrédients au blender ou au mixeur plongeant. Verser sur la salade, conserver au frigo la sauce excédentaire.

Je tiens cette recette de ma chère amie Julia Brilling.

Sain et délicieux !
SALADE HIVERNALE ULTRA-VITAMINÉE

4 betteraves
1 pomme
250 g de potimarron
2 oignons nouveaux
- LA SAUCE
½ citron
2 c. à c. de sirop d'agave
2 c. à s. de vinaigre de cidre
3 c. à s. d'huile de chanvre
1 pincée de poivre de Cayenne
Sel de mer
- POUR LE DRESSAGE
3 c. à s. de cresson
1 c. à s. de graines de potiron
2 grandes feuilles de chou chinois

- Temps de préparation : environ 15 minutes
- Temps de marinade : environ 15 minutes

- Laver les betteraves. Épépiner la pomme. Éplucher les potimarrons. Râper ces trois ingrédients. Couper les oignons nouveaux en rondelles, ajouter au reste et tout mélanger.
- Presser le citron pour la sauce. Mélanger vigoureusement avec tous les autres ingrédients de la sauce et 1 c. à s. d'eau. Verser sur la salade et laisser s'imprégner 15 minutes si possible.
- Répandre le cresson et les graines de potiron sur la salade. Placer les feuilles de chou chinois sur une assiette ou dans un petit bol. Y verser la salade.

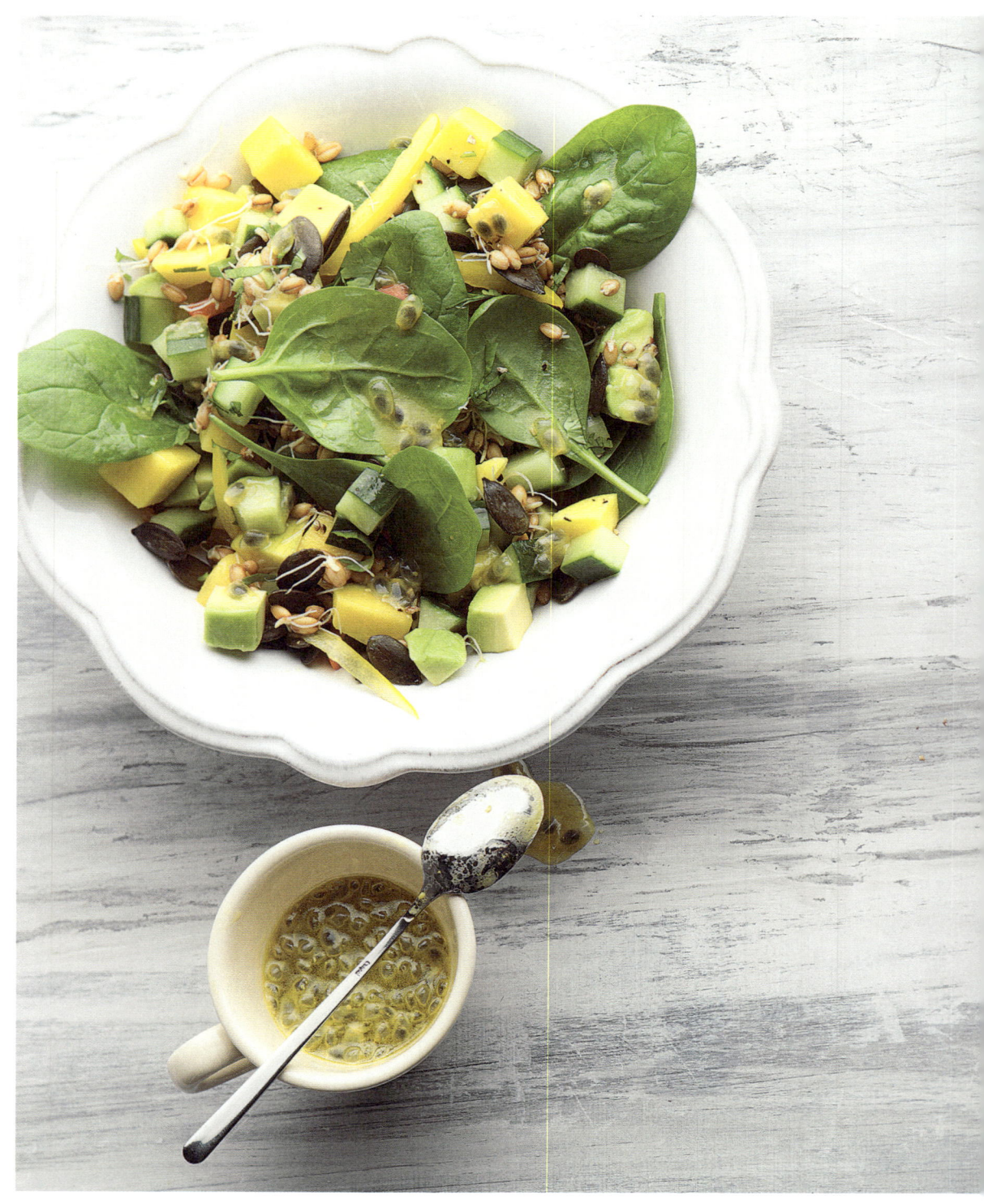

Pour les gourmets
SALADE ARC-EN-CIEL

150 g de jeunes pousses d'épinards
1 mangue
½ concombre
½ poivron rouge
½ poivron jaune
1 avocat
3 branches de coriandre
3 branches de menthe
50 g de jeunes pousses d'épeautre (germées à peu près 3 jours, instructions à la page 91)
3 c. à s. de graines de potiron

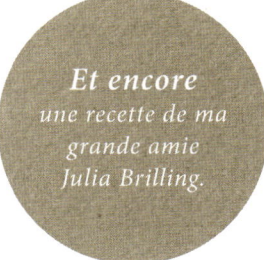

Et encore une recette de ma grande amie Julia Brilling.

- **LA SAUCE**
  1 fruit de la passion
  1 c. à c. de moutarde forte
  2 c. à s. de vinaigre de cidre
  1 c. à c. de sirop d'agave
  Sel de mer
  Poivre
  4 c. à s. d'huile d'olive

- **Temps de préparation : environ 15 minutes**

- Laver soigneusement les pousses d'épinards et les disposer dans un saladier. Éplucher la mangue, retirer le noyau et couper la chair en dés.
- Découper le concombre. Épépiner les poivrons et les couper en bandes fines. Éplucher l'avocat, retirer son noyau et couper également en bandes. Hacher finement la coriandre et la menthe.
- Ajouter aux épinards tous les ingrédients pour la salade et mélanger.
- Pour la sauce, réduire le fruit de la passion en purée puis la tamiser. Mélanger la purée avec la moutarde, le vinaigre, le sirop d'agave et les épices. Incorporer l'huile d'olive progressivement.
- Verser la sauce sur la salade.

Cette salade déborde simplement de vitamines et de sels minéraux ! En outre, sa joyeuse opulence de couleurs accroche les regards à chaque dîner.

Sain et délicieux !
SALADE AUX LENTILLES BIGARRÉE

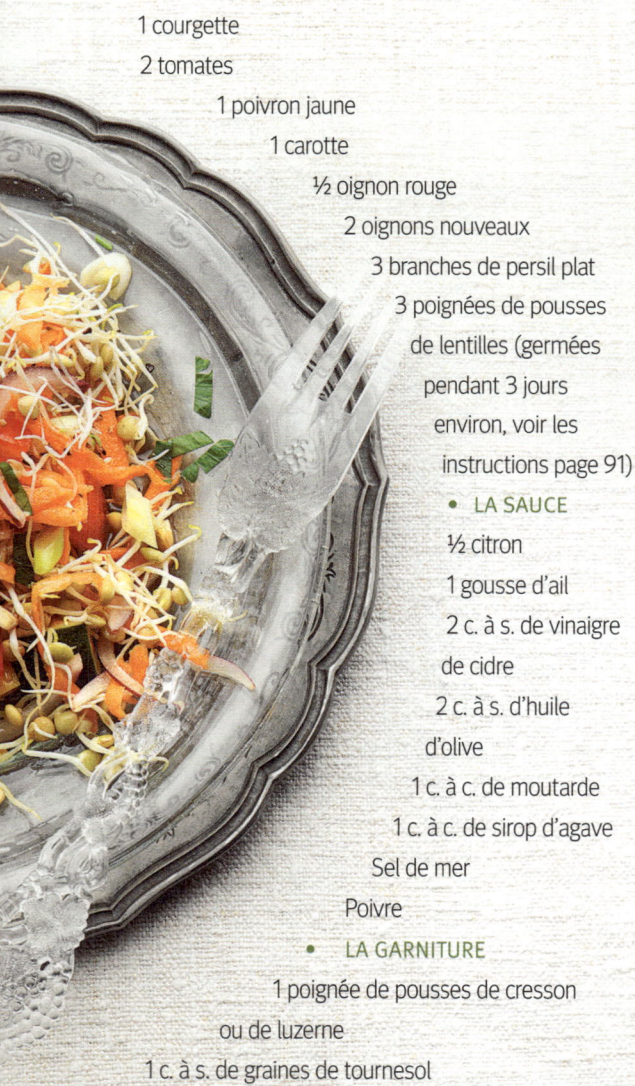

1 courgette
2 tomates
1 poivron jaune
1 carotte
½ oignon rouge
2 oignons nouveaux
3 branches de persil plat
3 poignées de pousses de lentilles (germées pendant 3 jours environ, voir les instructions page 91)

LA SAUCE
½ citron
1 gousse d'ail
2 c. à s. de vinaigre de cidre
2 c. à s. d'huile d'olive
1 c. à c. de moutarde
1 c. à c. de sirop d'agave
Sel de mer
Poivre

LA GARNITURE
1 poignée de pousses de cresson ou de luzerne
1 c. à s. de graines de tournesol

- **Temps de préparation : environ 15 minutes**
- **Temps de marinade : environ 60 minutes**

- Couper la courgette et les tomates en dés. Épépiner le poivron et le couper en dés. Râper la carotte. Éplucher l'oignon et couper en fines rondelles. Couper également l'oignon rouge en rondelles. Hacher le persil.
- Mélanger les petits morceaux de légumes dans un saladier. Ajouter les pousses de lentilles.
- Pour la sauce, presser le citron et la gousse d'ail. Composer une marinade avec également le vinaigre, l'huile, la moutarde, le sirop d'agave et les épices en remuant vigoureusement tous ces ingrédients. Ajouter un peu d'eau si nécessaire.
- Mélanger la salade à la marinade et laisser reposer au moins une heure à couvert.
- Assaisonner la salade, garnir avec les pousses de cresson ou de luzerne et les graines de tournesol.

Riche en protéines, anti-inflammatoire et antibactérienne, cette salade renforce également les défenses immunitaires.

Détox

SALADE D'ASPERGES EMBELLISSANTE

- LA SAUCE
  1 c. à s. de miel
  3 c. à s. de vinaigre de cidre
  2 c. à s. d'huile d'olive
  Sel de mer
  Poivre
- LA SALADE
  1 botte d'asperges vertes
  2 tomates
  1 bouquet de ciboulette
  ½ branche de céleri
  1 gousse d'ail
  ½ citron
- LA GARNITURE
  6 feuilles de basilic
  1 c. à s. de graines de potiron

- Temps de marinade : au moins 1 heure
- Temps de préparation : environ 15 minutes

• Composer la marinade en mélangeant énergiquement le miel, le vinaigre, l'huile et les épices. Ajouter un peu d'eau si nécessaire.

• Éplucher uniquement le tiers inférieur des asperges. Ôter leurs têtes. Couper les asperges en biais en rondelles fines. Verser la sauce sur les morceaux d'asperges et les têtes, tout mélanger et laisser mariner idéalement entre 1 et 2 heures.

• Couper les tomates en dés. Hacher la ciboulette. Couper le céleri en tout petits morceaux.

• Ajouter les légumes découpés aux asperges, mélanger légèrement. Éplucher la gousse d'ail et la presser avec le citron au-dessus de la salade. Remuer le tout.

• Hacher finement les feuilles de basilic et les graines de potiron et en parsemer la salade.

Riche en fibres en même temps que pauvre en calories : cette salade contribue franchement à votre beauté et à votre minceur. L'asperge a des propriétés dépuratives, elle active le métabolisme, renforce les nerfs et favorise la formation du sang.

POUR SE RASSASIER
LES PLATS DE RÉSISTANCE SUPER-RÉSISTANTS

Voilà qui devient vraiment très intéressant : qu'il s'agisse de simples assiettes de « nouilles » ou de créations gastronomiques, les plats de résistance nous réjouissent dès leur préparation. Et, évidemment, ils sont absolument délicieux ! Des ingrédients variés, préparés et associés avec raffinement – le palais, le ventre, le cœur et l'âme : tous y trouvent leur compte. Vous verrez même ici un plat « typiquement allemand » (page 202).

Un classique du cru

PASTA ET PESTO EN DEUX FAÇONS

PESTO AUX HERBES SAUVAGES

1 gousse d'ail

80 g de pignons de pin

½ citron

100 g d'orties, d'ail des ours ou de cresson de fontaine

100 ml d'huile d'olive (+ 30 ml environ à verser dans le bocal)

Sel de mer et poivre

- Temps de préparation : environ 15 minutes

- Éplucher l'ail et le couper en deux. Le passer au robot ménager avec les pignons de pin pour obtenir une farine fine. Réserver.
- Presser le citron. Hacher grossièrement les herbes sauvages et les passer avec le jus de citron au robot ménager. Mélanger brièvement.
- Ajouter la farine de pignons de pin, l'huile et les épices. Travailler la préparation jusqu'à obtenir la consistance souhaitée.
- Verser dans un bocal à fermeture hermétique. Recouvrir encore d'huile d'olive afin que le pesto puisse se garder 1 à 2 semaines au réfrigérateur.

PESTO ROSSO AUX PISTACHES

80 g de tomates séchées au soleil
1 gousse d'ail
80 g de pistaches non salées
½ citron
3 feuilles de basilic
100 ml d'huile d'olive (+ 30 ml à verser dans le bocal)
Sel de mer
Poivre

- Temps de préparation : entre 10 et 15 minutes
- Temps de trempage : 1 à 2 heures

• Faire tremper les tomates 1 à 2 heures.
• Éplucher la gousse d'ail et la couper en deux. La passer avec les pistaches au robot ménager jusqu'à obtenir une farine fine.
• Presser le citron. Ajouter le jus, les tomates et le basilic. Verser l'huile pendant que le robot ménager continue à tourner.

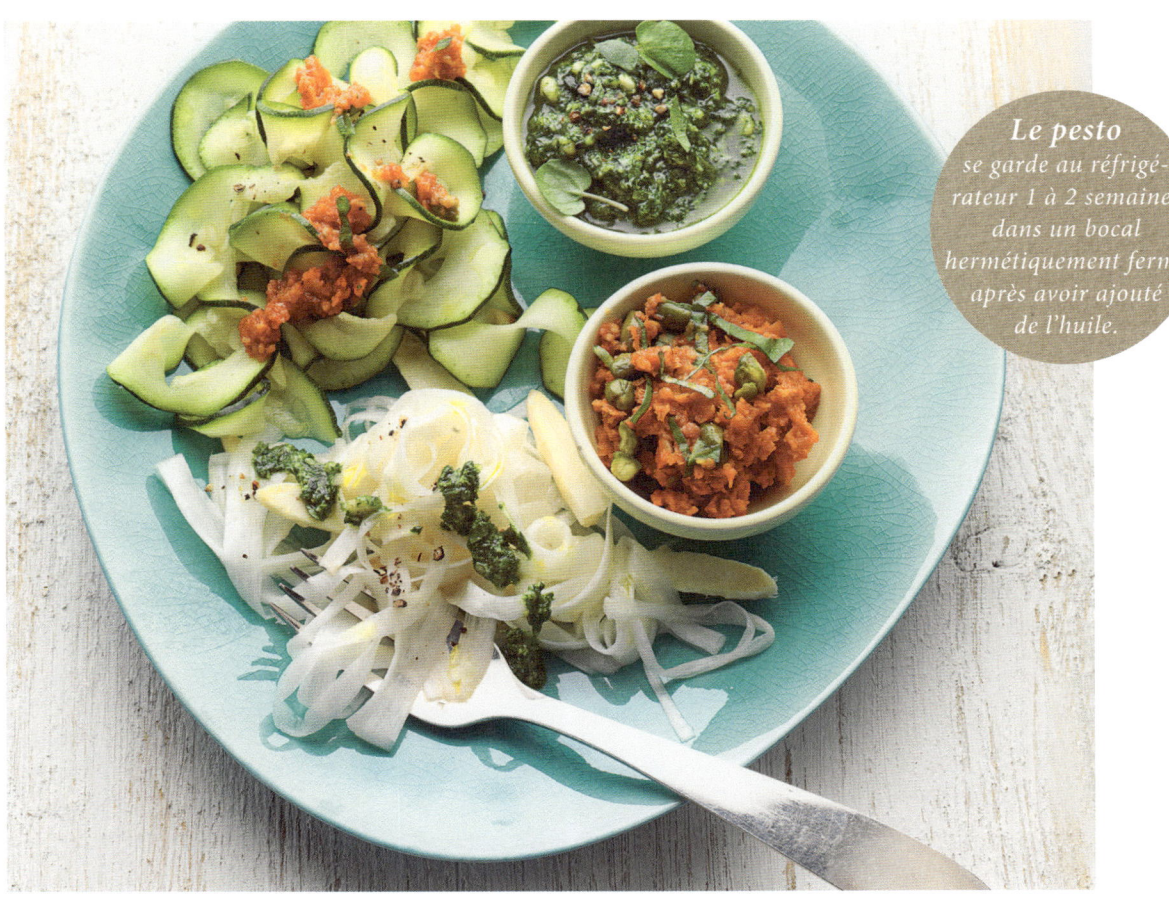

Le pesto se garde au réfrigérateur 1 à 2 semaines dans un bocal hermétiquement fermé après avoir ajouté de l'huile.

TAGLIATELLES DE COURGETTES

3 courgettes

- Temps de préparation : environ 5 minutes

- Confectionner de longues bandes très fines de courgettes en utilisant la râpe à julienne.

SPAGHETTIS D'ASPERGES

1 botte d'asperges

- Temps de préparation : environ 5 minutes

- Éplucher les asperges. Ôter les têtes. Avec la râpe à julienne, transformer les asperges en spaghettis. Garnir avec du pesto ou une sauce tomate et ajouter les têtes des asperges.

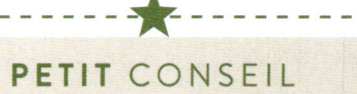

PETIT CONSEIL

Un coupe-légumes permet de produire de longs spaghettis ou spaghettinis de courgettes, d'asperges ou de carottes. Néanmoins, son acquisition n'est pas indispensable, car il est facile aussi de faire rapidement des « pâtes de légumes » – sans gluten, pauvres en calories et riches en nutriments ! – avec un économe, une mandoline ou une râpe à julienne.

Sain et délicieux !
RIZ DE CHOU-FLEUR AU CURRY

1 petite courgette

1 petite carotte

½ oignon rouge

2 c. à s. de Nama Shoyu ou de sauce soja

2 c. à s. d'huile de chanvre

- LA SAUCE

2 tomates

2 gousses d'ail

2 branches de coriandre

1 citron non traité

6 tomates séchées

1 c. à s. de gingembre râpé

2 c. à c. d'huile de coco

1 pincée de cumin, 1 de noix de muscade et 1 autre de poivre de Cayenne

½ c. à c. de poudre de curry (facultatif)

Sel de mer

Poivre

- LE « RIZ »

½ chou-fleur

2 c. à c. de flocons de levure

Sel de mer

- LA GARNITURE

2 c. à s. de raisins secs

2 c. à s. de noix de cajou

1 poignée de jeunes pousses de fenugrec (germées environ 3 jours, instructions à la page 91)

1 branche de coriandre

- Temps de marinade : environ 30 minutes
- Temps de préparation : environ 30 minutes

• Tremper les abricots secs dans l'eau.

• Épépiner le poivron et le couper en fines lamelles. Couper la tomate, la courgette et la carotte en petits dés. Éplucher l'oignon et l'émincer finement aussi.

• Faire mariner les légumes dans une sauce à base de Nama Shoyu, d'huile de chanvre et d'environ 3 c. à s. d'eau. Les légumes ne doivent pas être recouverts par la marinade mais seulement mélangés pour être bien imprégnés. Laisser tremper 30 minutes.

• Pour la sauce, couper les tomates en quartiers, éplucher les gousses d'ail et retirer les feuilles de coriandre. Presser le citron et en râper l'écorce. Passer le tout avec les autres ingrédients pour la sauce au blender ou au mixeur plongeant. Ajouter juste assez d'eau pour que la sauce ne soit pas trop épaisse.

• Pour le « riz », couper le chou-fleur grossièrement. Avec le robot ménager, le réduire en morceaux en ajoutant les flocons de levure et le sel jusqu'à obtenir une consistance semblable à celle du riz.

• Extraire la marinade des légumes. Couper les abricots trempés en quatre et incorporer aux légumes en même temps que les raisins secs et les noix de cajou. Verser la sauce, remuer le tout.

• Ajouter les pousses de fenugrec et garnir le curry d'un peu de coriandre. Servir avec le riz de chou-fleur.

Sain et délicieux !
LÉGUMES AUX TROIS FARCES

5 champignons

1 c. à c. de Nama Shoyu ou de sauce soja

2 c. à c. d'huile d'olive

2 grosses tomates (dans l'idéal, des tomates charnues ou des cœurs-de-bœuf)

2 poivrons rouges

1 courgette de taille moyenne

1 avocat

2 gousses d'ail

½ oignon rouge

¼ de branche de céleri

2 tomates séchées

3 branches de persil

150 g de quinoa germé (pendant 3 jours, instructions page 91)

Sel de mer

Poivre

2 c. à s. de flocons de levure

- **Temps de marinade : au moins 30 minutes**
- **Temps de préparation : environ 20 minutes**

- Couper les champignons en tranches. Les disposer dans la sauce soja et l'huile d'olive. Mélanger et réserver. Laisser mariner entre 30 et 60 minutes si possible.
- Couper un chapeau plat à chaque tomate et chaque poivron et les vider avec un couteau ou une cuillère. Réserver la chair des tomates.
- Couper la courgette en deux, vider les deux moitiés avec une simple cuillère ou une cuillère à pomme parisienne. Réserver également la chair.
- Verser la marinade des champignons dans un petit bol. Éplucher l'avocat, retirer son noyau et écraser la chair avec la marinade. Couper finement la chair des tomates et de la courgette et les incorporer.
- Éplucher les gousses d'ail, les presser. Éplucher l'oignon et l'émincer. Couper finement le céleri et les tomates séchées. Hacher le persil. Ajouter le tout avec les champignons dans la crème d'avocat et bien mélanger.
- Ajouter les germes de quinoa à la préparation aux légumes. Assaisonner de sel et de poivre, farcir les légumes vidés. Saupoudrer de flocons de levure.

Avant d'être farci, le légume peut également avoir mariné pendant 1 heure dans un mélange de 100 ml d'huile d'olive, 2 gousses d'ail coupées en tout petits dés et ½ piment finement haché.

POUR SE RASSASIER

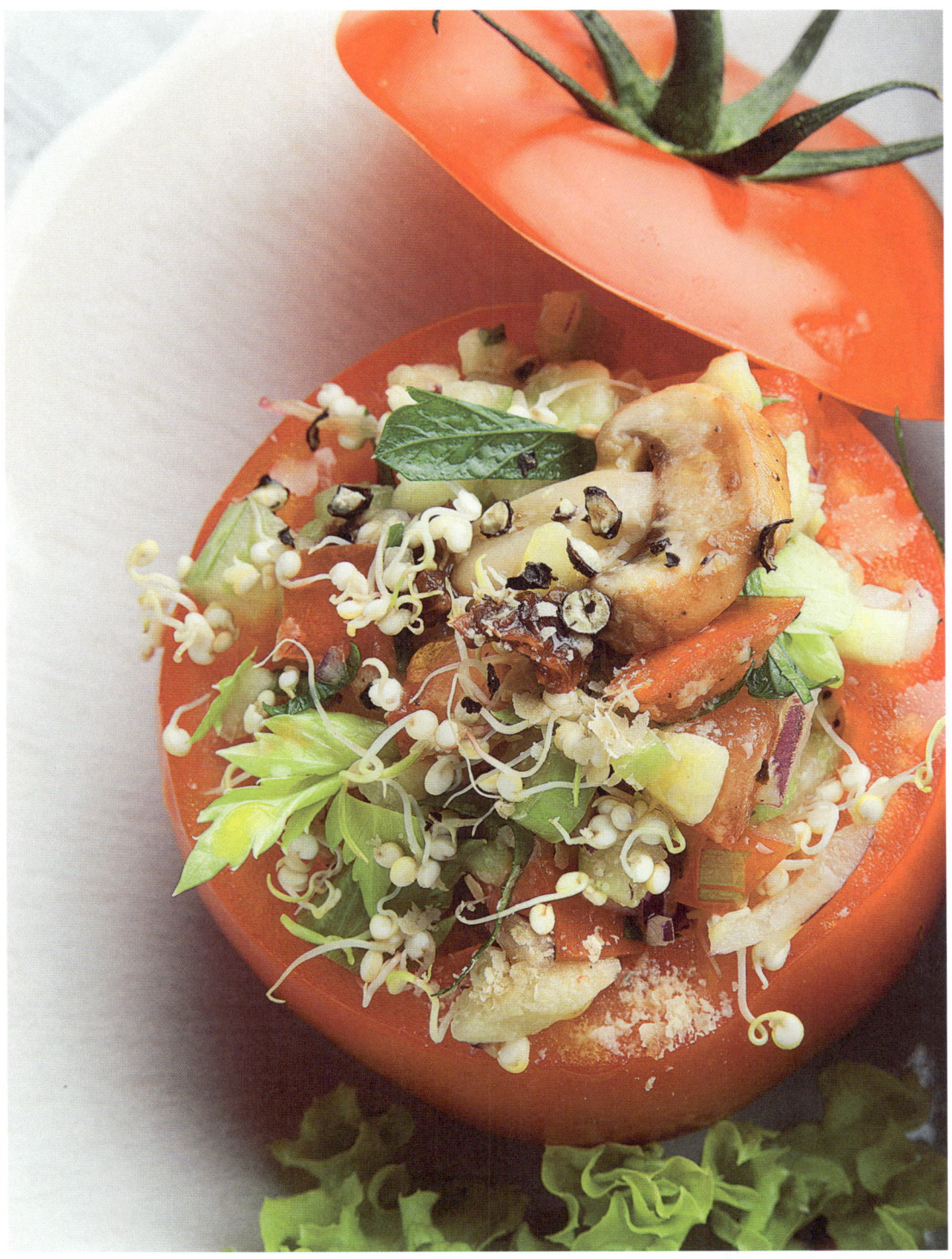

Sain et délicieux !
LÉGUMES
AIGRES-DOUX

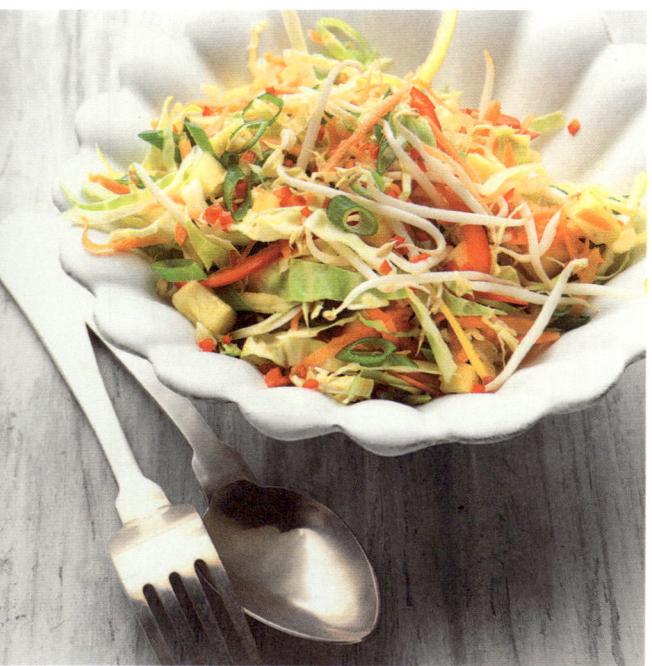

Ce plat est riche en vitamines et nutriments essentiels. Il est parfaitement indiqué en saison froide en raison de sa forte teneur en vitamine C et grâce à la combinaison du gingembre, du piment et du vinaigre de cidre qui contribue à renforcer durablement le système immunitaire.

3 c. à s. d'huile de sésame
2 c. à c. de vinaigre de cidre
2 c. à c. de sirop d'agave
Sel de mer
½ jeune chou cœur-de-bœuf
½ botte d'oignons nouveaux
1 carotte
½ poivron rouge
½ poivron jaune
1/3 d'ananas
½ pomme
1 petit morceau de gingembre
1 poignée de pousses de haricots mungo (instructions page 91)
½ piment
1 pincée de cumin

- **Temps de marinade :** entre 2 et 3 heures
- **Temps de préparation :** environ 20 minutes

- Composer une marinade à partir d'huile, de vinaigre, de sirop d'agave et d'un peu d'eau.
- Effiler ou couper les herbes en bandes fines. Verser la marinade sur les herbes et remuer énergiquement de manière à bien répartir le liquide. Laisser agir 2 à 3 heures au moins.
- Couper les oignons nouveaux en petites rondelles. Râper la carotte. Épépiner les poivrons et les couper en fines lamelles. Éplucher l'ananas et le couper en dés. Épépiner et râper la pomme. Râper finement le gingembre.
- Ajouter les fruits et légumes ainsi que les jeunes pousses aux herbes marinées. Épépiner le piment, le couper finement et l'incorporer. Assaisonner avec le sel et le cumin.

Pour les gourmets

LES MAKIS « AMIS DES POISSONS »

100 g d'amandes
1 gousse d'ail
1 citron
1 morceau de gingembre (à peu près 1,5 cm)
2 c. à c. de raifort râpé
Sel de mer
100 g de graines germées d'épeautre (temps de germination : 3 à 4 jours, instructions page 91)
2 feuilles de nori
1 poignée d'épinards
½ poivron rouge
½ avocat épluché
1 poignée de pousses de haricots mungo (germées 3 jours environ)

- Temps de trempage (facultatif) : 8 heures
- Temps de préparation : environ 20 minutes

- Si possible, faire tremper les amandes pendant la nuit. Avant utilisation, vider l'eau de trempage et rincer brièvement les amandes.
- Pour l'ersatz de riz, éplucher et couper en deux la gousse d'ail, presser le citron. Mixer les amandes avec l'ail, le jus de citron, le gingembre, le raifort et le sel de mer au robot ménager ou au mixeur plongeant. Ajouter juste assez d'eau pour obtenir une consistance épaisse.
- Verser la crème d'amande dans un récipient et ajouter les graines d'épeautre germées. Mélanger le tout énergiquement.
- Disposer les feuilles de nori sur une surface plane. Hacher les épinards et les répartir sur les feuilles. Y étaler la crème d'amande. Épépiner le poivron, le couper en fines lamelles et le disposer sur les feuilles. Retirer le noyau de l'avocat, l'éplucher, le couper également en lamelles et le placer avec les autres ingrédients. Ajouter enfin les jeunes pousses de haricots mungo.
- Rouler chaque feuille de nori de façon que le rouleau de maki soit ferme et régulier. Couper des morceaux soigneusement.

Vous pouvez tremper les makis dans du Nama Shoyu ou de la sauce soja et les accompagner d'une salade verte ou d'une soupe crue (à partir de la page 180).

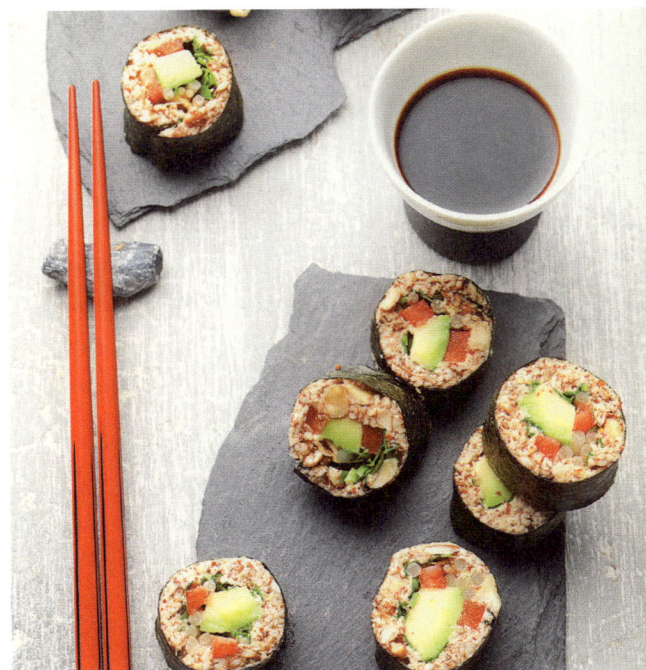

Un classique du cru

CHOU ROUGE, PURÉE ET SAUCE AUX CHAMPIGNONS

Typiquement allemand !

- PURÉE DE « POMMES DE TERRE »
  ½ chou-fleur
  1 gousse d'ail
  ½ avocat
  1 c. à c. de flocons de levure
  1 c. à s. d'huile d'olive
  1 pincée de noix de muscade
  Sel de mer et poivre
- LE CHOU ROUGE
  ½ chou rouge
  1 pomme
  1 branche de céleri
  ½ citron
  10 noix
  2 c. à s. d'huile d'olive
  2 c. à c. de miel ou de sirop d'agave
  Sel de mer et poivre
- LA SAUCE AUX CHAMPIGNONS
  100 g de champignons
  1 gousse d'ail
  4 c. à s. d'huile d'olive
  1 c. à c. de vinaigre de cidre
  Sel de mer

- **Temps de préparation : environ 20 minutes**

- Pour la purée : couper le chou-fleur en gros morceaux, éplucher l'ail et le couper en deux, éplucher l'avocat, retirer le noyau et le couper grossièrement. Écraser le tout avec le reste des ingrédients pour la purée au blender ou au mixeur plongeant. Ajouter autant d'eau que nécessaire pour obtenir une préparation collante.
- Pour le chou rouge : retirer le trognon et couper le reste du chou en gros morceaux. Épépiner la pomme et la couper en quartiers. Couper le céleri en gros morceaux. Presser le citron. Réduire en morceaux tous les ingrédients pour le chou rouge avec le robot ménager. Comme le chou est vraiment très dur, il vaut mieux l'insérer petit à petit. Ajouter un peu d'eau si nécessaire.
- Pour la sauce : couper les champignons en deux, éplucher la gousse d'ail et la couper en deux. Passer tous les ingrédients pour la sauce avec 4 c. à s. d'eau environ au blender ou au mixeur plongeant. Verser la sauce sur la purée et servir avec le chou rouge.

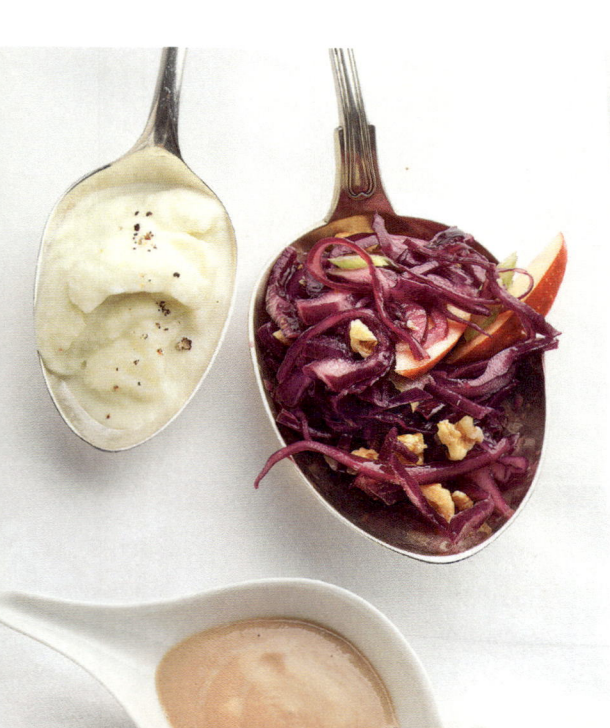

Un classique du cru
LES LASAGNES DU BONHEUR

- **ATTENTION : POUR 4 PERSONNES**
  200 g de noix de cajou
  150 g de champignons
  2 poignées d'épinards
  3 c. à s. d'huile d'olive
  3 c. à s. de Nama Shoyu ou de sauce soja
  1 gousse d'ail
  3 c. à s. de flocons de levure
  Sel de mer
  3 courgettes moyennes
  4 tomates
- **LA SAUCE TOMATE**
  4 tomates
  4 dattes
  1 gousse d'ail
  8 tomates séchées
  6 feuilles de basilic
  1 c. à s. d'herbes fraîches, hachées ou déshydratées (origan, thym et/ou romarin)
  4 c. à s. d'huile d'olive
- **LA GARNITURE**
  2 c. à s. de flocons de levure
  1 poignée de feuilles de basilic
- **Temps de trempage (facultatif) : 8 heures**
- **Temps de préparation : environ 30 minutes**

- Si possible, faire tremper les noix de cajou pendant la nuit. Vider l'eau le matin et rincer.
- Couper les champignons en tranches fines. Hacher les épinards. Composer une marinade à partir d'huile, de sauce soja et d'un peu d'eau. Mélanger dans deux récipients les champignons et les épinards avec la marinade et laisser reposer.
- Pour le « fromage » : éplucher la gousse d'ail et la couper en deux. Mixer au robot ménager avec les noix de cajou, les flocons de levure, un peu de sel de mer et à peu près 5 c. à s. d'eau jusqu'à obtenir un mélange crémeux.
- Pour la sauce : couper 4 tomates en gros morceaux. Dénoyauter les dattes si nécessaire. Passer tous les ingrédients pour la sauce au blender ou au mixeur plongeant. Ajouter juste assez d'eau pour obtenir un liquide épais.
- Couper les courgettes en longueur en tranches fines avec un économe. Couper les 4 autres tomates en fines rondelles.
- Disposer des couches de lasagnes dans un plat à gratin en verre : d'abord une couche de tranches de courgettes, recouvrir d'épinards marinés puis répartir des champignons, étaler une couche de fromage de noix et verser un peu de sauce tomate par-dessus. Recommencer ensuite dans le même ordre. Terminer avec une couche de courgettes. Recouvrir avec le reste de sauce tomate. Saupoudrer les lasagnes de flocons de levure et garnir de quelques feuilles de basilic.

Les lasagnes doivent être mangées tout de suite, car si l'on attend, les courgettes rejettent de l'eau et noient ainsi tout le plat. Vous pouvez conserver le reste au réfrigérateur et servir plus tard sur un lit de feuilles d'épinards.

Rapide et bête comme chou
CANNELLONIS DE COURGETTES

- 2 grandes courgettes
- 3 tomates
- 2 gousses d'ail
- ½ citron
- 6 tomates séchées
- ½ botte de feuilles de basilic
- 4 c. à s. de graines de tournesol
- 1 c. à c. de sirop d'agave
- 1 c. à s. d'huile d'olive
- 2 c. à c. de flocons de levure
- 1 pincée d'origan
- 1 pincée de romarin
- Sel de mer
- Poivre

- Temps de préparation : entre 10 et 15 minutes

- Couper les courgettes en longues bandes fines avec un économe ou une mandoline.
- Pour la farce, couper les tomates en gros morceaux, éplucher l'ail et le couper en deux, presser le citron. Mixer au robot ménager ou au mixeur plongeant avec les autres ingrédients, à l'exception de 2 c. à s. de graines de tournesol. Ajouter éventuellement quelques cuillerées à soupe d'eau. Verser dans un récipient et incorporer le reste des graines de tournesol en mélangeant.
- Disposer la farce sur les bandes de courgettes et enrouler celles-ci.

On peut aussi transformer la farce en sauce tomate épicée en remplaçant les graines de tournesol par 3 c. à s. d'huile d'olive supplémentaires avec un peu plus d'eau.

Des tomates à foison : elles nous rendent heureux car elles contiennent de l'acide folique, qui a un effet positif sur notre humeur.

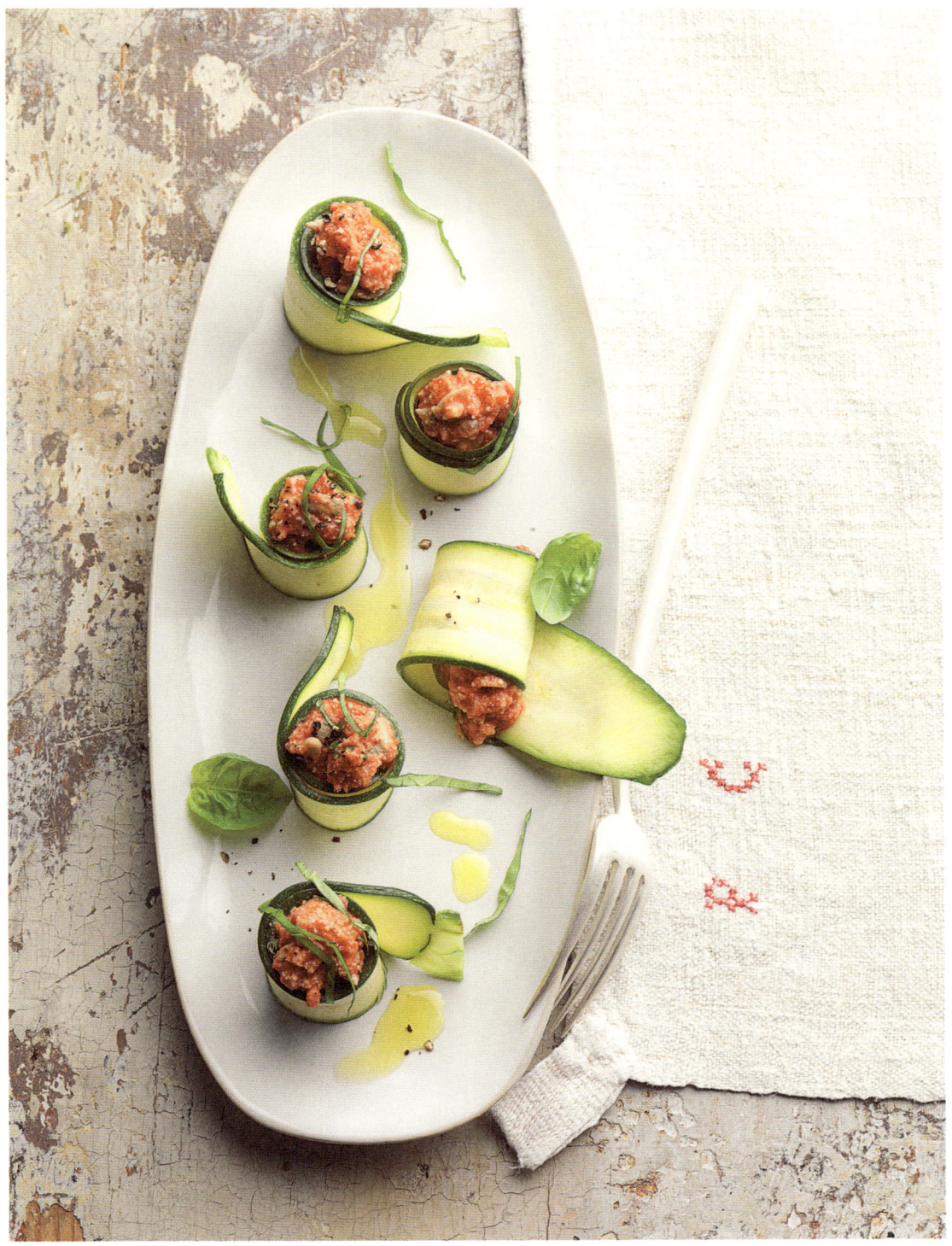

Sain et délicieux !
WRAPS GOURMANDS

- 200 g de champignons
- 1 c. à s. de Nama Shoyu ou de sauce soja
- 1 c. à s. d'huile d'olive
- 1 carotte
- 2 tomates
- ½ courgette
- ½ branche de céleri
- 3 branches de persil plat
- 4 feuilles de laitue romaine
- Sel de mer
- Poivre
- 1 pincée de poudre de paprika

- **LA CRÈME GOURMANDE**
- 1 gousse d'ail
- 150 g de graines de tournesol
- 1 citron
- 1 tomate
- 4 tomates séchées
- 2 c. à s. de sésame
- 2 c. à c. de flocons de levure
- Sel de mer
- 2 c. à s. d'huile d'olive

- **Temps de marinade : au moins 30 minutes**
- **Temps de préparation : environ 20 minutes**

- Couper les champignons en tranches. Élaborer une marinade à partir de Nama Shoyu, d'huile et d'eau. Verser sur les champignons et mélanger. Mettre de côté pour que la marinade ait le temps d'imprégner les champignons. Laisser tremper 30 à 60 minutes, si possible.
- Pendant ce temps, préparer la crème : éplucher la gousse d'ail et la couper en deux. La passer avec les graines de tournesol au robot ménager ou au moulin du mixeur pour en faire une farine épaisse.
- Presser le citron. Couper les tomates en gros dés. Ajouter avec le reste des ingrédients pour la crème gourmande aux graines de tournesol moulues et mélanger jusqu'à obtenir une crème épaisse.
- Râper la carotte, couper les tomates et la courgette en bandes fines, couper le céleri en petits dés. Hacher le persil.
- Disposer les feuilles de laitue sur une surface plane et y étaler généreusement la crème gourmande. Ajouter les légumes détaillés et les champignons marinés sur les feuilles. Assaisonner avec des épices.
- Enrouler les feuilles et les manger comme des bouchées apéritives.

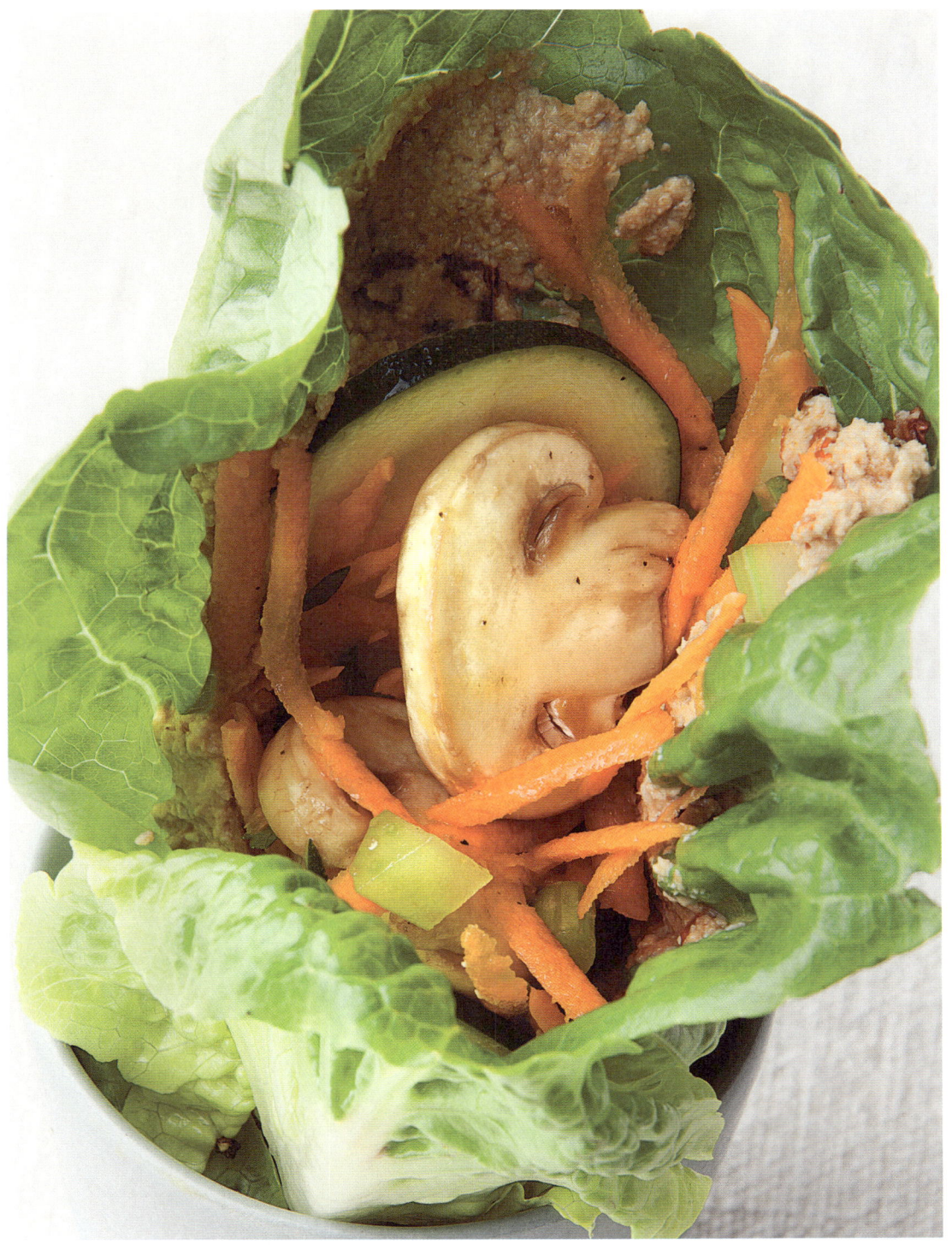

FRAIS, SUCRÉS, DIVINS

Que serait un repas réussi sans dessert ? Là encore, la cuisine crudivore propose de magnifiques créations, simples à réaliser ou un peu plus exigeantes, en tout cas aussi bonnes pour la santé qu'appétissantes. Que ce soit sous forme de crème ou de mousse, de glace ou de sorbet, de brownie ou de tarte, avec des fruits frais ou séchés, des noix ou du cacao, de la vanille ou du sirop d'agave, les rêves doux et sucrés deviennent réalité.

Pour les gourmets
LE PUDDING DE CHIA

3 branches de menthe
5 dattes dénoyautées
La pulpe d'½ gousse de vanille
1 pincée de sel de mer
2 c. à s. de poudre de cacao ou de caroube (cru, si possible)
Environ 500 ml de lait d'amande non filtré (recette page 155)
5 c. à s. de graines de chia

- Temps de préparation : environ 15 minutes

- Retirer les feuilles de menthe. Mixer au blender les feuilles avec tous les autres ingrédients en dehors des graines de chia jusqu'à obtenir une substance crémeuse.

- Verser le lait de chocolat à la menthe dans un grand récipient. Ajouter les graines de chia et mélanger avec une cuillère.

- Laisser reposer 5 à 10 minutes. Mélanger de nouveau. Recommencer jusqu'à ce que les graines de chia aient absorbé le liquide et que le pudding ait une consistance crémeuse. Si le pudding est trop liquide, ajouter encore un peu de graines.

Les graines de chia possèdent une forte teneur en acides gras oméga-3, en fibres et en protéines. Cela en fait des petits paquets d'énergie pure qui font de chaque dessert un en-cas excellent pour la santé. Par ailleurs, elles sont faciles à digérer et peuvent absorber plus de neuf fois leur propre poids en eau.

Un classique du cru
GLACE CERISE-PAVOT

400 g de cerises
100 g de graines de pavot
250 ml de lait d'amande (recette page 155)
1 c. à s. d'huile de coco

- Temps de préparation : environ 15 minutes
- Temps de congélation : environ 4 heures

• Couper les cerises en deux et les dénoyauter. Moudre finement le pavot. Pour cela, utiliser un mortier, un robot ménager ou le moulin d'un mixeur.

• Passer tous les ingrédients au robot ménager, au blender ou au mixeur plongeant pour obtenir un liquide crémeux.

• Verser la préparation dans une sorbetière ou la laisser au moins 4 heures au congélateur dans un plat adapté ou, mieux, dans un bac à glaçons. Si possible, mélanger une fois par heure.

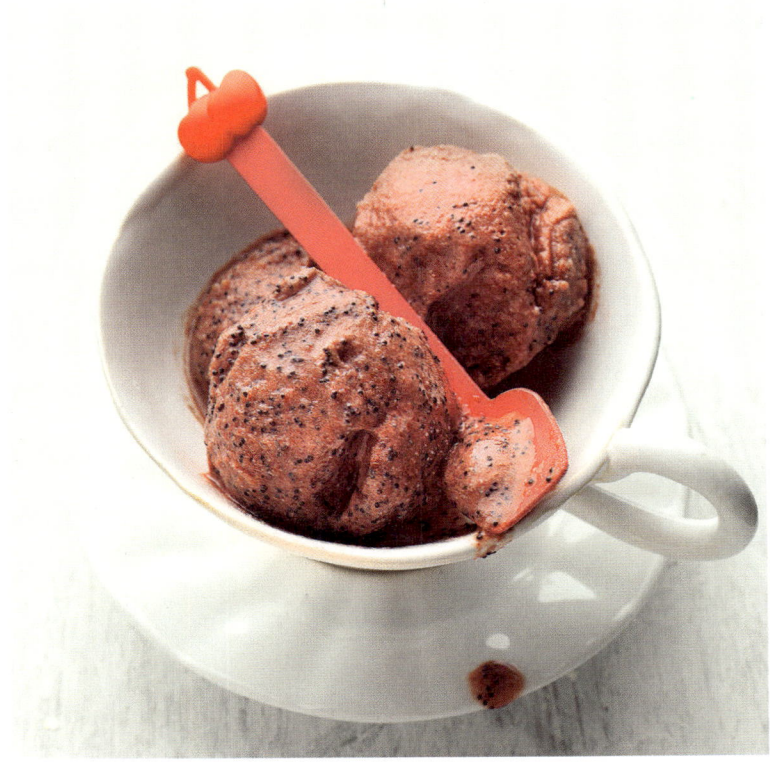

Détox

SORBET À L'ANANAS

½ ananas
2 c. à s. de sirop d'agave
Le jus d'½ citron vert

- Temps de préparation : environ 10 minutes
- Temps de congélation : au moins 3 heures

- Éplucher l'ananas et le couper en dés. Puis le mettre au congélateur au moins 3 heures.
- Passer l'ananas congelé avec le sirop d'agave et le jus de citron vert au robot ménager. Manger le sorbet tout de suite ou le placer 30 minutes au congélateur – dans ce cas, remuer une nouvelle fois au bout de 15 minutes.

Détox

LE GREEN MONSTER

3 bananes
2 pommes
50 g de sésame
1 c. à s. de poudre d'herbe de blé ou 2 cl de jus d'herbe de blé frais
2 c. à c. de spiruline
1 c. à s. de sirop d'agave
1 pincée de menthe
Environ 3 c. à s. d'eau

- Temps de préparation : environ 10 minutes

- Peler les bananes et les couper en deux. Couper les pommes en quartiers et les épépiner.
- Moudre les graines de sésame. Pour cela, utiliser un mortier, un robot ménager ou le moulin d'un mixeur.
- Passer les fruits et la farine de sésame en même temps que le reste des ingrédients au blender ou au mixeur plongeant jusqu'à obtenir une substance crémeuse.

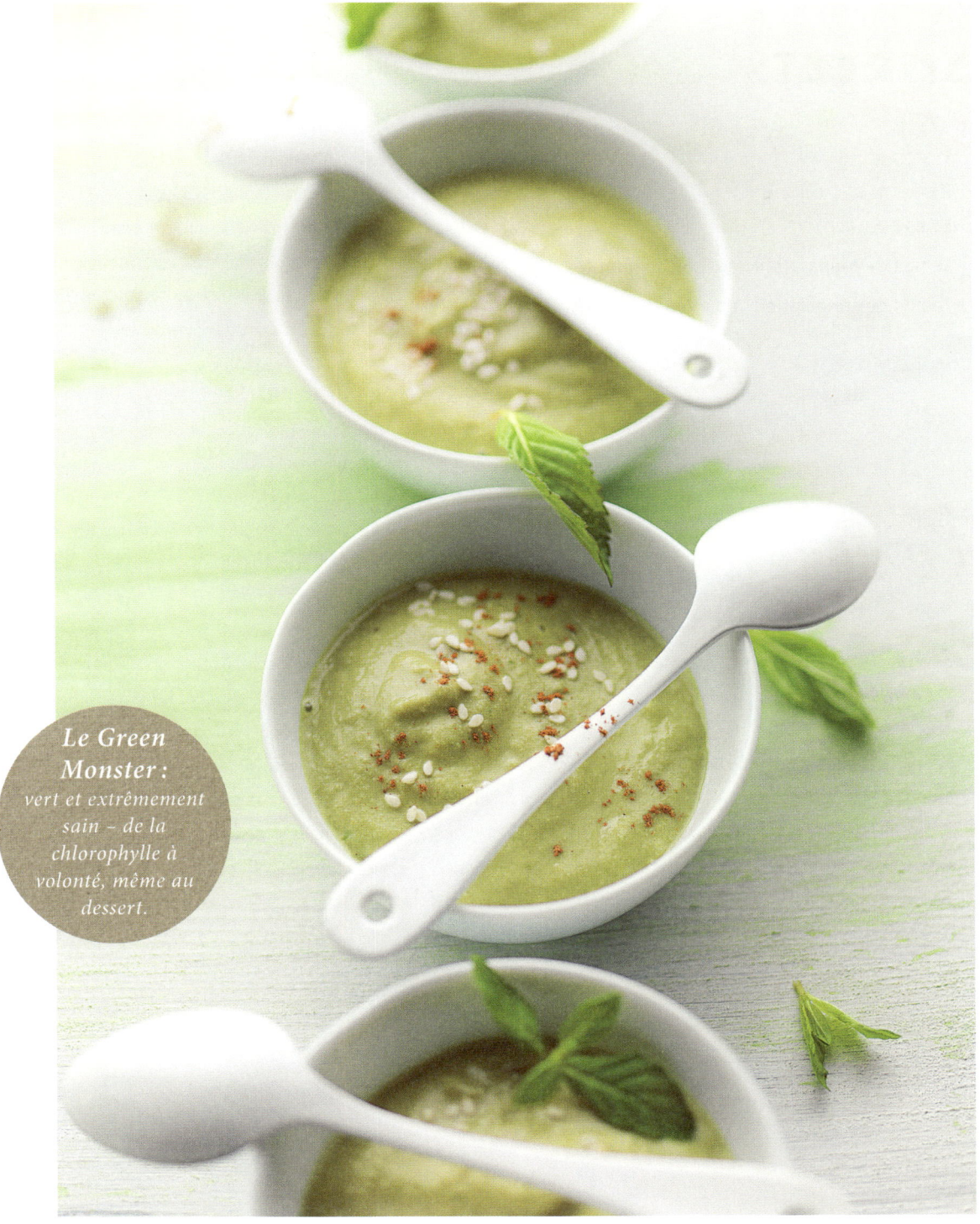

Le Green Monster: vert et extrêmement sain – de la chlorophylle à volonté, même au dessert.

Un classique du cru

BISCUITS AUX AMANDES SANS GLUTEN

450 g d'amandes
1 c. à s. de poudre de cacao ou de caroube (si possible cru)
1 c. à c. de menthe
3 c. à s. de miel ou de sirop d'agave
1 pincée de sel de mer
100 g de raisins secs

- Temps de préparation : environ 15 minutes
- Temps de déshydratation : entre 3 et 4 heures

• Passer lentement 300 g d'amandes au robot ménager jusqu'à obtenir une farine fine. Ajouter la poudre de caroube, la menthe, le miel, le sel de mer et environ 5 c. à s. d'eau pour avoir une pâte visqueuse.
• Verser la pâte dans un plat. Hacher finement le reste des amandes, soit avec un couteau, soit au robot ménager. Ajouter les raisins secs à la pâte et la pétrir avec des mains humides.
• Étaler la pâte et découper différentes formes avec des emporte-pièce.
• Faire sécher au four ou au déshydrateur à 40 °C pendant 3 à 4 heures, selon l'épaisseur des biscuits.

Ces petits gâteaux de Noël classiques peuvent facilement se transformer en biscuits d'été aux fruits : il suffit d'utiliser moins de menthe et de mélanger 150 g de cerises ou de baies coupées à la pâte.

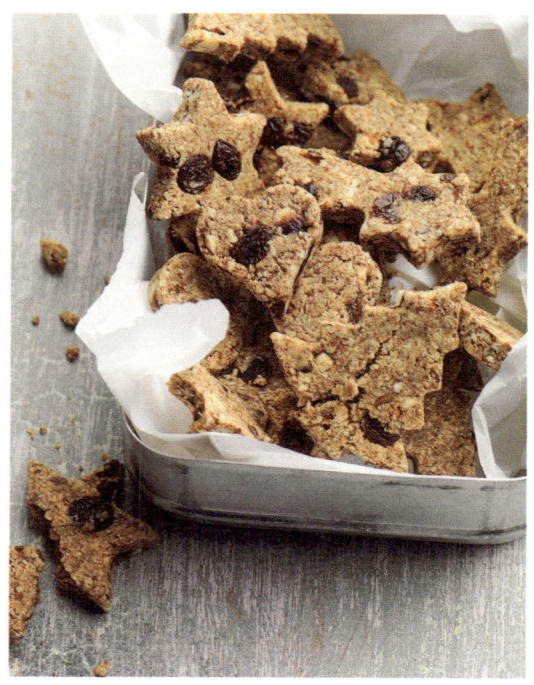

Sain et délicieux !

BROCHETTES DE BANANE AVEC SAUCE AU CHOCOLAT

50 g d'amandes

1 orange

2 c. à s. de miel ou de sirop d'agave

1 pincée de menthe

2 bananes

- **LA SAUCE AU CHOCOLAT**

8 dattes dénoyautées

3 c. à s. de poudre de cacao ou de caroube (cru, si possible)

3 c. à s. d'huile de coco

- Temps de trempage (facultatif) : 8 minutes
- Temps de préparation : environ 15 minutes

- Si possible, faire tremper les amandes pendant la nuit. Vider l'eau le matin et rincer brièvement les amandes. Hacher finement au robot ménager et réserver.
- Presser l'orange, mélanger le jus avec la menthe et le miel. Peler les bananes et les couper en deux. Les faire tremper dans la préparation orange-miel et les rouler dans les amandes hachées.
- Pour la sauce au chocolat, passer tous les ingrédients avec un peu d'eau au mixeur plongeant jusqu'à obtenir un liquide épais.
- Servir la sauce au chocolat dans des petits bols où tremper les brochettes de bananes.

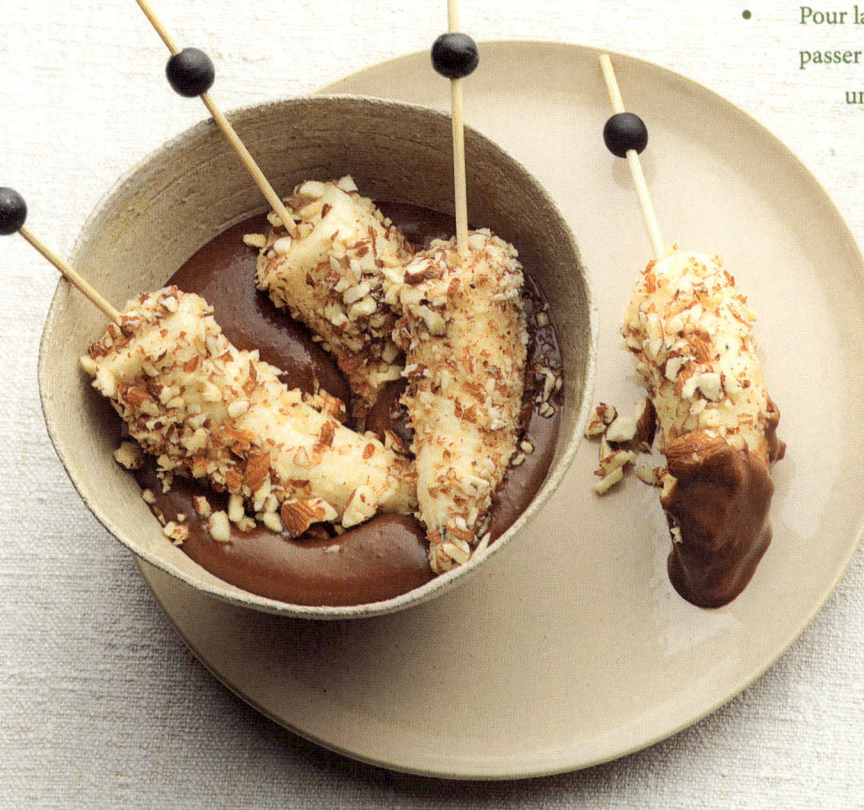

Rapide et bête comme chou

CRÈME MANGUE ET FRAISE

2 mangues
150 g de fraises
1 banane
½ avocat
2 c. à c. de sirop d'agave

- LA GARNITURE

100 g de fraises

- Temps de préparation : environ 10 minutes

- Éplucher les mangues, retirer les noyaux et couper la chair en gros morceaux. Couper les fraises en deux. Peler les bananes et les couper en deux également. Éplucher l'avocat, retirer le noyau et couper la chair grossièrement.
- Mélanger tous les ingrédients avec le robot ménager ou le mixeur plongeant.
- Pour la garniture, couper le reste des fraises en quartiers et verser la crème pour finir.

Sain et délicieux !

BOULETTES ÉNERGISANTES DE GOJI

100 g de noisettes
150 g de dattes dénoyautées
100 g de baies de goji
50 g de noix de coco râpée
La pulpe d'½ gousse de vanille

- LA GARNITURE

3 c. à s. de noix de coco râpée
2 c. à s. de poudre de cacao ou de caroube
(si possible cru)

- Temps de préparation : environ 15 minutes

- Passer les noisettes au robot ménager pour en faire une poudre fine. Réserver.
- Réduire en purée les dattes et les baies de goji avec un peu d'eau au robot ménager. Ajouter progressivement la poudre de noisettes, la noix de coco râpée ainsi que la pulpe de vanille jusqu'à obtenir une pâte ferme.
- Verser cette pâte dans un plat et la pétrir soigneusement avec les mains humides. Former de petites boules et les faire rouler en partie dans le reste de noix de coco râpée et en partie dans la poudre de caroube.

Les boulettes se conservent au réfrigérateur pendant à peu près une semaine. Leur préparation est source de plaisir pour toute la famille, car même les plus jeunes peuvent apporter leur aide à la mise en forme des petites boules.

UN PLAISIR SAIN

Ces boulettes suscitent l'enthousiasme des fines gueules autant que des gourmets soucieux de leur santé. Les acides gras non saturés contenus dans les noisettes diminuent le risque de maladies cardio-vasculaires, les baies de goji procurent des antioxydants pour plus de vitalité et une silhouette rajeunie, la noix de coco râpée n'a pas seulement un effet antibactérien, mais elle active aussi la combustion des graisses. Cependant, les boulettes énergisantes ne sont pas simplement bonnes pour la santé : la douceur sucrée des dattes en fait le gâteau idéal pour l'après-midi.
La baie de goji est un fruit originaire d'Asie, où on lui prête des vertus exceptionnelles, tant médicinales que spirituelles, jouant même un rôle dans la quête de l'immortalité taoïste. Elle présente une densité presque incroyable de nutriments essentiels, attestée scientifiquement depuis quelques années. Et dans l'Himalaya, où la baie est connue depuis des siècles, on observerait même des jours de jeûne en son honneur tant les habitants estiment ce fruit. Nous pouvons nous réjouir de pouvoir, nous aussi, en profiter aujourd'hui.

Pour les gourmets
BROWNIES AUX SUPERALIMENTS

200 g de noix
100 g de chènevis
100 g de poudre de cacao (cru, si possible)
1 c. à s. de spiruline
2 c. à s. de poudre de maca
1 c. à c. de menthe
1 pincée de sel de mer
200 g de dattes dénoyautées
3 c. à s. d'huile de coco
La pulpe d'une gousse de vanille
60 g de noix

- **Temps de préparation :** environ 15 minutes
- **Temps de refroidissement :** environ 1 heure

• Passer les 200 g de noix et le chènevis au robot ménager pour en faire une farine fine. Ajouter la poudre de cacao, la spiruline, le maca, la menthe ainsi que le sel, et mélanger brièvement.

• Incorporer lentement les dattes et l'huile de coco. Si nécessaire, ajouter 2 ou 3 c. à s. d'eau afin d'obtenir une préparation ferme. Ajouter la pulpe de vanille.

• Verser la préparation dans un plat. Réduire les 60 g de noix en petits morceaux dans le robot ménager. Pétrir la pâte avec les mains humides.

• Répandre la pâte en la pressant dans un moule ou dans une plaque de cuisson à rebords. Laisser durcir à peu près 1 heure au réfrigérateur ou dans le compartiment congélateur. Il ne reste plus qu'à découper des morceaux et à déguster !

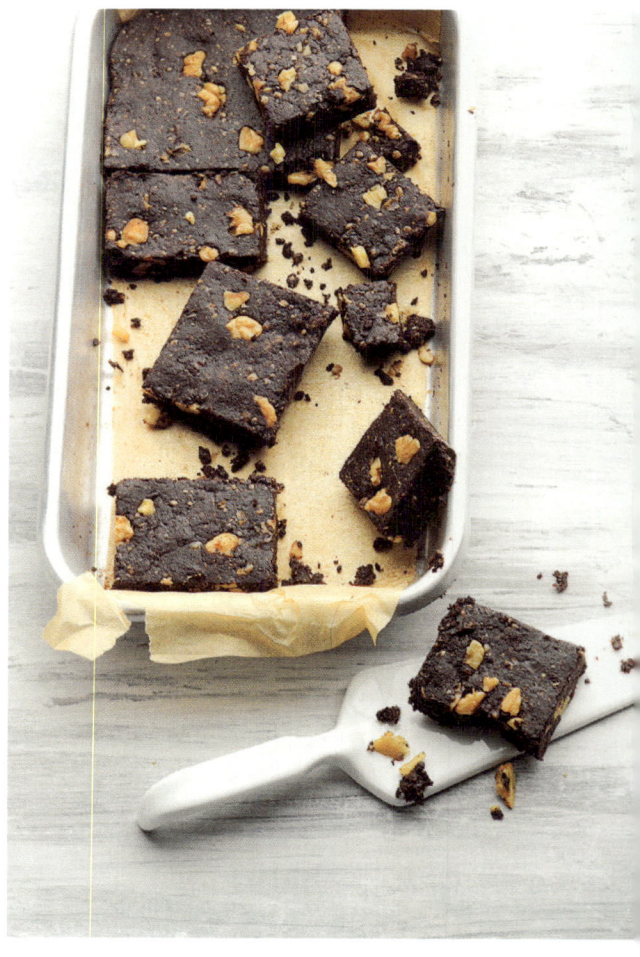

Sous cette forme, les brownies ne sont pas seulement délicieux mais aussi pleins de composants bénéfiques pour la santé.

Un classique du cru

GÂTEAU AU « FROMAGE » DE LUXE

- **LA BASE**
  - 150 g de noisettes
  - 150 g de dattes dénoyautées
  - 2 c. à s. de graines de lin jaune
  - 1 pincée de menthe
  - 1 pincée de sel de mer
- **LA GARNITURE**
  - 300 g de noix de cajou
  - Le jus d'1 ½ citron
  - 100 ml de sirop d'agave
  - La pulpe d'une gousse de vanille

- Temps de trempage (facultatif) : 8 heures
- Temps de préparation : environ 20 minutes

POUR LES GOURMETS

Cette recette est un classique dans la gastronomie crudivore et peut rivaliser avec n'importe quel gâteau au fromage traditionnel. Au premier coup d'œil, la quantité de noix et donc la forte teneur en graisse peuvent faire peur. Cependant, il s'agit avant tout d'acides gras non saturés, de sorte que ce gâteau, à l'inverse de la plupart de ses variantes cuites, n'est pas seulement un vrai régal, mais a aussi un effet très positif sur votre santé.
En outre, il est sans gluten et ravit donc ceux qui souffrent d'une intolérance à cette substance (cœliaquie).

- Si possible, faire tremper les noisettes et les noix de cajou pendant la nuit. Le matin, vider l'eau de trempage et rincer brièvement les noix.
- Pour la base, passer les noisettes et tous les autres ingrédients au robot ménager pour obtenir une pâte épaisse. Si nécessaire, ajouter 1 ou 2 c. à s. d'eau. Cependant, la pâte doit être la plus ferme possible, car elle ne sera ni cuite ni séchée. Modeler la base pour lui donner une forme de tarte ou de gâteau.
- Pour la garniture, passer les noix de cajou avec tous les autres ingrédients au robot ménager afin d'obtenir un liquide épais ; pour cela, ajouter jusqu'à 100 ml d'eau, lentement et seulement s'il y a besoin, la consistance devant être crémeuse mais ferme.
- Disposer la garniture avec une cuillère sur la base dans le moule à gâteau. Si elle est trop liquide, le gâteau peut reposer un peu au réfrigérateur ou au congélateur avant dégustation pour le rendre plus ferme.
- Ce gâteau peut se garder au frais jusqu'à 4 jours et peut ainsi être mangé petit à petit.

Pour les gourmets

LA TARTE AUX FRAMBOISES DE LUXE

- **LA BASE**
  150 g d'amandes
  150 g de dattes dénoyautées
  2 c. à s. de graines de lin jaune
  1 pincée de menthe
  1 pincée de sel de mer
  Environ 2 c. à s. d'eau
  De la noix de coco râpée pour le moule à gâteau (facultatif)
- **L'INTÉRIEUR**
  250 g de noix de cajou
  150 g de framboises
  La pulpe d'½ gousse de vanille
  5 dattes dénoyautées
  ½ c. à c. de menthe
- **LA GARNITURE**
  50 g de framboises

- **Temps de trempage (facultatif)** : 8 heures
- **Temps de préparation** : environ 15 minutes
- **Temps de refroidissement** : environ 1 heure

- Si possible, faire tremper les amandes et les noix de cajou pendant la nuit. Vider l'eau et rincer avant utilisation.
- Pour la base, passer les amandes et le reste des ingrédients au robot ménager pour obtenir une pâte épaisse. Ajouter 1 ou 2 c. à s. d'eau si nécessaire. Cependant, il faut que la pâte soit la plus ferme possible, car elle ne sera ni cuite ni séchée.
- Appliquer la pâte dans un moule à gâteau recouvert de papier cuisson ou de noix de coco râpée. Former un petit rebord.
- Pour l'intérieur de la tarte, passer les noix de cajou et le reste des ingrédients au blender ou au mixeur plongeant jusqu'à obtenir un liquide crémeux. Ajouter quelques cuillerées à soupe d'eau si nécessaire, mais la préparation doit cependant être épaisse.
- Répartir la préparation aux framboises sur la base de la tarte. Garnir avec le reste des framboises. Avant de servir, laisser durcir 1 heure au réfrigérateur ou au congélateur.

SUPER-SAIN

Les dattes ne disposent pas seulement d'une forte teneur en sucre naturelle qui peut aisément servir d'alternative au sucre industriel, elles sont également une source importante de toute une série de sels minéraux tels que le potassium, le magnésium, le zinc et le cuivre. Elles contiennent même plus de potassium que les bananes et sont l'en-cas énergétique idéal en cas d'activités sportives ou mentales intenses.

Sain et délicieux !

LES QUARTIERS
DE POMME DU PARADIS

150 ml de sirop d'agave
2 c. à s. d'huile de chanvre
2 c. à s. d'eau de rose (facultatif, remplacer par de l'eau sinon)
2 c. à c. de menthe
1 pincée de noix de muscade
2 c. à s. de raisins secs
3 pommes

- LA SAUCE À LA VANILLE
  100 g de noix de cajou
  La pulpe de 2 gousses de vanille
  3 c. à s. d'huile de coco
  4 c. à s. de sirop d'agave
  1 pincée de sel de mer

- Temps de trempage (facultatif) : 8 heures
- Temps de préparation : environ 15 minutes
- Temps de déshydratation : environ 3 heures

- Si possible, faire tremper les noix de cajou pendant la nuit. Vider l'eau le matin et rincer brièvement les noix.
- Mélanger le sirop d'agave avec l'huile, l'eau de rose, la menthe et la noix de muscade. Incorporer ensuite les raisins secs.
- Épépiner les pommes et les couper en quartiers. Déposer les quartiers sur un papier cuisson. Verser la préparation au sirop d'agave sur les pommes.
- Faire sécher les pommes pendant 3 heures environ à 40 °C au four ou au déshydrateur.
- Pour la sauce à la vanille, passer les noix de cajou avec le reste des ingrédients au blender ou au mixeur plongeant. Ajouter peu à peu quelques cuillerées à soupe d'eau jusqu'à obtenir une sauce crémeuse.
- Disposer les quartiers de pommes encore chauds sur une assiette. Recouvrir de sauce à la vanille.

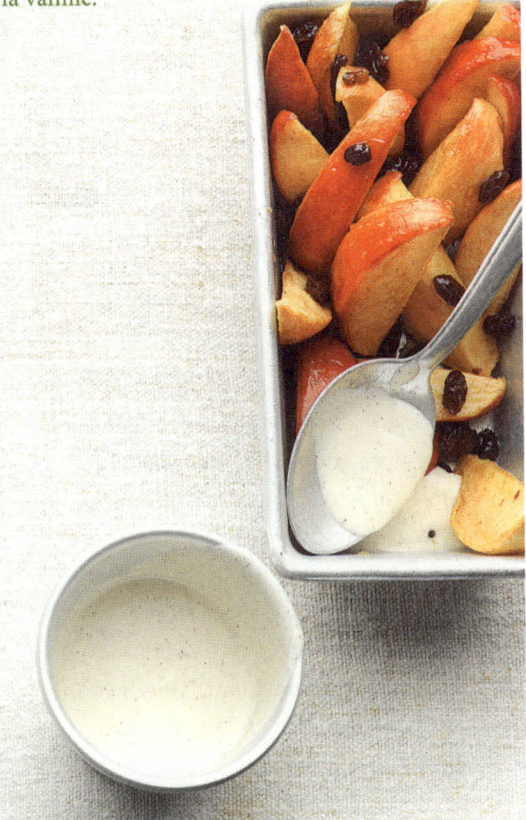

LE CALENDRIER DES SAISONS

LES FRUITS

VARIÉTÉ	JAN.	FÉV.	MARS	AVRIL
Abricot	--	--	--	--
Cerise	--	--	--	--
Framboise	--	--	--	--
Groseille	--	--	--	--
Groseille à maquereau	--	--	--	--
Mûre	--	--	--	--
Myrtille	--	--	--	--
Nectarine	--	--	--	--
Pastèque	--	--	--	--
Pêche	--	--	--	--
Poire	--	--	--	--
Pomme	★	★	★	★
Prune	--	--	--	--
Raisin	--	--	--	--

LES LÉGUMES

VARIÉTÉ	JAN.	FÉV.	MARS	AVRIL
Asperge	--	--	--	★★
Aubergine	--	--	--	--
Betterave	★	★	★	★
Blette	--	--	--	★★
Brocoli	--	--	--	--
Carotte	★	★	★	★
Céleri en branches	--	★	★	★
Chou blanc et chou cœur-de-bœuf	--	--	--	★
Chou de Bruxelles	★★	★★	--	--
Chou rouge	★	★	★	★
Chou-fleur	--	--	★	★
Courgette	--	--	--	--
Fenouil	--	--	--	--
Poivron	--	--	--	--
Potiron	★	★	--	--
Tomate	--	--	--	★

Les fruits et légumes ont d'autant plus de goût et de valeurs nutritives lorsqu'ils poussent et sont récoltés pendant leur période de maturation naturelle. Le tableau suivant vous montre les saisons de différentes variétés (★) et, par ailleurs, à quel moment elles sont mûres sous nos latitudes, autrement dit localement. (★ ★).

MAI	JUIN	JUILLET	AOÛT	SEPT.	OCT.	NOV.	DÉC.
--	★	★★	★★	★	--	--	--
★★	★★	★★	--	--	--	--	--
--	★★	★★	★★	--	--	--	--
--	★★	★★	★★	--	--	--	--
--	--	--	★★	★★	★★	--	--
--	★★	★★	★★	--	--	--	--
--	★	★★	★★	★	--	--	--
--	--	★	★★	★★	--	--	--
--	★	★	★	★	★	--	--
★	★	★★	★★	★★	★★	--	--
★	★	★★	★★	★★	★★	--	--
★	--	--	★★	★★	★★	★★	★
--	★	★★	★★	★★	★	--	--
--	★	--	★	★	★	★	--

MAI	JUIN	JUILLET	AOÛT	SEPT.	OCT.	NOV.	DÉC.
★★	★★	--	--	--	--	--	--
★	★	★★	★★	★★	★★	--	--
--	--	★★	★★	★★	★★	★★	★
★★	★★	★★	★★	★★	--	--	--
★★	★★	★★	★★	★★	--	--	--
★	★★	★★	★★	★★	★★	★	★
--	--	--	★★	★★	★★	★	--
--	--	--	★★	★★	--	--	★
--	--	--	--	★★	★★	★★	★★
--	--	★★	★★	★★	★★	★★	★
★★	★★	★★	★★	★★	★★	★	--
--	★★	★★	★★	★★	★★	★★	--
--	★★	★★	★★	★★	★★	★	--
--	★	★★	★★	★★	★★	★	--
--	--	★★	★★	★★	★★	★★	★
★	★	★★	★★	★★	★★	★	--

POUR EN SAVOIR PLUS

LIENS UTILES

www.crudivorisme.com

Recettes, ingrédients, matériel et conseils de lecture pour approfondir le sujet.

Vivre cru (www.vivrecru.org)

Ce site vous aidera à continuer l'aventure crudivore en vous donnant tous les renseignements que vous voudrez.

Veg an'bio (www.veganbio.typepad.com)

Un site qui vous éclairera encore plus sur le crudivorisme et qui vous aidera à trouver beaucoup de matériel et de recettes.

www.terrevivante.org

Le site de cette maison d'édition spécialisée dans le domaine de l'écologie vous donnera de nombreux renseignements, des conseils de lecture, et surtout un moteur de recherche très complet pour trouver énormément d'adresses (magasins et fermes bio, coopératives…).

www.vegan-france.fr

C'est LE site de la société végane en France : vous y trouverez absolument tout… même des sites de rencontre !

Biocoop (www.biocoop.fr)

Peut-être la coopérative bio la plus connue en France et la plus représentée.

Association Manger Santé Bio (www.mangersantebio.org)

Cette association québécoise propose, entre autres, une newsletter pour vous tenir au courant de toute leur actualité.

Gerbeaud (www.gerbeaud.com)

Idéal pour une initiation à la cueillette, ce site présente plusieurs plantes sauvages, avec photos et textes explicatifs, que vous pouvez trouver selon chaque saison.

Les herbes d'Hermeline (www.hermeline-plantes-sauvages.com)

Ce site offre plusieurs renseignements sur la cueillette sauvage, notamment un guide très complet sur les plantes comestibles et leurs caractéristiques. Vous y trouverez même des stages d'initiation si vous habitez la Bretagne !

INDEX DES RECETTES

B

Biscuits aux amandes sans gluten 212
Boisson magique aux légumes 156
Bortsch crudivore 180
Boulettes énergisantes de goji 215
Brochettes de banane avec sauce au chocolat 213
Brownies aux superaliments 216

C

Cannellonis de courgettes 204
Carpaccio de betteraves 173
Champignons Portobello farcis à la pistache 174
Choco-sésame magique 157
Chou rouge, purée et sauce aux champignons 202
Clarté et énergie 153
Crackers dorés 177
Crackers verts 177
Crème légère pomme-céleri 169
Crème mangue et fraise 214

D

Désaltérant 153

G

Gâteau au « fromage » de luxe 217
Glace cerise-pavot 209
Goûter des ours 160
Granola des ronchons du matin 162
Green Monster 210
Guacamole Bollywood 171

H

Houmous végétarien 172
Huile à l'ail des ours 187
Hulk 160

J

Jus des sauvages 156

L

Lady in Red – Mâche aux fruits 189
Lait d'amande 155
Lasagnes du bonheur 203
Lassi à la mangue 158
Légumes aigres-doux 200
Légumes aux trois farces 198

M

Makis « amis des poissons » 201
Mousse chocolat-cerise 164

P

Pain oignon-courgette 175
Pesto aux herbes sauvages 194
Pesto rosso aux pistaches 195
Piña Crolada 158
Pizza-cracker 177
Porridge aux bananes 164
Pudding de chia 208
Purple Rain 153

Q

Quartiers de pomme du paradis 219

R

Ricotta aux épinards 179
Riz de chou-fleur au curry 197

S

Salade « Do it yourself » 188
Salade arc-en-ciel 191
Salade aux lentilles bigarrée 192
Salade d'asperges embellissante 193
Salade de fruits verte 166
Salade hivernale ultra-vitaminée 189
Salade Wake-up 168
Sauce aigre-douce 184
Sauce au miel et à la moutarde 186
Sauce aux avocats 185
Sauce aux herbes pour amateurs 172
Sauce Caesar 186
Sauce verte du bonheur 170
Smoothie concombre-kiwi 157
Sorbet à l'ananas 210
Soupe de poivron aux noix 182
Soupe de tomate épicée 181
Soupe miso au chou-fleur avec shiitakés 183
Spaghettis d'asperges 196
Supercrackers 176

T

Tagliatelles de courgettes 196
Tarte aux framboises de luxe 218

V

Vinaigre de framboise aux fleurs 187
Vinaigrette à l'orange et aux graines de potiron 185

W

Wraps gourmands 206

Avis important

Les informations contenues dans ce livre sont le reflet de l'expérience et de l'opinion de l'auteure, qui les a élaborées en toute âme et conscience et vérifiées avec le plus grand soin possible. Cependant, elles ne peuvent constituer un substitut aux conseils personnalisés d'un médecin compétent. Chaque lectrice, chaque lecteur, est responsable de ses propres actes. L'auteure comme l'éditeur déclinent toute responsabilité en cas d'éventuels dommages cu préjudices subis suite à l'application d'indications délivrées dans le livre.

Crédits photographiques

Photo de couverture : Hans Döring, München

Production de photos plats/aliments : Jörg Lehmann, Berlin

Autres photos : Getty : pages 19, 61, 71, 127 ; GU : page 51 (Klaus Maria Einwanger) ; Jalag syndication : page 93 ; Mauritius images : page 76 ; Plainpicture : pages 11, 28, 36, 39, 55, 56 (à gauche), 79, 106, 118, 129, 149 ; Stockfood : pages 24, 56 (à droite), 89, 99, 110

Illustration : Mat Kovacic/7mp.de : page 47

Syndication : www.jalag-syndication.de

© Hachette Livre (Marabout) pour la présente traduction, 2015.

Publié pour la première fois en Allemagne par Gräfe und Unzer Verlag GmbH, sous le titre *Rohvolution*.

© 2013 Gräfe und Unzer Verlag GmbH, Munich, Allemagne.

Toute reproduction d'un extrait quelconque de ce livre, par quelque procédé que ce soit, et notamment par photocopie ou microfilm, est interdite sans autorisation de l'éditeur.

Traduction : Brice Germain

Achevé d'imprimer en en janvier 2015 sur les presses de Graficas Estrella, Espagne pour le compte des éditions Hachette Livre (Marabout), 43, quai de Grenelle – 75905 Paris Cedex 15.

Dépôt légal : mars 2015.

26.5558.301

ISBN : 978-2-501-09568-6